D1997719

Birger Dulz
Angela Schneider

Borderline-Störungen

2. Auflage

Borderline-Störungen

Theorie und Therapie

Birger Dulz
Angela Schneider

Geleitwort von
Otto F. Kernberg

2., durchgesehene
und ergänzte Auflage

Mit einem Faksimile von C. H. Hughes:

Borderland Psychiatric Records –
Prodromal Symptoms
of Psychical Impairment

Mit 25 teilweise vierfarbigen
Abbildungen und 12 Tabellen

Schattauer Stuttgart New York

Dr. med. Birger Dulz
Oberarzt der IV. Abteilung
für Psychiatrie und Psychotherapie
Klinikum Nord/Ochsenzoll
Langenhorner Chaussee 560
22419 Hamburg

Die Deutsche Bibliothek – CIP-Einheitsaufnahme

Dulz, Birger:
Borderline-Störungen : Theorie und Therapie ;
mit 12 Tabellen / Birger Dulz ; Angela Schneider.
Geleitw. von Otto F. Kernberg. Mit einem Faks.
Borderland psychiatric records : prodromal symptoms
of psychical impairment / von C. H. Hughes. –
2., durchges. und erg. Aufl., 2. Nachdr. – Stuttgart ;
New York : Schattauer 1999
ISBN 3-7945-2013-0

Dritter Nachdruck 2001 der 2. Auflage

Printed in Germany
Lektorat: Dipl.-Biol. Catrin Cohnen
Umschlagabbildung: „Das Pendant“; mit freundlicher Genehmigung von Frau Dr. Lore Brink, Glücksburg.
Umschlaggestaltung: Bernd Burkart
Druck und Einband: Mayr Miesbach, Druckerei und Verlag GmbH, Am Windfeld 15, D-83714 Miesbach.
Gedruckt auf chlor- und säurefrei gebleichtem Papier.

ISBN 3-7945-2013-0

Geleitwort

Obwohl Dres. Dulz und Schneider ihr Buch als einen einführenden Überblick über Borderline-Störungen vorstellen, ist es doch tatsächlich sehr viel mehr als das. Es bietet eine ausgesprochen differenzierte und anspruchsvolle Beschreibung eines Programms für eine stationäre Kurzzeittherapie schwer regredierter Borderline-Patienten. Auf einen umfassenen Überblick über die Symptomatologie der Borderline-Persönlichkeitsorganisation, reichhaltig veranschaulicht mit eindrucksvollen klinischen Vignetten, folgt eine Einführung in die strukturellen Charakteristika der Ich- und Über-Ich-Funktionen dieser Patienten, deren primitiven Abwehrhandlungen und der bedeutsamen ätiologischen Faktoren, die zur Pathologie der Patienten beitragen.

Die Mitarbeiter aller Berufsgruppen in der Klinik werden zu würdigen wissen, daß die Autoren die Notwendigkeit einer Teamarbeit in der Behandlung dieser Patienten betonen. Erfahrenes Personal wird für seine Praxis eine Bereicherung erfahren; jenes ohne eine entsprechende klinische Erfahrung wird sich dankbar zeigen für die detaillierte und ausführliche Beschreibung von Psychopathologie, Prognose und Behandlung. Aber auch ambulant tätige Psychotherapeuten werden von diesem Buch profitieren, denn es macht das ganze Spektrum sowohl der therapeutischen Probleme als auch der Möglichkeiten deutlich, wie sie im Umgang mit Patienten mit einer schweren Objektbeziehungspathologie vorkommen. Indem Dulz und Schneider ihren eigenen Ansatz dieser anspruchsvollen Aufgabe beschreiben, beleuchten sie einige äußerst wichtige allgemeine Prinzipien einschließlich der Notwendigkeit einer Beständigkeit beim Strukturieren des Stationsmilieus, der Möglichkeit, eine psychopharmakologische Behandlung in eine insgesamt langfristig psychotherapeutische Strategie zu integrieren und die besonderen Modalitäten in der Langzeitbehandlung einzuschätzen, die für die verschiedenen Patienten – immer im Hinblick auf den späteren Entlassungsprozeß – angezeigt sind.

Dulz und Schneider vermitteln die Wichtigkeit der Herstellung eines hoch strukturierten Stationsmilieus, welches zwar flexibel ist, aber gleichermaßen Begrenzungen setzt, welches sich an der Leistungsfähigkeit und den Begabungen der Patienten ebenso wie an deren Ich-Schwäche und deren Begrenzungen auf der Handlungsebene orientiert. Dieses Programm muß jedoch ausreichend flexibel sein, um das Erfassen und Diagnostizieren der Schwierigkeiten der Patienten in ihren interpersonellen Interaktionen mit dem Personal der Station sowie untereinander zu ermöglichen und ihre Objektbeziehungspathologie innerhalb des stationären Settings deutlich werden zu lassen. Alle Mitglieder des Behandlungsteams müssen dahingehend geschult sein, daß sie sowohl ihre berufsspezifischen Pflichten innerhalb der Klinik erfüllen als auch ihre Funktion bezüglich der Interaktionen mit den Patienten gemeinsam tragen. Das Personal muß sich ganz natürlich verhalten – dabei immer begrenzt durch seine therapeutische Rolle – und gleichzeitig kontinuierlich seine Gegenübertragungen explorieren. Diese stellen das bedeutsamste diagnostische Instrument hinsichtlich der Auslösung der Objektbeziehungs-Pathologie des Patienten innerhalb des therapeutischen Milieus dar.

Eine offen geführte Kommunikation innerhalb des Teams mit dem Ziel, ein Gesamtbild von den spezifischen verzerrten Darstellungen im sozialen Milieu der Klinik zu entwickeln, wie es durch die Interaktionen mit den einzelnen Patienten ausgelöst wird, sollte von einer ehrlichen, aber eben auch taktvollen Konfrontation der Patienten mit ihren Schwierigkeiten gefolgt werden. Dieses stellt einen ersten Schritt dar, um bei den Patienten das Bewußtsein sowohl hinsichtlich der Auswirkung ihrer Pathologie auf ihre Umgebung zu schärfen als auch hinsichtlich jener

Aufgaben, die bei dem Erwerb einer wachsenden Introspektion in die Natur ihrer Schwierigkeiten noch vor ihnen liegen.

Der Bericht der Autoren über Erfahrungen beim Einsatz von Psychopharmaka in akuten Behandlungsphasen ist ein nützlicher Beitrag, der in den Kontext gesetzt werden sollte mit unserem sich rasch entwickelnden Kenntnisstand über Wirksamkeit und Grenzen unterschiedlicher Arten neuroleptischer wie antidepressiver Medikamente in der Behandlung von Borderline-Patienten. Allerdings bleibt es eine offene Frage, in welchem Umfang eine psychopharmakologische Behandlung in der Langzeitbehandlung von Patienten indiziert ist, für die eine psychoanalytische Therapie die Behandlung der Wahl darstellen würde. Während der Gebrauch selektiver Serotonin-Re-Uptake-Hemmer zwar einen relativ sicheren Ansatz zur Behandlung einer depressiven Symptomatik darstellt, finden wir hier in den Vereinigten Staaten jedoch ein zunehmendes Bewußtsein hinsichtlich der Notwendigkeit, die psychopharmakologische Behandlung der „Major Affective Disorders“ zu differenzieren von der Behandlung jener charakteristischen Depression, die so häufig bei Borderline-Patienten auftritt und die ausgesprochen gut auf psychotherapeutische Ansätze anspricht.

Die Hospitalisierung schwer regredierter Borderline-Patienten vermag nicht nur eine genauere Diagnostik zu ermöglichen, sondern erlaubt es dem Team auch, die prognostisch entscheidenden Aspekte der Pathologie einzuschätzen. Ich denke hierbei an das Ausmaß, in dem antisoziale Tendenzen das Borderline-Syndrom komplizieren. Meiner Erfahrung nach ist der Schweregrad antisozialer Merkmale der bedeutendste Prädiktor hinsichtlich der Prognose der Behandlung von Borderline-Patienten und kann zumeist innerhalb eines kontrollierten stationären Rahmens am besten beurteilt werden. Daneben erlaubt eine stationäre Behandlung die Differentialdiagnose einer depressiven Symptomatik und die Abschätzung der Ernsthaftigkeit suizidaler Tendenzen. Außerdem gestattet sie, das Ausmaß an Komplikationen in der Vorgeschichte des Patienten als Reaktion auf vorangegangene Behandlungsversuche abzuschätzen. Hierzu zählen ernste negative therapeutische Reaktionen, chronisch sadomasochistische Übertragungen, ein sekundärer Krankheitsgewinn und das Vorhandensein von Alkoholismus oder Drogenabhängigkeit: Alle diese Faktoren komplizieren jedes therapeutische Vorgehen außerordentlich.

Allem voran ist die Kombination von strukturierter Ausrichtung der gruppenzentrierten Aktivitäten mit einem detaillierten Augenmerk auf die symbolhaften Ausdrucksweisen eines jeden einzelnen Patienten, die dessen jeweiliger Psychodynamik erwächst, für das stationäre Setting von zentraler Bedeutung – so wie es derart gut in diesem Band beschrieben wird, der ein anspruchsvolles modernes therapeutisches Konzept für Borderline-Patienten ebenso bereichert wie veranschaulicht.

Otto F. Kernberg, M. D.

Associate Chairman and Medical Director,
The New York Hospital – Cornell Medical Center,
Westchester Division

Professor of Psychiatry, Cornell University
Medical Center

Training and Supervising Analyst, Columbia University
Center for Psychoanalytic Training and Research

Vorwort zur zweiten Auflage

Nachdem die erste Auflage des vorliegenden Buches nach nicht einmal einem Jahr vergriffen war, wurde die Gunst der Stunde genutzt, jene Patientenzeichnungen, welche zunächst schwarzweiß gedruckt waren, nunmehr originalgetreu farbig wiederzugeben. Außerdem wurde der Text durchgesehen, um offenbar sich immer einschleichende Unvollkommenheiten, die gemeinhin einem sogenannten und stets nur mit einer „bösen" Repräsentanz in Verbindung gebrachten Druckfehlerteufel angelastet werden, nach Kräften zu minimieren. Auf eine grundlegende Überarbeitung des Manuskriptes konnte mit gutem Gewissen noch verzichtet werden.

Es ist aber auch die Möglichkeit, ein wenig zu bilanzieren – insbesondere hinsichtlich der Reaktionen der Patienten, von denen Fallvignetten verwendet wurden. Gerechnet hatte ich – gemäß der Abwehrmechanismen und daraus resultierender Symptome einer Borderline-Störung – mit Entwertung, Aggression und Beschuldigungen. Aber weit gefehlt: Gar nicht so wenige Patienten haben mich wohlgesonnen und selbstreflektierend wissen lassen, daß sie sich beim Lesen des Buches nicht allein wiedererkannt, sondern hierbei gelernt hätten. Von einem Patienten wurde ich gleichermaßen herzlich wie amüsiert auf eine auch nach dessen Ansicht marginale Ungenauigkeit in der Schilderung seiner Anamnese hingewiesen, aber sonst „ist's Klasse". Im Gefolge therapeutischer Interventionen und Strukturierungen auftauchende Einwände von Patienten nach dem Motto „aber Sie haben doch geschrieben ..." blieben Einzelfälle und führten nicht einmal ansatzweise zur Verkomplizierung der Behandlung.

Diese insgesamt akzeptierenden Patientenreaktionen haben mich nicht nur entlastet, sondern ausgesprochen gefreut, war es doch intendiert, daß auch Nichtpsychotherapeuten – wobei ich hierbei zugegebenermaßen weniger an Patienten gedacht hatte – das Buch weitgehend verstehen können sollten. Wenn durch dessen Inhalt dieser oder jener Patient profitieren sollte, so wäre dies ein besonderer Erfolg.

Zu berichten ist auch von der geschlossenen Station 19A des Allgemeinen Krankenhauses Ochsenzoll. Diese hat sich von sich aus entschlossen, das ursprünglich auf der offen geführten Station 19B entwickelte und in diesem Buch beschriebene Behandlungskonzept mit den Eckpfeilern „haltende Funktion, technische Neutralität und Sympathie" für die auf „der Geschlossenen" behandelten und oft schwerer gestörten Borderline-Patienten in modifizierter Form anzuwenden und eigene Erfahrungen zu machen. Ich habe den Eindruck, daß das Team wirklich Freude – und diese ist „Berufsvoraussetzung" – an der Arbeit mit „Borderlinern" gefunden hat.

Die gerade auch aufgrund von Anrufen von Kollegen und „Borderlinern" nach Erscheinen des Buches im vorigen Jahr gemachten Erfahrungen lassen nur den Schluß zu, daß der Bedarf an Psychotherapiestationen unterschiedlicher Konzeptionen für jeweils unterschiedlich schwer gestörte Borderline-Patienten nicht hoch genug eingeschätzt werden kann. Von dem weitgehenden Fehlen ambulanter und teilstationärer Spezialangebote soll lieber gar nicht erst gesprochen werden, es wäre zu deprimierend.

Mehrfach wurden uns auf der Station aus dem eigenen Krankenhaus wie anderen Kliniken Patienten vorgestellt mit der Frage, ob eine Verlegung möglich sei. Im Rahmen unserer beschränkten personellen wie räumlichen Kapazitäten haben wir solchen Übernahmewünschen nachzukommen versucht – sofern wir die Chance der Entwicklung einer therapeutischen Beziehung und Arbeit zu sehen vermochten. In manchen Fällen konnten wir dies nicht. Und gelegentlich ernteten wir nach einer Absage – vereinzelt aggressiv vorgetragenes – Unverständnis: Es könne doch wohl nicht sein, daß wir eine Behandlung verweigerten. Nur hat unsere

Haltung nach jedenfalls eigener Einschätzung nichts mit Verweigerung zu tun gehabt, sondern damit, daß auch bei psychischen Störungen – und insbesondere so schweren wie den Borderline-Störungen, einem „Seelenkrebs“ – ein bestimmtes Behandlungsprogramm nicht in allen Fällen erfolgversprechend und in manchen sogar kontraindiziert ist. Für diese Patienten bedürfte es anderer Konzepte beziehungsweise Strategien, und es ist zu hoffen, daß derer zahlreiche nicht im Stillen entstehen, sondern auch bekanntgemacht werden. Allein dann können wir – und das ist doch so notwendig – voneinander lernen.

Ein Kollege hat gefragt, ob wir denn jetzt überhaupt noch mit unseren Patienten erfolgreich arbeiten können, wo „die“ doch fast alle das Buch gelesen haben dürften (haben sie auch) und nun genau wüßten, warum wir wann was machen. Uns im Haus 19 leuchtet aber nach wie vor nicht ein, warum die Therapie eines Patienten gerade für diesen eine „Geheimwissenschaft“ bleiben soll. Vielmehr gehen wir davon aus, daß eine größtmögliche Transparenz den Patienten gegenüber viele alltägliche Probleme erspart. Im Grunde hat sich durch das Buch – glücklicherweise – auf der Station nur wenig geändert, und dies beruhigt ungemein, belegt es doch, was seit Freud zum therapeutischen Basiswissen gehört: Abwehrmechanismen sind nicht „wegzutrainieren“ und „wegzulernen“. Bücher ersetzen einen Therapeuten nicht, Computer noch weniger. Vielmehr kommt es unabhängig vom theoretischen Hintergrund der psychotherapeutischen Arbeit auf die – vom Team wie Patienten gestalteten – Beziehungen auf der Station an.

Wenn die zweite Auflage mit dazu beitragen könnte, daß die Entwicklung tragfähiger Beziehungen zwischen Team und Borderline-Patienten auf möglichst vielen psychiatrischen Stationen intensiv beachtet und gefördert wird und „Borderliner“ nicht mehr gesehen und behandelt würden als „unangenehme Zeitgenossen, die möglichst überall sein sollten, nur nicht hier“, so wäre ein besonderes Anliegen der Autoren erfüllt.

Abschließend möchte ich bei dieser Gelegenheit danken: zuerst den Patienten für ihre unerwartet positive Beurteilung dieses selbstverständlich auch in der zweiten Auflage nicht vollkommenen Buches, meinen Kolleginnen und Kollegen im Haus 19 des Allgemeinen Krankenhauses Ochsenzoll für ihr trotz der alltäglichen Belastungen empathiegetragenes Engagement in unserer gemeinsamen Sache, Dipl.-Psych. Dr. med. Wulf Bertram und Dipl.-Biol. Catrin Cohnen vom Schattauer Verlag für ihren alles andere als nur formalen Einsatz sowie den großen Spaß, den mir die Zusammenarbeit gemacht hat. Und Susa und Paulina.

Hamburg, im Januar 1996 Birger Dulz

Vorwort zur ersten Auflage

Während der Tätigkeit in der Klinik erfuhren wir gerade bei Borderline-Patienten auffallend häufig, daß die klinische Arbeit nicht nur besonders lebendig und abwechslungsreich war, sondern die Patienten während ihrer Psychotherapie eine erstaunliche und oft unerwartete Entwicklung machen konnten. Auch wurden wir weniger als bei anderen Patientengruppen von einer resignativen Stimmung erfaßt, sondern empfanden die Therapie und den Umgang mit „Borderlinern" als immer wieder geradezu belebend.

Allerdings erlebten wir ebenso deutlich, daß in einem üblicherweise primär auf psychotische Patienten abgestellten Setting und also ohne spezielle therapeutische Angebote allenfalls eine oberflächliche Stabilisierung zu erreichen war. Zudem haben wir sehr schnell festgestellt, daß eine Therapie dieser Patienten nur möglich ist, wenn das gesamte Team bereit ist, sich der erheblichen Belastung von Borderline-Therapien auszusetzen, was jedoch immer auch eine Auseinandersetzung mit sich selbst und den Kollegen zur Folge hat.

Neben der Bereitschaft, eine derartige persönliche Beanspruchung zu ertragen, die gleichzeitig auch eine persönliche Bereicherung sein kann, bedarf es aber zusätzlich umfangreicherer theoretischer Kenntnisse. Entsprechende Publikationen sind in Fülle verfügbar. Jedoch zielen fast alle Veröffentlichungen zu Borderline-Störungen auf eine psychotherapeutisch geschulte Leserschaft ab und sind somit für den Studenten und den nicht psychotherapeutisch ausgebildeten Arzt nicht immer leicht verständlich.

Die Mehrzahl der Borderline-Patienten wird im Falle einer Klinikaufnahme auf allgemeinpsychiatrischen Stationen behandelt – hier ist psychotherapeutisch geschultes und insbesondere in der Behandlung von Borderline-Patienten erfahrenes Personal nicht selbstverständlich.

Für eben die allgemeinpsychiatrisch tätigen Ärzte und Psychologen, aber auch für Ärzte in psychotherapeutischer Weiterbildung, Psychosomatiker, niedergelassene Psychotherapeuten sowie angehende Kolleginnen und Kollegen soll diese Schrift eine Literaturlücke zu schließen versuchen. Weiterhin ist beabsichtigt, eine Verbindung zwischen Psychiatrie und Psychotherapie herzustellen, die von der neuen Weiterbildungsordnung zum Facharzt für Psychiatrie und Psychotherapie ohnehin verlangt wird. Last but not least hegen wir die Hoffnung, daß die Publikation dazu anregt, sich mit dem komplexen Bereich der Borderline-Störungen näher zu befassen, um vielleicht den einen oder anderen Patienten besser verstehen und behandeln zu können.

Fachausdrücke haben sich nicht vermeiden lassen. Um aber dieses Buch nicht nur mit Hilfe eines Fachlexikons lesen zu können, wurden manche Begriffe in einem Verzeichnis (Kapitel 6) erläutert. Dabei sind die Erklärungen mehr auf Anschaulichkeit als auf umfassende und präzise oder gar kritische Beleuchtung der Termini ausgerichtet.

Jene, die in der psychoanalytischen Theorie im allgemeinen sowie der Borderline-Literatur im speziellen gewissermaßen „zu Hause" sind, werden rasch bemerken, daß in vielen, wenn nicht den meisten Passagen dieses Bandes auf eine umfassende und – wissenschaftlich gesehen – präzise Darstellung zugunsten von Verkürzungen und Vereinfachungen verzichtet wurde. Aber wir wollten ja Theorie und Behandlung der Borderline-Störungen jenen zugänglich machen, welche die Standardwerke wegen der darin enthaltenen, oft hochdifferenzierten Darstellungen bislang gemieden hätten oder haben. Auch wenn der eine oder andere Purist vielleicht die Nase rümpfen mag: Dieser Zweck rechtfertigt die Mittel. Schließlich kommt nur der geringste Teil der Borderline-Patienten in den Vorzug einer Behandlung durch speziell geschulte Therapeuten und Teams.

Zu danken ist vor allem den vielen Patienten, von denen wir alle immer aufs neue haben lernen können und müssen. Die Abkürzungen der Patientennamen entsprechen nicht den Initialen, sondern nur der Reihenfolge der Kasuistiken, also der Reihenfolge des „Auftretens". Personenbezogene Daten einschließlich der Behandlungstermine wurden verändert. Dies entspricht dem selbstverständlichen Wunsch vieler Patienten, die eine Identifizierung befürchteten.

Unsere klinisch tätigen Kolleginnen und Kollegen haben uns immer wieder Anregungen gegeben und somit einen besonders wesentlichen Anteil daran, daß dieses Buch fertiggestellt werden konnte. Hier sind in erster Linie zu nennen die Ärztinnen und Ärzte, Psychologinnen und Therapeutinnen Dr. Jürgen Lemke, Astrid Nadolny, Dagmar Schreyer, Nicole Wesselmann, Gabriele Gottschalk und Birgit Gohr, aber auch die multiprofessionellen Teams, insbesondere das der Station 19B des Allgemeinen Krankenhauses Ochsenzoll in Hamburg.

Dr. Wolfgang Haase war bei der Literaturrecherche und Marion Fontaine bei der Beschaffung der Literatur eine unschätzbare Hilfe; sie haben die manchmal doch recht drängende Autoren-Ungeduld tapfer ertragen und sich in ihrer Hilfsbereitschaft nie irritieren lassen. Prof. Dr. Klaus Böhme als Leitender Ärztlicher Direktor und Dr. Volker Manger als Leitender Arzt der V. Psychiatrischen Abteilung des Allgemeinen Krankenhauses Ochsenzoll haben die therapeutische Arbeit mit Borderline-Patienten ermöglicht und immer wieder gefördert.

Insbesondere Dipl.-Psych. Nina Lanzoni hat einen erheblichen Anteil an Inhalt und Form des vorliegenden Buches – die fachlichen Diskussionen mit ihr wie auch ihre freundschaftliche und liebevoll-kritische Unterstützung hätte ich ebensowenig missen mögen wie ihr Engagement bei der akribischen Durchsicht des Manuskriptes.

Geplant und skizziert wurde dieses Buch gemeinsam von Dr. Angela Schneider und mir. Am 31. März 1994 erlag Angela Schneider einer schweren Erkrankung, die es ihr zuletzt nicht mehr ermöglichte, aktiv an der Abfassung des Manuskriptes und Fertigstellung dieses Buches mitzuwirken.

Ich habe Angela Schneider persönlich und beruflich unschätzbar viel zu verdanken. Sie war es, die mich an die Behandlung von Borderline-Patienten herangeführt hat und deren Empathie und Kompetenz mich immer aufs neue beeindruckt haben.

Angela Schneider – so weiß ich – hätte ihrem geschätzten Lehrer und Förderer, Prof. Dr. Paul Götze, gedankt: gerade auch für die persönliche Unterstützung und Präsenz, als diese besonders nötig waren. Gedankt hätte sie jedoch vor allem ihrer Familie: ihrem Mann Dr. Heiner Schneider und ihren Kindern Germaine und Benjamin. Sie haben Angela Schneider immer liebevoll bei ihrer Arbeit unterstützt – durch Zuhören, Nachfragen, Ideen und verständnisvollen Verzicht auf jene Zeit, die sie bis fast zuletzt am Schreibtisch verbrachte.

Ich gehe davon aus, daß die Form und der Inhalt dieses Buches im Sinne von Angela Schneider sind. Trotzdem wäre es nicht korrekt, im Text als Synonym für die Autoren von „wir" zu sprechen. Es hätte nicht ihrer Bescheidenheit entsprochen und sie hätte darauf bestanden, daß das „wir" überall dort korrigiert wird, wo sie nicht unmittelbar beteiligt gewesen war. Deshalb ist mit „wir" immer das gesamte Team gemeint, zu dem bis zu ihrem Wechsel an das damals aufzubauende Therapiezentrum für Suizidgefährdete der Psychiatrischen Klinik des Universitätskrankenhauses Eppendorf in Hamburg auch Angela Schneider gehört hatte.

Hamburg, im Frühjahr 1995 **Birger Dulz**

Inhalt

1 Einführung: Historie und Epidemiologie der Borderline-Störungen

Die erste Begegnung mit dem Namen „Borderline-Störung" hatten wir – die Verfasser – als Studenten im Praktischen Jahr an der Psychiatrischen Klinik eines Universitätskrankenhauses. Damals tauchte der Begriff in den gängigen Lehrbüchern allenfalls als Fußnote auf. Und doch waren bereits das grundlegende Werk von Kernberg (1978, 1990) sowie das Buch von Rohde-Dachser (1979, 1989) erschienen.

Jeden Morgen fand eine Konferenz aller Ärzte der Klinik statt, wir „PJ'ler" durften daran teilnehmen. Eines Montags fragte der Direktor der Klinik den gerade von einer mehrtägigen Fortbildungsveranstaltung zurückgekehrten Leitenden Oberarzt, ob er den Besuch des Kongresses als nützlich empfunden habe. Und dieser hob in damals unverständlich abwehrender Weise an: „Ich bin hingefahren, um endlich zu verstehen, was eine Borderline-Störung ist. Und nach drei Tagen kann ich sagen: Ich verstehe es immer noch nicht." Was so sicherlich nicht stimmte, sondern – aus heutiger Sicht – wohl eher bedeutete, weiterhin „offiziell" lieber nichts über Borderline-Störungen wissen zu wollen, um nicht mehr als unbedingt nötig mit diesen Patienten zu tun haben zu müssen.

Als „jungen" Assistenzärzten begegnete uns der Begriff sporadisch immer wieder, aber eigentlich hinter vorgehaltener Hand. Wir diskutierten die Diagnose „Borderline-Störung" auch in Visiten, aber in Arztbriefen wurde sie grundsätzlich nicht beim Namen genannt. Dort stand dann beispielsweise „Latente Schizophrenie" (also: eine Schizophrenie, die nicht richtig ausgebrochen ist?) oder „Persönlichkeitsstörung" (Ist die Persönlichkeit nicht eigentlich bei jedem Patienten zumindest zeitweilig gestört?) oder „Psychosoziale Fehlentwicklung" (die in ihrer wörtlichen Bedeutung doch bei fast jedem Patienten festzustellen ist) oder „Psychopathie" (was ja nicht mehr und nicht weniger bedeutet, als daß die Psyche als krank eingestuft wird).

Es hat Jahre gedauert, bis – bei vor allem jenen Patienten, die Ärzte und Pflegepersonal als „nervig" empfanden – zumindest als Differentialdiagnose „Borderline-Störung" erwähnt werden durfte, ohne daß uns allerdings so ganz genau bekannt war, was dieser Begriff alles beinhaltet. Wir wußten, daß er der Psychoanalyse entstammt. Und wir wußten von Kernbergs Buch („Borderline-Störungen und pathologischer Narzißmus"), das auch ich dann zu lesen versuchte, um dessen Lektüre nach einem Jahr abzuschließen.

Häufig erhalten selbst heute noch Patienten die Diagnose Borderline-Störung, sofern eine andere Störung nicht konkret gefunden werden konnte. Zu betonen ist jedoch, daß die Diagnose „Borderline-Störung" stets positiv nachzuweisen ist und nicht im Rahmen eines Ausschlußverfahrens gestellt werden kann. Auch die häufig notwendige medikamentöse Behandlung erfolgt teilweise allein nach aus der Psychose-Therapie gewonnenen Erfahrungen, ohne also ausreichend zu berücksichtigen, daß für eine Medikation bei Borderline-Patienten eigene Kriterien gelten (s. Kap. 3.3).

Eine eigentliche Therapie der Störung, eine kausale Behandlung kann hingegen nur psychotherapeutisch erfolgen, wobei ein spezielles Vorgehen erforderlich ist (s. Kap. 3.1). Gerade bei massiv gestörten Borderline-Patienten ist die Therapie nicht nur schwierig und höchst anstrengend, sondern immer wieder frustran. Jedoch ist eine Behandlung grundsätzlich auch hier möglich. Allerdings: Diagnostik wie Therapie von Borderline-Störungen gehören zu den Herausforderungen der modernen Psychiatrie.

1.1 Prolog: Ach wie gut, daß niemand weiß...

Das Thema „Borderline“ ist ein nicht erst durch die moderne Wissenschaft aufgekommenes Motiv. Dafür soll hier beispielhaft nur einer von vielen möglichen historischen Hinweisen erfolgen: das Märchen „Rumpelstilzchen“ der Brüder Grimm (1812/1814 und 1937).

Zunächst eine kurze Darstellung des Inhalts von „Rumpelstilzchen“: Ein armer Müller berichtet, um sein Ansehen zu steigern, dem König, daß seine schöne Tochter Stroh zu Gold spinnen könne. Der König wünscht die Tochter bei sich zu haben, der Müller bringt sie ihm. Diese wird in eine Kammer gebracht und erhält die Order, das dort liegende Stroh zu Gold zu spinnen, andernfalls müsse sie sterben. Die ratlose und angstvolle Tochter erhält unerwartet Hilfe durch ein kleines Männchen, das gegen zunächst kleinere Geschenke das Stroh tatsächlich zu Gold spinnt. Dieser Vorgang wiederholt sich, bis die Tochter, die der König ihres „Reichtums“ wegen schließlich heiratet, kein weiteres Präsent als Belohnung geben kann. Nun verlangt das Männchen als Lohn für das Spinnen das erste Kind der Müllerstochter, die in ihrer Not zustimmt. Als die nunmehrige Königin später ein Kind zur Welt bringt, fordert das Männchen die Einlösung des Versprechens. Die Königin und Mutter aber möchte ihr Kind um jeden Preis behalten und versucht unter Weinen und Jammern, dem Männchen Ersatz zu bieten. Das Männchen erwidert, auf das Kind nur zu verzichten, wenn sie ihm seinen Namen nennen könne. Mit großem Aufwand werden Boten durchs Land geschickt, deren einer das Männchen beobachtet, wie es schreiend („...ach wie gut, daß niemand weiß, daß ich Rumpelstilzchen heiß'!“) um ein Feuer springt. Nunmehr kann die Königin dem Männchen dessen Namen mitteilen, woraufhin Rumpelstilzchen wütend „Das hat Dir der Teufel gesagt, das hat Dir der Teufel gesagt“ ausruft und mit dem rechten Fuß vor Zorn so tief in die Erde stößt, daß es bis an den Leib hineinfährt; dann packt Rumpelstilzchen wütend seinen linken Fuß mit beiden Händen und reißt sich mitten entzwei.

Der Initiator des Dramas ist ein offenbar narzißtisch gestörter Vater, der dem König von Fähigkeiten seiner Tochter berichtet, ohne daß die Tochter diese Fähigkeit (Stroh zu Gold zu spinnen) besitzt – so will der Vater sich ein Ansehen bei dem König verschaffen. Bereits dieses ist ohne Übertreibung als narzißtischer Mißbrauch der Tochter zu sehen. Wenn dieses Spinnen von Stroh zu Gold als Erzeugung einer Erektion und damit als sexueller Akt interpretiert würde, handelte es sich sogar um sexuellen Mißbrauch (s. hierzu Kap. 2.4.2).

Im Rahmen dieses Mißbrauchserlebnisses entwickelt die Tochter, um seelisch zu überleben, die Abwehr des Spaltens (s. Kap. 2.2.1) – einmal in jene Person ohne diese Fähigkeit („Mädchen“), dann in jene mit dieser (z.B. sexuellen) Fähigkeit („Rumpelstilzchen“). Das Mädchen erscheint nett, ausgeliefert, hilflos, „gut“, Rumpelstilzchen verkörpert dagegen die autonomen, auto- wie fremdaggressiven, eben die „bösen“ Anteile.

Jene Seite mit der Fähigkeit zur (sexuellen) Befriedigung des Königs („Rumpelstilzchen“) ist dem Mädchen im Grunde völlig unbekannt. Ihre fremde Seite (Rumpelstilzchen) fordert sie (das Mädchen) immer wieder dazu auf, erkannt – sprich benannt – zu werden, ist sich aber gleichzeitig sicher darin, nicht erkannt zu werden. Etwas frei nach den Brüdern Grimm heißt es dann „Ach wie gut, daß ich nicht weiß, daß ich auch noch Rumpelstilzchen heiß“: Der verborgene Teil der Persönlichkeit muß zum Erhalt der (in der Mißbrauchssituation durchaus schützenden) Spaltung als eigener Anteil dissoziiert bleiben.

Während der Ehe mit dem König – von weiteren Bezugspersonen ist nichts zu lesen – entsteht dann doch die Fähigkeit zu einer Objektbeziehung, nachdem das Kind geboren wird. Um diese Beziehung kämpfen die konträren Anteile der Tochter – beide wollen das Kind, also das Objekt exklusiv für sich. Als das Mädchen die Beziehung aber wider Erwarten halten und für sie kämpfen kann (Objektkonstanz), wird es möglich, den anderen und bislang abgespaltenen Anteil zu erkennen und zu benennen.

Als der Tochter schließlich bewußt wird, daß beide – das Mädchen und Rumpelstilzchen – eigentlich eine einzige Person sind, nämlich sie selbst, und sie auch den anderen, den „bösen“ Anteil nun identifizieren kann, begehrt dieser, erbost über die Enttarnung, zunächst auf, um sich dann zu zerstören.

Etwas anders liest sich das Ende des Märchens in der Urfassung: Der König selbst – nicht wie in späteren Fassungen ein Bote – entdeckt Rumpelstilzchen im Wald und berichtet der Königin von dem herumspringenden und schreienden Wesen, das er als „ein gar zu lächerliches Männchen" beschreibt. Nach der durch den König ermöglichten Enttarnung schreit das andere Ich: „Das hat Dir der Teufel gesagt!", läuft zornig fort und kommt nimmermehr wieder. Das Happy End ist gelungen. Mit etwas Phantasie besteht dieses darin, daß die Dissoziation beendet ist und damit – über eine tragfähige Beziehung (zu König/Mann/Vaterfigur) – eine Integration stattgefunden hat.

In dem Märchen lassen sich auch die für eine Borderline-Störung maßgeblichen und typischen Abwehrmechanismen (s. Kap. 2.2) finden: die Spaltung (in die „gute" Tochter und das „böse" Rumpelstilzchen), die primitive Idealisierung (von Rumpelstilzchen, dem die Tochter allein auf dessen Versprechen hin, Stroh zu Gold zu spinnen und also eigentlich etwas Unmögliches möglich zu machen, ohne jeden Argwohn ihren Schmuck gibt), die projektive Identifizierung (der Tochter bzw. Königin mit ihrem Kind – angedeutet dadurch, daß die „schöne Tochter" ein „schönes Kind" zur Welt bringt), das Omnipotenzgefühl (die Tochter spielt mit dem doch mächtigen Rumpelstilzchen, nachdem sie dessen Namen erfahren hat: „Heißest du Hinz?" Und Rumpelstilzchen verschwendet voller Allmachtsphantasie keinen Gedanken daran, doch erkannt werden zu können), die Entwertung (Rumpelstilzchen als das alte Ego der Tochter entwertet die Tochter, indem es – voller Omnipotenzgefühl – singt: „Heute back' ich, morgen brau' ich, übermorgen hol' ich der Königin ihr Kind") und die Verleugnung (der Gefahr durch Rumpelstilzchen, z.B. das Vergessen von Rumpelstilzchens Forderung, ihm das erste Kind zu überlassen).

Aber auch auf anderen Ebenen besitzt „Ach wie gut, daß niemand weiß..." verblüffende Gültigkeit. Die Existenz der Borderline-Störung wird auch in Fachkreisen oft noch geleugnet oder als Begriff für eine vermeintlich undefinierbare Störung der Psyche mißbräuchlich verwendet. Auch die Forschung hat sich bislang mit weiten Bereichen im Zusammenhang mit Borderline-Störungen nicht oder nur marginal beschäftigt, so mit der Epidemiologie (s. Kap. 1.3) und den Borderline-Störungen im Alter (s. Kap. 4). Dieses ist wohl am ehesten zu erklären mit der Abwehr, die solchermaßen gestörte Patienten oft auslösen, also als Ausdruck der Gegenübertragung (s. Kap. 2.3), als Ausdruck von „Ach wie gut, daß...".

Aber auch die Patienten selbst wehren sich gegen die Integration, gegen die Erkenntnis, daß es zwischen „gut" und „böse", zwischen „schwarz" und „weiß" Zwischentöne gibt. Sie wollen Therapien oft abbrechen, wenn der Zeitpunkt des Benennens, der Aufhebung von „Ach wie gut, daß niemand weiß..." gekommen ist.

Selbst auf der Symptomebene finden sich Hinweise auf „Ach wie gut, daß niemand weiß...". Da ist zuvorderst die frei flottierende Angst, eine Angst vor etwas nicht Benennbarem (s. Kap. 2.1.1 und 2.5). Da ist auf der strukturellen Ebene die Abwehr durch Verleugnung (s. Kap. 2.2.5). Da ist das sich Wehren gegen die Aufhebung der Spaltung und der übrigen Abwehrmechanismen wie primitive Idealisierung, projektive Identifizierung, Verleugnung sowie Omnipotenzgefühl und Entwertung. Und schließlich zeigen die Borderline-Patienten außerhalb von Impulsdurchbrüchen und dissoziativen Situationen ihr „wahres" Gesicht oft erst dann, wenn eine tragfähige Beziehung entstanden ist. Zuvor bleibt es bei dem „Ach wie gut, daß niemand weiß...".

1.2 Historie der Borderline-Störungen

Das Störungsbild des Borderline-Syndroms ist keine erst in den letzten 20 Jahren entstandene oder beschriebene Novität. Der Begriff Borderline wurde erstmalig 1884 von Hughes (damals „borderland") erwähnt und somit fast zehn Jahre, bevor Kraepelin (1893) die Bezeichnungen „Dementia praecox", „Katatonie" und „Dementia paranoides" einführte für jene Störung, die 1907 von Bleuler (1908) in einem Vortrag Schizophrenie genannt wurde. Also ist der Begriff Borderline/-land älter als jener der Schizophrenie (s. die Zeittafel am Ende dieses Kapitels) und wohl kaum als eine Modeerscheinung abzuwerten. Es mangelte allerdings fast 100 Jahre bis zum Erscheinen von Kernbergs Arbeiten an der – wie heute zu sehen ist – dringend nötigen Aufmerksamkeit hinsichtlich dieses psychiatrisch-psychotherapeutischen Bereiches.

Es entstanden zwei verschiedene Strömungen. Die eine rechnete die heute so genannten Borderline-Störungen den „Psychopathien" zu. Der Begriff „Psychopath" wurde schließlich zu jener psychiatrischen Bezeichnung, die ein Höchstmaß an Entwertung einschloß.

Schon Bleuler (1916; S. 422ff.) charakterisierte die psychopathischen Persönlichkeiten, deren Kriterien weitgehend auf die Gruppe der Borderline-Patienten zutreffen:

„Die Erregbaren reagieren auf Einflüsse von außen in ganz akuter Weise übertrieben stark, und zwar in Form von höchstens einige Stunden dauernden Wutanfällen, Verzweiflung mit Selbstmord, Angstanfällen oder auch stuporösen Zuständen."

„Die Haltlosen werden gekennzeichnet durch Mangel an Nachhaltigkeit der affektiven Funktionen und damit übertriebene Bestimmbarkeit des Willens durch die verschiedensten inneren und äußeren momentanen Einflüsse.... Viele werden Leichtsinnsverbrecher."

„Die Triebmenschen umfassen...die...Gruppen der Verschwender, der Wanderer, der Dipsomanen.... Die **Verschwender**...ruinieren sich und oft viele andere Leute, mit denen sie in Beziehungen kommen... Die **Wanderer**...sind rastlose Leute, denen es nirgends wohl ist..."

„Den Verschrobenen fehlt die Einheitlichkeit und Folgerichtigkeit in ihrem Seelenleben. Schiefe Auffassungen der Verhältnisse, ...sonderbare Ansichten...bringen sie den latenten Schizophrenien äußerlich nahe...."

„Die Lügner und Schwindler.... Aus begreiflichen Gründen ist Verquickung mit hysterischen Symptomen sehr häufig...."

„Gesellschaftsfeinde (Antisoziale...).... Mitgefühl mit anderen, instinktives Empfinden der Rechte anderer fehlt oder ist ganz ungenügend entwickelt. Daneben können die anderen Arten von Gefühlsregungen vollständig erhalten oder ebenfalls betroffen sein..."

„Die Streitsüchtigen.... Alle Handlungen anderer, die ihren eigenen Ansprüchen entgegen wirken, empfinden sie als Bosheiten, als persönliche Beleidigungen. Die Signatur ihres Charakters ist erhöhtes Selbstgefühl..."

Zu der anderen Strömung, welche die Borderline-Störung zu den Hysterien rechnete, gehörte insbesondere auch Freud, der den Begriff der Borderline-Störung selbst nicht benutzt hat, sich jedoch dessen bewußt war, daß es schwere und leichtere Formen der Hysterie gab. Der Begriff Hysterie war damals viel weiter gefaßt als derzeit und wird heutzutage im Volksmund – wie die Psychopathie – als abwertende Bezeichnung verwendet. Beim Studium der damaligen Literatur wird deutlich, daß Borderline-Störungen existierten und exakt beschrieben, aber eben anders bezeichnet wurden. Hierzu zwei Beispiele:

Kraepelin schreibt 1915 in seinem berühmten Lehrbuch über die Hysterie: „Die Kranken tun wichtig, spielen sich auf, suchen die Aufmerksamkeit auf sich zu ziehen, sind vorlaut, frech... oder sie drücken sich gewählt, in hochtrabenden Wendungen aus. Ihre Beziehungen zum Arzte suchen sie sofort persönlich zu gestalten, sei es, daß sie ihn als Feind und Unterdrücker behandeln, sei es, daß sie ihn zum Seelenfreunde erwählen; oft genug wechselt die Färbung dieser Beziehungen ganz unvermittelt" (S. 1560). „Sie sind entrüstet, wenn der Arzt in irgendeinem Punkte eine Besserung findet, erklären ihn für einen Dummkopf, wenden sich sofort an eine andere Autorität und verdoppeln ihre Klagen oder fördern ganz neue Krankheitserscheinungen zutage..." (S. 1566). „Die anspruchsvollen Kranken fühlen sich nicht genügend berücksichtigt, in ihren hochgespannten Erwartungen getäuscht... So kommt es, daß sie bisweilen von einem Arzte zum andern wandern, ...aber nirgends aushalten..." (S. 1565). „Nicht selten streben sie die Verordnungen des Arztes, den sie selbst aufgesucht haben, auf alle Weise zu umgehen..." (S. 1566). „Der Arzt hat dafür zu sorgen, daß sie sich wohl fühlen; ihn klagen sie an bei jeder Störung, um sich zu entlasten" (S. 1566). „In den Familien pflegen daher Hysterische regelmäßig die Herrschaft zu führen und ihre nächsten Angehörigen in der unglaublichsten Weise zu tyrannisieren..." (S. 1561). „Eine gewisse Zahl von Hysterischen zeigt einen mehr oder weniger hohen Grad von sittlicher Minderwertigkeit" (S. 1575). „Sie ritzen sich ein wenig am Arm, machen Anstalten, sich auf einer Brücke zu entkleiden, über die Brüstung zu springen, schlingen ein Taschentuch, einen Bindfaden, das Strumpfband um den Hals, stoßen mit dem Kopfe gegen die Wand, legen ein Messer unter das Kopfkissen, kaufen sich einen Revolver... Vielfach kündigen die Kranken ihre selbstmörderischen Absichten vorher an, schreiben rührende Abschiedsbriefe“ (S. 1570). „Der psychische Zustand der Kranken unterliegt natürlich im Verlaufe des Leidens vielfachen Schwankungen. Zumeist pflegt sich jedoch nach dem Abschlusse der Anfälle jeweils wieder ein gewisses Gleichgewicht herzustellen...“ (S. 1635). Kraepelin geht bereits davon aus, „daß die Hysterie...keine einheitliche Krankheitsform darstellt, sondern daß sich mehrere Gruppen von Beobachtungen auseinanderhalten lassen, deren Prognose sehr verschieden zu stellen ist“ (S. 1642-3).

Das zweite Beispiel: Bei Freud (1895, 1952) findet sich die Beschreibung der Patientin „Emmy v.N.“. Danach hatte diese, die als Hysterikerin galt, an Symptomen beispielsweise Halluzinationen, innere Unruhe, diffuse Angst, war eine „ungebärdige Natur, die sich...gegen jeden Zwang aufbäumte“ (S. 115) mit „Leutescheu und...Haß gegen alle fremden Menschen“ (S. 116). Freud hielt sie für eine „sittlich überempfindliche, mit der Neigung zur Selbstverkleinerung behaftete Persönlichkeit“ (S. 119) mit einer Eßstörung bzw. „Anorexie“ (S. 138 bzw. 144). Es sei „nicht leicht zu entscheiden, ob ein Krankheitsfall zur Hysterie oder zu den anderen (nicht rein neurasthenischen) Neurosen gezählt werden soll, und auf dem Gebiete der gemeinhin vorkommenden gemischten Neurosen wartet man noch auf die ordnende Hand, welche die Grenzsteine setzen...soll“ (S. 141). Weiter finden sich an Beschreibungen „Stimmungsveränderung (Angst, melancholische Depression), Phobien und Abulien (Willenshemmungen)“ (S. 142) mit „Einschränkung des Bewußtseins, ein ähnlicher Assoziationszwang wie im Traume...(Anm. d. Verf.: primärprozeßhaftes Denken), Halluzinationen und Illusionen...schwachsinnige oder geradezu widersinnige Schlüsse...“ (S. 152). Emmy v.N. habe häufige Arztwechsel vorgenommen und werde geschildert als eine „grausame und rücksichtslose Tyrannin... Sie hatte beide Kinder verstoßen...“ (S. 162). Genau diese unterschiedlichen Symptome, die zudem noch in raschem Wechsel auftraten, erinnern stark an eine Borderline-Störung.

Der Freud-Schüler Reich (1925) machte den Versuch, eben diese von Freud erhofften Grenzsteine zu setzen. Er handelte in dem Werk „Der triebhafte Charakter“ auch die „Frage der Grenzfälle“ ab und beschrieb eine Patientin, die nach heutiger Bezeichnung an einer Borderline-Störung litt. Somit war innerhalb der Psychoanalyse der Schritt getan, die Borderline-Störungen von den Hysterien zu trennen.

13 Jahre später wurde der erste umfassende und weitgehend heute noch gültige Artikel über Borderline-Störungen veröffentlicht. Diese erste Beschreibung der Symptomatik und Psychodynamik sowie der Therapie der „Borderline-Gruppe der Neurosen“ findet sich bei Stern (1938), der von einer Ausprägung des Narzißmus, die weit über jene neurotischer Patienten hinausgehe, berichtet. Die Vielfalt der möglichen Symptome im Rahmen einer Borderline-Störung findet sich später ebenfalls – dort nun als „pseudoneurotische Schizophrenie“ bezeichnet – bei Hoch und Polatin (1949), die von drei Hauptmerkmalen (Pan-Neurose, Pan-Angst, Pan-Sexualität) ausgehen.

Auf die unterschiedlichen Symptome und Symptom-Kombinationen weisen auch Kernberg (1971; 1978, 1990) bzw. Kernberg, Selzer et al. (1993) hin, die von einer Borderline-Persönlichkeitsorganisation und somit von einer borderlinespezifischen Ebene des psychischen Funktionierens ausgehen, zu der neben deskriptiven Merkmalen (die Kernberg als diagnostische Verdachtsmomente bezeichnet) vor allem spezifische Abwehrmechanismen (die im Rahmen der strukturellen Analyse zu erfassen seien) sowie die durch eine genetisch-dynamische Analyse aufzuklärenden typischen Triebinhalte der Konflikte gehören. Eine Diagnostik ausschließlich auf der Symptomebene reicht demnach nicht aus. Kernbergs Beiträge zu dem Komplex der Borderline-Störungen sind als wegweisend anzusehen und bilden das theoretische Fundament fast aller neueren Veröffentlichungen zu diesem Thema, also auch des vorliegenden Buches.

Der Begriff der Borderline-Persönlichkeitsstörung wurde – fußend auf den Untersuchungen von Spitzer und Endicott (1979) – bereits im DSM-III aufgenommen, wo fünf von acht Merkmalen zur Diagnosestellung erfüllt sein müssen. Das Schwergewicht liegt hierbei auf der Instabilität von Affekten und zwischenmenschlichen Beziehungen sowie auf Impulsdurchbrüchen. Anzumerken ist, daß die verschiedenen Persönlichkeitsstörungs-Diagnosen im DSM-III sich nicht ausschließen, sondern sich in einem breiten Bereich überschneiden, wie Rohde-Dachser (1979, 1989) feststellt: Dieses stütze die Ansicht, daß die Borderline-Symptomatik allein einen Patienten nicht erschöpfend charakterisiere, es bedürfe einer umfassenderen Charakter-Diagnostik im Sinne Kernbergs.

Die revidierte Fassung des DSM-III, das DSM-III-R (American Psychiatric Assocociation 1987), enthält weiterhin neben der „Borderline-Persönlichkeitsstörung“ (301.83) die „Schizotypische Persönlichkeitsstörung“ (301.22), gewichtet jedoch die diagnostischen Merkmale jeweils unterschiedlich. Bei der Borderline-Persönlichkeitsstörung liegt das Hauptaugenmerk auf einer Instabilität von Stimmung, zwischenmenschlichen Beziehungen und Selbstbild, bei der schizotypischen Persönlichkeitsstörung auf einer Eigentümlichkeit im Bereich von Vorstellungen und äußerer Erscheinung.

Das DSM-IV (American Psychiatric Association 1993) ähnelt hinsichtlich der Borderline-Störungen dem DSM-III-R erheblich, gruppiert nur die einzelnen Kriterien anders und weist als zusätzliches, neuntes Kriterium vorübergehende, streßabhängige paranoide Vorstellungen oder ernste dissoziative Symptome auf. Neben der „Borderline-Persönlichkeitsstörung (301.83)“ werden aufgeführt:

- Antisoziale Persönlichkeitsstörung (301.7)
- Histrionische Persönlichkeitsstörung (301.50)
- Narzißtische Persönlichkeitsstörung (301.81)
- Paranoide Persönlichkeitsstörung (301.0)
- Schizoide Persönlichkeitsstörung (301.20)
- Schizotypische Persönlichkeitsstörung (301. 22)
- Vermeidende (avoidant) Persönlichkeitsstörung (301.82)
- Dependente Persönlichkeitsstörung (301.6)
- Zwanghafte Persönlichkeitsstörung (301.4)

Diese deskriptiv unterschiedenen Persönlichkeitsstörungen weisen durchaus strukturelle Übereinstimmungen auf (s. auch Kap. 2.5) und können in der Praxis schwer zu differenzieren sein.

In der ICD-10 (Dilling, Mombour und Schmidt 1991) ist die Borderline-Störung als Untergruppe (F60.31) der „emotional instabilen Persönlichkeitsstörung“ (F60.3) verzeichnet. Die Deskription ist eher pauschal-diffus („Einige Kennzeichen emotionaler Instabilität sind vorhanden.... Die Neigung zu intensiven, aber unbeständigen Beziehungen kann zu wiederholten emotionalen Krisen führen...“) und kaum nutzbringend. Sie kennzeichnet eine Ambivalenz der Verfasser der ICD-10 hinsichtlich Borderline-Störungen, die diese in ihrer Einleitung explizit formulieren (S. 30): „Nach anfänglichem Zögern wurde eine kurze Beschreibung der Borderline-Persönlichkeitsstörung...schließlich doch einbezogen, auch hier in der Hoffnung, die Forschung zu stimulieren.“

Allen Diagnoseschemata gemein ist, daß die hinsichtlich Borderline-Störungen relevanten diagnostischen Kriterien wie Abwehrmechanismen und Beziehungsmuster marginal berücksichtigt sind und damit die Diagnose fast allein aufgrund deskriptiver Merkmale erfolgt – ein zumindest unpräzises und unbefriedigendes Vorgehen.

Häufig angewendet wird insbesondere auch in der Forschung das seit 1985 in deutscher Übersetzung vorliegende „Diagnostische Interview für das Borderlinesyndrom“ (DIB) (Gunderson 1985), ein halbstrukturiertes Interview, mit dem fünf Bereiche erfaßt werden: soziale Anpassung, impulsive Handlungsmuster, Affektivität, Psychose und interpersonale Beziehungen (s. Kap. 2.6).

Zeittafel der Historie der Borderline-Störungen

1884 **Hughes** publiziert über das „borderland“ der Krankheit (Faksimile des Artikels s. Anhang).

1886 **Stevenson** erschafft die (gespaltene) Romanfigur Dr. Jekyll und Mr. Hyde.

1889 **Janet** beschreibt die Multiple Persönlichkeit.

1890 Die forensische Bedeutung der Gruppe der Patienten mit einer „borderland insanity“

betont **Rosse** („still hanging around in the borderland").

1893 **Kraepelin** prägt für eine Untergruppe der Psychosen („Die psychischen Entartungsprozesse") die Termini „Dementia praecox", „Katatonie" und „Dementia paranoides" (heute: Schizophrenie).

1893 **Breuer und Freud** veröffentlichen die epochemachenden „Studien über Hysterie". Etliche der darin erwähnten und als hysterisch eingeschätzten Patienten würden nach heutiger Nosologie als Borderline-Patienten bezeichnet werden (so „Emmy v.N.", „Dora", „Cäcilie" und „Mathilde H."). Auch „Anna O.", die erste (von Breuer, noch nicht von Freud) psychoanalytisch behandelte Patientin litt nach heutiger Terminologie nicht an einer Hysterie, sondern an einer Borderline-Störung mit dissoziativen Symptomen einschließlich der Ausbildung einer multiplen Persönlichkeit.

1906 Die Existenz von „Grenzfällen" zwischen einer Angstneurose und einer „Angstpsychose" vermutet **Wernicke.**

1907 **Bleuler** führt in einem Vortrag „das Wort Schizophrenie" ein, da er „Dementia praecox" für nicht ausreichend stimmig hält.

1915 **Kraepelin** erwähnt in seinem Lehrbuch in dem Kapitel über Hysterie Symptome, die in unserer Zeit nicht der Hysterie, sondern den Borderline-Störungen zugerechnet werden. Kraepelin vermutet bereits, daß die Hysterie im damaligen Sinne keine einheitliche Krankheitsform darstellt. Auch die multiple Persönlichkeit („Verdoppelung der Persönlichkeit") wird unter Hysterie subsumiert.

1919 **Clark** spricht von der Anwendung der psychoanalytischen Methode bei der Gruppe der Patienten „in the borderland neuroses and psychoses".

1921 **Moore** meint, daß „borderline cases" (Borderline-Fälle) existierten, für die eine befriedigende diagnostische Bezeichnung nicht vorhanden sei.

1923 Laut **Schilder** besteht ein „Grenzgebiet zwischen affektiven Psychosen im weitesten Sinne und den Neurosen".

1925 In „Der triebhafte Charakter" handelt **Reich** auch die „Frage der Grenzfälle" ab und beschreibt eine Patientin, die heute als Borderline-Patientin gesehen würde.

1931 **Fenichel** erwähnt Grenzfälle, denen auch die „verschrobenen Psychopathen" und die Personen mit einem „großen Rest von primitivem Narzißmus" zuzurechnen seien.

1934 **Deutsch** diskutiert über einen „Typus der Pseudoaffektivität", der heute als Borderline-Störung etikettiert würde.

1938 **Stern** berichtet über die psychoanalytische Diagnostik und Therapie der „border line group of neuroses".

1947 **Schmideberg** hält die Mehrzahl ihrer Patienten für weder neurotisch noch psychotisch – diese seien als Psychopathen oder auch als Borderline-Fälle zu beurteilen.

1949 Von der Existenz einer pseudoneurotischen Form der Schizophrenie gehen **Hoch und Polatin** aus und beschreiben jene heute „Borderline-Störung" genannte Erkrankung.

1954 **Fromm-Reichmann** führt aus, daß zu ihren häufigsten Patienten Borderline-Fälle zu rechnen seien.

1966 **Chessik** vermutet, daß zu den Borderline-Patienten sowohl solche mit neurotischen und psychosomatischen, als auch solche mit psychotischen Symptomen gehören.

1967 **Kernberg** beginnt über die Borderline-Störungen intensiv zu publizieren.

1975 Das Standardwerk „Borderline-Störungen und pathologischer Narzißmus" von **Kernberg** erscheint in den USA („Borderline Conditions and Pathological Narcissism").

1978 **Gunderson und Kolb** bringen das „Diagnostische Interview für das Borderline-syndrom" heraus. Dieses halbstrukturierte Interview wird zum Standardverfahren der Wissenschaft bei der Identifizierung von Borderline-Patienten.

1.3 Epidemiologie und Verlauf der Borderline-Störungen

Heute ist in Praxen wie Kliniken festzustellen, daß der Anteil an Borderline-Patienten stetig zunimmt. Jedoch: Wissenschaftlich gesicherte Angaben über die Häufigkeit von Borderline-Störungen lassen sich in der wissenschaftlichen Literatur kaum finden. Das mag vor allem daran liegen, daß Fragebögen, mit deren Hilfe Daten über das Vorliegen einer Borderline-Störung in großen Gruppen zu erheben sind, nicht existieren. Im übrigen würden solche Fragebögen zur Diagnostik der Borderline-Störung allein auch nicht ausreichen.

Die relevanten unter den insgesamt nur wenigen verfügbaren Daten sollen jedoch kurz aufgeführt werden. Die Prävalenz trifft als statistische Größe eine Aussage darüber, wie häufig eine Erkrankung innerhalb der Bevölkerung auftritt. Von Zimmerman und Coryell (1989) wird die Prävalenz für Borderline-Störungen mit 1,6% angegeben. Swartz, Blazer et al.. (1990) untersuchten fast 4000 Personen und stellten fest, daß 1,8% von ihnen die Kriterien für eine Borderline-Störung nach dem „Diagnostischen Interview für das Borderlinesyndrom" (DIB) erfüllten; 19,5% und damit überdurchschnittlich viele der als „Borderliner" identifizierten Personen hätten in der zurückliegenden Zeit einer stationärpsychiatrischen Behandlung bedurft (Gesamtbevölkerung 0,9%); „Borderliner" tendierten zu einem Leben in der Stadt, hätten ebenso häufig einen high-school-Abschluß wie der Gesamtdurchschnitt, jedoch einen niedrigeren sozioökonomischen Status, seien unterdurchschnittlich häufig geschieden bzw. vom Partner getrennt lebend, aber insgesamt seltener verheiratet. Der Anteil der Frauen in der Borderline-Gruppe (73,2%) sei deutlich höher als in der Gesamtpopulation (52,2%). Weitere Daten der Studie („Borderliner" vs. Gesamtpopulation):

- stürmische („stormy") Ehebeziehungen bei den „Borderlinern" 50% (Gesamtpopulation 29,9%)
- körperliche Behinderung 7,8% (0,3%)
- Arbeitsplatzprobleme 31,1% (21,1%)
- Alkoholprobleme 57,1% (17,6%)
- Drogenprobleme 48,1% (22,2%)
- sexuelle Probleme 30,7% (4,3%)

Erstaunlicherweise unterschied sich die Häufigkeit antisozialen Verhaltens in der Gruppe der „Borderliner" mit 16,3% kaum von der in der Gesamtpopulation (18,1%).

Widinger und Weissman (1991) nahmen eine Analyse aller ihnen vorliegenden epidemiologischen Daten vor und folgerten, die Prävalenz läge für Borderline-Patienten zwischen 0,2 und 1,8%. Zum Vergleich: Die Prävalenz für die Schizophrenie beträgt 1% (Pschyrembel 1894, 1990), laut Scharfetter (1983) hingegen 0,2-0,4%. Nach Schepank (1994) liegt die Vorkommenshäufigkeit der Schizophrenie in der Bevölkerung weltweit bei 1% und für Persönlichkeitsstörungen (bei einem mittleren Wert von 4,76%) bei 0,7% bis 63%, wobei letztere Zahl als geradezu fabulös einzuschätzen ist. Unter den Persönlichkeitsstörungen muß der Anteil der Borderline-Störungen als beträchtlich angenommen werden.

Für Dänemark fand Mors (1988), daß 4,6 Männer und 5,0 Frauen von 100 000 Personen pro Jahr neu an einer Borderline-Störung erkranken (Inzidenzrate für 1985, ICD-8 301.83/Dänische Version). Auch hier zum Vergleich: Bei der Schizophrenie sind dies zwischen 15 und 35 Personen pro 100 000 Einwohner pro Jahr (Scharfetter 1983).

Nach Widinger und Weissman (1991) ist davon auszugehen, daß 15% aller stationär behandelten psychiatrischen Patienten an einer Borderline-Störung leiden. Eigene und aufgrund der alles andere als einheitlichen Diagnostik durchaus nicht wissenschaftlich fundiert zu nennende Erkundigungen haben ergeben, daß bei etwa 20 bis 40% der Patienten allgemeinpsychiatrischer Stationen eine Borderline-Struktur besteht.

Überwiegend wird in der Fachliteratur angenommen, daß das Erkrankungsrisiko für eine Borderline-Störung bei Frauen größer ist als bei Männern (Akhtar, Byrne und Doghramji 1986). Das Verhältnis Männer:Frauen beträgt bei McGlashan (1986) 44:56, bei Plakun, Burkhardt und Muller (1985) 38:62, bei Stone, Stone und Hurt (1987) 35:65 und bei Paris, Brown und Nowlis (1987) 16:84. Hingegen fanden Castaneda und Franco (1985) keinen Unterschied in der Prävalenz der Geschlechter. Die oben skizzierte große Diskrepanz in den Angaben über das Erkrankungsrisiko für Männer bzw. Frauen ist möglicherweise zu erklären durch die zu vermutende Rolle von sexuellem Mißbrauch und körperlicher Mißhandlung hinsichtlich der Ausbildung einer Borderline-Störung: Unter unterschiedlichen sozialen Bedingungen dürften diese Mißhandlungsformen jeweils unterschiedlich häufig stattfinden (s. Kap. 2.4.2.3).

Bei der Borderline-Störung sehen mehrere Autoren (McGlashan 1986; Plakun, Burkhardt und Muller 1985) im Vergleich zur Schizophrenie einen eindeutig günstigeren Verlauf. Nach intensiver stationärer psychoanalytisch orientierter Therapie mit einer durchschnittlichen Dauer von 12,5 Monaten beobachteten Stone, Stone und Hurt (1987) bei 42% der Patienten eine Wiedererlangung der Gesundheit („recovered") und bei 30,2% einen guten Verlauf – die anderen Krankheitsgruppen erreichten derartige Werte nicht einmal annähernd. Karterud, Vaglum et al. (1992) beschreiben den Verlauf nach Therapie bei Borderline-Patienten als mäßig, den bei schizotypischen Persönlichkeiten als sehr mäßig.

Die Suizidrate ist als bedeutend anzusehen. Das Suizidrisiko geben Stone, Stone und Hurt (1987) mit 9,5%, Akiskal, Chen et al. (1985) mit 4% (Vergleich: paranoide Schizophrenie 1%) innerhalb eines 6 bis 36 Monate-follow-ups und Paris, Brown und Nowlis (1987) mit 5-10% an. In einer späteren Arbeit beziffern dieselben Autoren (Paris, Nowlis und Brown 1989) die Suizidrate nach durchschnittlich 15jähriger Verlaufsbeobachtung mit 8,5% und betonen einige wichtige Aspekte: Die Suizidgruppe habe einen höheren Bildungsstand und in geringerem Maße psychotische Symptome gehabt als die Vergleichsgruppe; der stärkste Vorhersagefaktor für einen Suizid sei die Existenz früherer Suizidversuche gewesen, wobei – und gerade dies ist bemerkenswert – alle früheren Suizidversuche der sich später suizidiert habenden Patienten zum Zeitpunkt des Versuches als manipulativ und also nicht ernsthaft eingeschätzt worden seien.

Die daraus zu folgernde Fehleinschätzung der Ernsthaftigkeit der Suizidalität muß als Indiz dafür gesehen werden, daß das Leid der Borderline-Patienten nicht ausreichend gewürdigt, also unterschätzt wird. Dies zeigt sich auch im alltäglichen Umgang mit „Borderlinern": Wie oft äußern Mitarbeiter im Brustton der Überzeugung „Der ist gar nicht krank, der ist nur arbeitsscheu!" und „Der will keine Therapie, der will nur ein warmes Bett und Essen." Die Professionalität eines Mitarbeiters zeigt sich daran, ob solche Äußerungen als Ausdruck der Gegenübertragung gesehen werden können und dann für den weiteren Umgang mit den Patienten nicht mehr maßgeblich sind.

Soloff, Lis et al. (1994) konnten bei „Borderlinern" signifikante Zusammenhänge zwischen suizidalem Verhalten einerseits und vermehrten impulsiven Handlungsmustern, höherem Alter, depressivem Zustand und einer antisozialen Persönlichkeit andererseits feststellen; bei 72,6% der Untersuchten hätte eine lebenslange Geschichte von Suizidversuchen bestanden, wobei rund ein Viertel der Patienten mindestens vier Suizidversuche durchgeführt hatte; bei fast zwei Dritteln wurden die Versuche als sehr ernsthaft eingeschätzt.

Einige weitere Daten: Bis zu 100% der Borderline-Patienten mit depressiver Symptomatik begehen Suizidversuche (Friedman, Aronoff et al. 1983). Gunderson (1984) geht davon aus, daß 75% der Borderline-Patienten Suizidversuche unternehmen. Fyer, Frances et al. (1988b) fanden bei 49% schwere Suizidversuche in der Anamnese.

Insgesamt ist also eine fachlich korrekte Therapie durchaus relativ erfolgversprechend bei dieser nach klinischem Eindruck immer häufiger vorkommenden Störung, in deren Rahmen besonders oft Suizide begangen werden, so daß die Borderline-Störungen ohne Übertreibung als lebensbedrohliche Erkrankungen anzusehen sind.

2 Die Diagnose

Gerade in den Kliniken befindet sich eine Vielzahl von Borderline-Patienten: zumeist jene, die zahlreiche Symptome aufweisen und besonders gestört bzw. nicht oder nur wenig therapiemotiviert sind. Diese Patienten bereiten uns häufig im Klinikalltag selbst in scheinbar banalen Situationen Probleme. Dies darf aber nicht dazu führen, daß alle Patienten, deren Diagnose unklar geblieben ist oder die mit dem Etikett „unangenehme Zeitgenossen" versehen und abgelehnt werden, fast automatisch als „Borderliner" eingestuft werden. Die Borderline-Störung ist – wie eingangs bereits erwähnt – keine Ausschlußdiagnose, sondern muß positiv nachgewiesen werden, denn sie hat konkrete und spezifische Folgen hinsichtlich der Therapie.

Natürlich existieren „klassische" Symptome, die ohne Probleme zu erkennen oder zu explorieren sind. Bei Menschen mit einer Borderline-Störung können die Symptome jedoch so bunt sein, daß es schwierig ist, eine symptombezogene Diagnose zu stellen. Deshalb kommt in Krankenakten von Personen mit einer Borderline-Störung – sofern sie mehrfach stationär behandelt wurden, aber auch, wenn bei einem Aufenthalt mehrere Ärzte eine Diagnose gestellt haben – ein manchmal wüstes Sammelsurium aller möglichen Diagnosen vor. Nicht selten werden eigens für diese Patienten – wohl als Ausdruck diagnostischer Verzweiflung – neue terminologische „Kreationen" erdacht: In Arztbriefen gesehen haben wir schon unter anderem „exogene Schizophrenie", „neurotische Psychose", „narzißtische Psychose", „endogene Neurose" und „histrionisch-antisozial-dependente Persönlichkeit mit psychotischen Episoden".

Mit zunehmender Erfahrung erreichen Borderline-Therapeuten in der Diagnosestellung ein hohes Maß an Sicherheit. Dies liegt daran, daß diese neben den Symptomen, also neben der deskriptiven Ebene, die zur Diagnose maßgebliche strukturelle Ebene im Sinne Kernbergs (1978, 1990) in ihre Überlegungen einbeziehen können, also insbesondere die

- Abwehrmechanismen des Patienten, welche oft erst nach tage- oder auch wochenlanger Beobachtung deutlich werden, sowie die
- Gegenübertragung, die oft schon nach wenigen Minuten spürbar ist, sofern man bei sich selbst das Spüren einer Gegenübertragung und ihr „Einsortieren" gelernt hat, und die unmittelbar von den Abwehrmechanismen mitgestaltet wird.

2.1 Deskriptive Ebene der Diagnostik: die Symptome

Die Bezeichnung der Symptome erfolgt weitgehend entsprechend der Darstellung bei Rohde-Dachser (1979, 1989). Symptome werden von Kernberg (1978, 1990) als diagnostische Verdachtsmomente und als folglich nicht zur Diagnostik ausreichend bezeichnet.

2.1.1 Chronische, frei flottierende Angst

Wohl niemand ist frei von Angst. Angst ist überlebensnotwendig. Aus gutem Grund gibt es Angst vor Krankheit, Angst vor körperlichen Verletzungen usw. Diese Ängste sind Signalängste, die uns schützen. Ein Mensch mit einer gesunden Entwicklung kennt diese Ängste, nimmt sie wahr und respektiert sie.

Patienten mit einer Borderline-Störung hingegen betonen oft, daß sie vor nichts und niemandem Angst haben. Und trotzdem ist hinter der scheinbar unverletzlichen Fassade, die so abweisend wirken kann, fast immer sehr viel Angst zu spüren: eine sehr bedrohliche Form der Angst, die gerade vor anderen nicht zugegeben wird, weil der Patient sich dadurch als verletzlich zeigen, als angreifbar erleben würde. Und genau dies kann er nicht zulassen, da seine Angst dann vermeintlich noch größer werden würde. Wenn ein Patient sich einigermaßen von einem Therapeuten angenommen fühlt und dann gefragt wird, ob er eine ständige Angst vor nichts Bestimmtem, eine Angst, die einfach immer so vorhanden ist, kennt, wird er zustimmen. Wenn er sich hingegen nicht sicher und angenommen fühlt, so wird er zumeist sagen, er kenne Angst gar nicht, er fürchte niemanden – „Wer mir was tun will, den mache ich einen Kopf kürzer, den ramme ich unangespitzt in den Boden, der soll mir mal ohne Zeugen gegenüberstehen". Daneben gibt es auch Patienten, die ihre Angst so sehr verleugnen, daß sie diese nicht bewußt wahrnehmen können – diesen Patienten wird die Empfindung ihrer Angst oft erst während der Therapie möglich.

Die Frage „Haben Sie vor etwas Angst?" wird von manchen Patienten völlig zurecht mit „nein" beantwortet. Aber die Frage „Kennen Sie in sich eine fast ständig vorhandene Angst vor nichts Bestimmtem, eine diffuse Angst, die Sie schwer beeinträchtigt?" wird meistens dann bejaht, wenn der Patient nicht befürchtet, daß ihm diese Angst als Schwäche ausgelegt wird, sondern wenn ihm deutlich wird, daß der Fragende ein echtes, also nicht durch bloße Neugierde motiviertes Interesse an ihm als Mensch bzw. Patient hat und sich dessen bewußt ist, daß es sich hier um ein für psychisch stabilere Menschen kaum oder schwer vorstellbares Leid handelt.

Die erste Begegnung mit dem Patienten A. kam zustande, als wir auf eine Aufnahmestation gerufen wurden, um mit diesem Patienten zu sprechen, damit wir uns danach entscheiden konnten, ob eine Therapie auf unserer offenen Station möglich wäre. Dieser Patient war aufgenommen worden, nachdem seine Frau in einer „Nacht- und Nebelaktion" sämtliche Möbel einschließlich des Teppichbodens aus der ehelichen Wohnung entfernt hatte und an einen unbekannten Ort verzogen war. Ihre Adresse kannte lediglich der Anwalt, an den sie sich gewandt hatte, nachdem sie sich von ihrem Mann so bedroht gefühlt hatte, daß sie um ihr Leben fürchtete. Ihr Mann, von Beruf Schlachter, hatte immer wieder beteuert, er liebe seine Frau über alles. Dies mag auch gestimmt haben, wenn man berücksichtigt, daß ein Mensch mit einer Borderline-Störung eine Liebe in reifem Sinne, also unter Akzeptanz des anderen als eigenständigen Menschen, nicht herzustellen in der Lage ist. Durch das Verlassenwerden (aus Sicht der Frau in Panik vor dem Mann, was dieser so aber nicht sehen konnte) verlor dieser Mann so sehr seinen inneren Halt, fühlte er sich so gekränkt, daß er nur noch seine Frau finden und umbringen wollte. Er hatte bereits einen Privatdetektiv mit der Suche beauftragt. Die Kollegen der Station hatten die nachvollziehbare Sorge, daß Herr A. bei Verlassen der geschlossenen Station losziehen und eine Bluttat begehen könnte. Als wir ihn uns dann gegenübersitzen sahen, nahmen wir einen schwarzbärtigen, kräftigen Mann mit deftig-bayerischem Akzent wahr. Er polterte und drohte seiner Frau den baldigen, von ihm verursachten gewaltsamen Tod an: Für nichts anderes lebe er noch. Auch uns beschlich – wie zuvor die Kollegen der Aufnahmestation – ein Gefühl der Angst vor ihm, die aus zwei Komponenten bestand: einerseits jene aufgrund der von dem Patienten ausgehenden realen Gefahr, andererseits aber auch die nun in uns spürbar gewordene Angst des Patienten, die er selbst überhaupt nicht wahrnahm („Angst kenne ich nicht"). Er hatte seine Angst gewissermaßen an uns abgetreten. Auf den zweiten Blick saß uns aber kein Berserker gegenüber. Wir sahen Augen mit weiten Pupillen, eine Stirn voller Schweißperlen, sahen einen Mann, der am ganzen Körper zitterte, der seine laute Sprechweise und seinen rustikalen Akzent massiv einsetzte, wobei die Stimme immer wieder beinahe brach. Sein Blutdruck war erheblich erhöht. Er zeigte also alle Zeichen massiver Angst, verleugnete (s. Kap. 2.2.5) diese aber. Wir haben Herrn A. dann übernommen. Die Ängste des Patienten schwanden im Laufe der Therapie deutlich, aber über lange Zeit nicht deren äußere Zeichen – sie traten noch viel später beispielsweise in Visiten auf, in denen wir mit Herrn A. etwa besprechen wollten, warum er bestimmte Therapietermine nicht eingehalten hatte und im Bett geblieben war. Er entwickelte diese Zeichen unbewußt und gewissermaßen gewohnheitsmäßig, weil er befürchtete, von uns „zusammengestaucht" zu werden, so wie er es von seinen

Eltern kannte. Nach Monaten erst vermochte er Vertrauen dahingehend zu entwickeln, daß wir anders reagieren als seine Eltern, konnte er sein Zittern abstellen und uns in die Augen sehen, auch wenn er Termine nicht eingehalten hatte. Sein Zittern deuteten wir als den unbewußten Versuch, uns indirekt seine Angst mitzuteilen. So sollten wir – die er als bedrohlich und mächtig erlebte – in unserem Verhalten beeinflußt und beschwichtigt werden, so daß wir jene Aggressionen, die Herr A. von uns erwartete, reduzieren würden.

Wichtig zu erwähnen ist, daß es sich nicht um Faulheit handelte, wenn der Patient länger im Bett liegen blieb, statt an einer Therapie teilzunehmen.Vielmehr handelte sich ebenfalls um ein Zeichen der Angst, jedoch um keine konkrete Furcht, um keine Signalangst. Es handelte sich um eine diffuse Angst, die immer in ihm war, zumeist unabhängig von äußeren Situationen, und die er durch eine regressive Haltung zu mildern und zu bewältigen suchte (das Bett als „schützende Umgebung").

Herr B. konnte über Monate auf der Station keinen Kontakt zu seinem Therapeuten aufnehmen. Der Patient hatte Angst und mied deshalb jede nähere Beziehung. Vertrauen konnte er erst fassen, als der Therapeut sich über Wochen immer wieder zu ihm vor das Aquarium der Station setzte und über das nun wirklich unverfängliche Thema „Fische" redete, deren Versorgung der Patient übernommen hatte. Nach Wochen – das Fischfutter war ausgegangen und auch einige Fische hätten dringend besorgt werden müssen – war Herr B. in der Lage, auf das Angebot des Therapeuten einzugehen, mit ihm in eine Zoohandlung zu fahren. Beide fuhren im Wagen des Therapeuten dorthin, wobei Herr B. wußte, daß der Therapeut eigentlich keine Patienten mitnimmt. Es fühlte sich akzeptiert und fing im Auto – kurzzeitig angstfrei – an, von sich zu erzählen. Er sei früher bei den Skinheads gewesen, fühle sich ihnen eigentlich noch heute verbunden. Er habe sich immer am besten gefühlt, wenn er und seine „Freunde" mal wieder einige Ausländer „aufgemischt" hätten: „Denen muß doch mal jemand zeigen, wer hier der Herr ist." Sein Prinzip sei, „nur keinem Streit aus dem Wege gehen". Der Patient hat sich einerseits in dieser Situation erstmalig insoweit angstfrei gefühlt, daß er überhaupt mehr oder weniger Persönliches berichten konnte. Andererseits blieb er in Habachtstellung und erzählte zunächst – durchaus auch warnend – davon, wie es Menschen ergeht, die ihn nicht als Angehörigen der Herrenklasse – in dieser Rolle fühlte er sich offenkundig sicher – akzeptierten. Herr B. wußte von der Einstellung des Therapeuten dem Fremdenhaß gegenüber und testete den Therapeuten gewissermaßen, ob dieser ihn nicht doch – so wie er es in der Kindheit immer erlebt hatte – verstoßen würde, sobald er von dunklen Punkten aus B.'s (Skinhead-)Vergangenheit erführe. Als der Therapeut kaum auf die Schlägereien einging und hierzu nur anmerkte, daß diese Verhaltensweisen damals offenbar für Herrn B. notwendig gewesen seien, wechselte dieser das Thema. Er sprach nun über Inflation und zeigte wirtschaftliche Fachkenntnisse, die jene des Therapeuten bei weitem überstiegen. Dieses teilte der Therapeut mit und ließ sich den einen und anderen Terminus erklären. Noch während dieser Fahrt berichtete Herr B. von seiner Enttäuschung darüber, daß seine Familie ihm überhaupt keine beruflichen Möglichkeiten eröffnet habe. Erstmalig deutete er so etwas wie eine – freilich nicht in ihm selbst liegende – Schwäche an. Eine Woche später bat Herr B. um regelmäßige Gesprächstermine. Nach fast zwei Jahren Einzel- und Gruppentherapie konnte er deutlich stabilisiert entlassen werden und hat schließlich selbst seine Skinhead-Vergangenheit als „lächerliches Zeichen einer Schwäche" abgelehnt. Mittlerweile lebt Herr B. sozial integriert und weitgehend zufrieden in seiner eigenen Wohnung.

Nach unserer Erfahrung wird die Therapie eines schwer gestörten Borderline-Patienten nur dann möglich, wenn dessen Angst hinsichtlich der Frage, ob er von dem Therapeuten akzeptiert wird, geringer zu werden beginnt. Der Therapeut ist dabei derjenige, der über vorsichtige Annäherung und Empathie diesen Prozeß des „Ankommens auf der Station", der einige Wochen dauern kann, einleiten und durchhalten muß. Aufgrund der Massivität der Angstsymptomatik wird ein Patient durch die Erwartung einer aktiven Mitgestaltung der Therapie oft überfordert.

Auch insofern muß Angst als das zentrale Symptom der Behandlung gesehen werden. Ganz abgesehen davon ist sie der Motor für die Entstehung aller anderen Symptome und der Art der Abwehrmechanismen (s. Kap. 2.5.1).

2.1.2 Multiple Phobien

Es können sämtliche der bekannten Phobien auftreten, die dann typischerweise neben der chronischen, frei flottierenden Angst bestehen. Nicht ungewöhnlich sind Phobien, die statt äußerer Dinge (z.B. Tieren) die eigene Person, den eigenen Körper betreffen. Die Folge sind soziale Beschränkungen.

> Frau A. war schon seit Jahren der unverrückbaren Ansicht, sie sei so häßlich, daß sich alle über ihr Aussehen nur entsetzen könnten. Wenn überhaupt, war sie nur mit einem zumeist auch noch schmutzigen Tuch, das sie vor das Gesicht hielt, in die Öffentlichkeit gegangen. Dies hatte schließlich zu einer so massiven Akne geführt, daß die Gesichtshaut multiple Narben aufwies, so daß nun ihr Gesicht tatsächlich immer weniger attraktiv aussah. Nach jahrelanger Therapie konnte sie von dem Tuch lassen, um nur noch die Hand vor ihr Gesicht zu halten. Sie beklagte jedoch weiterhin, wie häßlich sie sei. Bereits vor der Behandlung bei uns hatte sie ihr damals noch nicht vernarbtes Gesicht einer Schönheitsoperation unterziehen lassen. Auch bei uns bat sie laufend um eine erneute Gesichtsoperation und fand, obwohl sie ansonsten extrem initiativlos und unselbständig schien, ohne jede Hilfe Gesichtschirurgen, die sich zu einer solchen Operation bereit erklärten. Glücklicherweise riefen diese jedoch bei uns an, und es war nicht immer leicht, die Kollegen davon zu überzeugen, daß der Wunsch von Frau A. letztlich in einer Phobie vor dem eigenen Gesicht und im übertragenen Sinne einer Angst vor dem, was der Mund sagen könnte, begründet war und eine Operation keine Abhilfe schaffe.

Häufig äußern Patienten auf die Frage, wovor sie Angst empfinden, daß sie Angst vor Menschen im allgemeinen haben. Dies ist jedoch zumeist ein Erklärungsversuch für die frei flottierende Angst und kein Hinweis auf das Vorliegen einer Phobie.

Phobien im Sinne einer Klaustrophobie oder Phobie vor großen Menschenansammlungen treten häufig kombiniert auf. Ein Erklärungsmodell hierfür ist, daß der Patient stets gewärtigt, von anderen psychisch und/oder physisch verletzt zu werden. Um derartigen „Angriffen" begegnen zu können, bedarf es der Überschaubarkeit der Situation mit der Möglichkeit, jede Person im Umfeld jederzeit taxieren zu können. Genau dies ist bei großen Menschenansammlungen nicht mehr gegeben. Die zweite Chance des Abwehrens der „Gefahr" besteht in der Flucht aus der Situation; dies ist inmitten großer Menschenmassen oft ebenfalls nicht möglich, insbesondere aber nicht in geschlossenen Räumen wie dem Wagen eines Zuges. Zusammenfassend erleben die Patienten sich in solchen Situationen als schutzlos ausgeliefert, so daß als „Kompensation" dieser subjektiven Schutzlosigkeit phobieforme Ängste und damit eine Orientierung der Affekte auftreten.

2.1.3 Zwangssymptome im Sinne überwertiger Ideen

Es können Zwänge aller Schattierungen vorkommen. Eine Patientin hatte einen sich nur auf Handtaschen erstreckenden Kaufzwang entwikkelt. Manche Zwänge erstrecken sich auf Handlungen (manchmal auch auf „Schnippeln", d.h. das Ritzen oder Schneiden in die Haut, z. B. mit Scherben oder Rasierklingen), andere auf Gedanken.

Zwangssymptome werden von Borderline-Patienten eingesetzt, um einem Mangel an innerer Struktur durch eine äußere Struktur zu begegnen. Häufig hat ein solcher Patient ein intellektuell ausgefeiltes System von Erklärungen und Rationalisierungen der Zwangssymptomatik entwikkelt.

Neben konkreten Zwangshandlungen treten auch Zwangsgedanken mit paranoiden oder hypochondrischen Inhalten auf. Typischerweise werden die Zwangsgedanken zunächst als Ich-dyston empfunden, die der Patient unbedingt loswerden will. Diese Gedanken werden schließlich zur unumstößlichen Gewißheit. Trotzdem ist die Fähigkeit zur Prüfung der Realität zumeist bereits nach kurzer Zeit und ohne äußere Korrektive wieder möglich.

Herr C. berichtete von einer starken Angst davor, daß Waschmittelrückstände in der Wäsche seine Haut veränderten. Derartige Vorstellungen hätten sich schließlich auch auf andere Reinigungsmittel erstreckt. Zudem habe er eine starke Abneigung gegen Kunststoff entwickelt, weshalb er keinen Kaffee aus Kunststoff-Kaffeemaschinen mehr trinke, denn es hätte ja Kunststoff „angelöst" worden und in den Kaffee übergegangen sein können. Wenn er U-Bahn gefahren sei, habe er nicht mehr auf den Plastikpolstern sitzen können ohne zu befürchten, sich schmutzig zu machen. Deshalb habe er zuletzt manchmal seine Kleidung bis auf die Unterhose ausgezogen und gewaschen, um nichts in seiner Wohnung zu beschmutzen. Als er in einer Kneipe ein Bier getrunken habe, habe ihn die Vorstellung überfallen, daß das Glas schmutzig gewesen sei; daraufhin habe er Erbrechen ausgelöst, um das zwangsläufig ebenfalls schlechte Bier wieder herauszubekommen. Herrn C. beschlich aber gleichzeitig das Gefühl, daß dies alles doch nicht normal sein könne. Er könne sich auch sagen, daß das alles Quatsch sei, müsse aber immer wieder so handeln.

2.1.4 Konversionssymptome

Konversionssymptome können an Körperhalluzinationen grenzen und mit bizarren Gefühlen und Bewegungsabläufen verbunden sein. Sie chronifizieren häufig. Eine Konversionssymptomatik wechselt nicht selten in kurzer Zeit: Kopfschmerzen können von einem auf den anderen Tag verschwunden sein und nahtlos zum Beispiel durch Übelkeit mit Erbrechen abgelöst werden. Dies wirkt oft wie Simulation, wie eine Show, aber: Genau hierum handelt es sich nicht. Solche Wechsel haben vielmehr mit jener für Borderline-Patienten typischen raschen Veränderung des seelischen Erlebens zu tun.

Frau B. kam zu uns wegen ihr unerklärlicher Ängste. Als einziges konkretes Symptom daneben gab sie an, daß ihr Hals wie zugeschnürt sei. Sie war von einer rein körperlichen Ursache dieses Gefühls überzeugt, aß nur Breikost und kaufte sich Gläschen mit Babykost. Ansonsten präsentierte sie sich als starke Frau mit großer Selbstsicherheit, die andere Patienten wegen deren Schwierigkeiten und Problemen unmittelbar und sogar vor Mitpatienten kritisierte. Erst nach Monaten der Therapie erinnerte sie sich, in ihrer Kindheit immer wieder von ihrer Mutter die Drohung gehört zu haben, sich zu erhängen. Dies hatte später der Bruder der Patientin getan, den sie gefunden und vom Strick geschnitten hatte. Der Zusammenhang zwischen ihrer Geschichte und dem Gefühl der Enge im Hals wurde ihr nach Monaten der Therapie deutlich; sie begann, andere Speisen als nur Breikost und Babynahrung zu sich zu nehmen.

Immer wieder ist festzustellen, daß der Wechsel der Konversionssymptomatik mit dem Auftreten einer körperlichen Symptomatik bei einem Mitpatienten zusammenhängt; dabei ist es gleichgültig, ob der andere Patient an einer körperlichen Krankheit oder ebenfalls einer Konversionssymptomatik leidet. Dann steht der Wechsel der Konversionssymptomatik mit der Beziehung zu diesem anderen Patienten oder mit der Beziehung dieses anderen Patienten zu dem Team, einzelnen Teammitgliedern oder anderen Patienten in Verbindung; beispielsweise kann es sich um ein unbewußtes Konkurrieren um die Aufmerksamkeit des für beide Patienten zuständigen Therapeuten handeln.

2.1.5 Dissoziative Reaktionen

Bei dissoziativen Reaktionen handelt es sich um hysterische Dämmerzustände bis hin zu gravierenden Bewußtseinsstörungen, wobei eine schwere dissoziative Phase hinterher zumeist nicht mehr erinnerlich ist. Sehr häufig schaffen sich die Patienten durch teilweise exzessiv betriebene Tagträumerei eine gewisse Zeit vermeintlichen Wohlbefindens, in der sie sich zum Beispiel als eine mächtige Person oder in einer „heilen Familie" lebend phantasieren. Häufig werden solche dissoziativen Reaktionen auch benutzt, um angstmachenden Situationen zu entgehen: Es wird ein Trancezustand hervorgerufen, durch den die Außenwelt aus dem momentanen und bewußten Erleben eliminiert wird.

Frau C., eine hochintelligente Mittzwanzigerin, war sehr wohl in der Lage, sich auf einer intellektuellen Ebene auf ihre Probleme einzulassen. Sie besaß viele unterschiedliche Fähigkeiten, hatte aber Probleme damit, ihre eigenen Gefühle wahrzunehmen sowie insbesondere ihr gegenüber positiv getönte Gefühle anderer zu ertragen. Auf sie gerichtete negative Gefühle bereiteten ihr weit weniger Schwierigkeiten. Während der Teilnahme an unserer Borderline-Gruppe konnte sie nach einigen Wochen nicht mehr umhin zu registrieren, daß ihr seitens der beiden Gruppen-Therapeuten positive Aufmerksamkeit und Wertschätzung entgegengebracht wurden. In dieser Phase teilte sie, sobald sie angesprochen wurde, immer wieder mit, daß sie Angst habe zu verblöden, weil sie dem Gespräch nicht folgen könne, ja, sie wisse gar nicht, worüber gesprochen worden sei. Tatsächlich hatte sie phasenweise einerseits wie abwesend gewirkt. Andererseits fiel auf, daß sie aufmerksam aus den Augenwinkeln jede Bewegung der Therapeuten registrierte und mit beispielsweise Körperunruhe (etwa einem Fußwippen) auf bestimmte Themen reagierte. Trotzdem waren die Therapeuten sich gewiß, daß Frau C. nicht schauspielerte, sondern tatsächlich durch das Initiieren einer Art Trance sich dem Gespräch entzog, um auf diese Weise ihre Angst zu reduzieren. Dabei war sie kurzzeitig immer wieder erreichbar, und es schien so, daß sie immer wieder in die Runde „zurückkehrte", um nach der Feststellung, daß das unliebsame Thema „Gefühle" noch zur Debatte stand, wieder zu „entrücken". Nach Wochen wurden diese tranceartigen Phasen immer kürzer und seltener, um schließlich nur noch gelegentlich als absolute „Notbremse" aufzutreten.

2.1.5.1 Multiple Persönlichkeit

Dissoziative Reaktionen können so weit gehen, daß der Betroffene als „multiple Persönlichkeit" lebt, wobei häufig die eine „Person" von der anderen nichts weiß. Fast immer werden derartige Reaktionen nicht oder erst dann berichtet, wenn eine längere therapeutische und tragfähige Beziehung entstanden ist, also nicht etwa schon während der ersten Phase, den „therapeutischen Flitterwochen". Zwar wird in der Fachliteratur zumeist von mehreren „Persönlichkeiten" in einer Person gesprochen. Der Begriff „Persönlichkeiten" ist jedoch kaum zutreffend, da er zwischen den einzelnen Persönlichkeiten und der Gesamtpersönlichkeit nicht trennt. Deshalb ist der Begriff „Persönlichkeitszustände" für die einzelnen Sub-Persönlichkeiten vorzuziehen – entsprechend findet sich in angloamerikanischer Literatur der Terminus „personality states".

Eine Patientin, Frau D., fiel immer wieder dadurch auf, daß sie sich vor allem abends und nachts mit Scherben und anderen scharfen Gegenständen – zumeist oberflächliche – Hautschnitte zufügte. Über Monate teilte sie hierzu nur mit, daß sie dies zwar nicht wolle, aber auch nicht verhindern könne. Erst später war von Frau D. zu erfahren, daß nicht sie – Maria – sich schneide, sondern Martha, die ebenfalls in ihr stecke und eine böse Gewalt über sie habe. Noch später schrieb sie an ihre Therapeutin: „Wer ist Martha? Wo kommt Martha her? Ich kann noch nicht einmal sagen, ob sie männlich oder weiblich ist. Sie tut mir weh und will mich vernichten. Vielleicht will sie in meinen Körper und dort herrschen, wie sie Lust und Laune hat. Sie sucht sich eine Lücke in der Zeit, wo ich ihr gegenüber nicht genug Aufmerksamkeit hatte, und nun rutscht sie dort hinein – in mein Handeln, Denken. Sie übernimmt mich und versucht, auf ihre Art und Weise alles kaputt zu machen. Sie quält mich regelrecht mit ihrem Gemache. Sie war schon immer da und sammelt Kräfte von mir, aber ich, ich verliere immer mehr an Kraft und kann mich kaum noch aufrecht erhalten. Sie hat mir soviel Kraft weggenommen. Wenn sie es darauf abgesehen hat, mich tot zu machen, ich meine innerlich, um dann meinen Körper zu beherrschen?! Ich werde dann noch böser, als ich schon bin. Sie wird versuchen, mir die Therapie hier kaputt zu machen. Weil: Sie will nichts, was mir gut tut oder gut tun könnte. Sie will, daß es mir schlecht geht. Martha will keine Hilfe. Aber ich will Hilfe und ich werde versuchen, zu kämpfen. Maria."

Die multiple Persönlichkeit findet sich bereits bei Breuer und Freud (1893, 1991) bei dem ersten psychoanalytischen Fall „Anna O.". Dort heißt es noch „condition seconde" (S. 51), während Freud (1909, 1941; S. 236) später „mehrfache Identifizierungen" als Begriff wählte. Auch Kraepelin (1915; S. 1632) beschrieb eine „Verdoppelung der Persönlichkeit". Während dieses Symptom bei Freud und Kraepelin der Hysterie zugerechnet wurde, wird nunmehr die multiple Persönlichkeit ganz überwiegend zu dem Komplex der Borderline-Störungen gezählt (z.B. Benner und Joscelyne 1984; Clary, Burstin und Carpenter 1984). Ebenso gehen Dulz und Lanzoni (1996) davon aus, daß sich gerade in das Konzept der Borderline-Störungen jenes der multiplen Persönlichkeit – sowohl auf deskriptiver wie auf struktureller und genetischer Ebene – integrieren läßt.

Die American Psychiatric Association (1993) führt zwar einerseits die Dissoziative Identitätsstörung (Multiple Persönlichkeitsstörung) auf (DSM-IV 300.14), aber andererseits werden bei der Borderline-Persönlichkeitsstörung (DSM-IV 301.83, Absatz 9) als relevanter Faktor zur Diagnose ernste dissoziative Symptome genannt.

Wir sind der Meinung, daß die multiple Persönlichkeit dann ein Symptom einer Borderline-Störung ist, wenn auch die üblichen relevanten Kriterien für eine Borderline-Störung erfüllt sind. Psychodynamisch gesehen liegt die Verbindung mehr als nahe: Das Phänomen der dissoziativen Reaktionen und insbesondere der multiplen Persönlichkeit ist als ein Produkt der Spaltung und diese wiederum als der zentrale Faktor für die Diagnose einer Borderline-Störung zu sehen (s. Kap. 2.2.1).

Frau E. berichtete im Laufe der Therapie von insgesamt sieben verschiedenen Personen, die jeweils sehr unterschiedlich seien: Jede dieser Personen habe einen eigenen Bekleidungsstil mit eigener Garderobe sowie einen eigenen Freundeskreis. Wenn es an der Tür geklingelt habe, habe sie nie geöffnet, weil sie nicht gewußt habe, wer vor der Tür gestanden habe und ob die Person, die sie gerade gewesen sei, auch zu dem jeweiligen Besucher gepaßt hätte. Dies habe zu ihrer Isolierung beigetragen. Zusätzlich habe Frau E. Freunde verloren, weil sie Verabredungen nicht eingehalten habe – dies habe sie aber nicht bewußt getan, sondern, wenn die Verabredung mit der Person A getroffen worden und sie zum Verabredungszeitpunkt Person B gewesen sei, habe B nichts von der Verabredung mit A gewußt. Hier fand also aufgrund der Spaltung des Ichs auch eine Spaltung des Bekanntenkreises statt. Im Abschlußgespräch nach über 18 Monaten wurde Frau E. gefragt, wie es sich denn nun mit den „Personen" verhalte. Sie gab an, daß sie zuletzt eigentlich immer das Gefühl gehabt habe, sie selbst zu sein. Die Integration der verschiedenen Personen in ein einziges Ich war also gelungen.

Deutlicher noch werden die Konflikte einer multiplen Persönlichkeit anhand einer weiteren Patientin, die ebenfalls die Kriterien einer Borderline-Störung erfüllte.

Frau F. sei bereits seit ihrer Kindheit „viele" gewesen. Das sei zwar irgendwie komisch und anders als bei den anderen gewesen, aber sie sei ganz gut damit zurechtgekommen. Von den „inneren Personen" kenne sie nicht alle, aber etwa zehn. Daneben gäbe es ganze Gruppierungen unbekannter Größe. Die bekannten Personen seien unterschiedlichen Geschlechts und Alters, hätten Namen, die sie aber nicht nennen dürfe, denn das töte die Personen. Die Wesen der Personen seien sehr unterschiedlich: vom Punk bis zu Papas liebster Tochter. Wegen ihrer Unterschiedlichkeit würden sich einige Personen manchmal streiten, was dann bei den anderen große Angst auslöse. Manche Personen würden manchmal leugnen, daß ihr Körper echt sei, und eine Probe verlangen

– das führe dann zu blutenden Selbstverletzungen, denn von Schmerz allein ließen sich diese Personen nicht überzeugen, sondern nur davon, daß „die etwas sehen“. Bei dieser Schilderung unterbrach Frau F. sich immer wieder mit „Das soll aufhören, das soll aufhören“. Ihre Personen würden sie immer wieder in Beziehungen drängen, in denen ihr Gewalt angetan werde. Gewalterfahrungen habe sie schon in der Kindheit gemacht, wenn sie sich der Mutter habe anvertrauen wollen; schließlich habe sie aufgehört zu reden. In letzter Zeit – so beim Erstgespräch nach der Bitte um Aufnahme – habe sie Angst vor den „Leuten“. Diese hätten angedroht, daß es „heftig“ werde. Es seien drei Gruppen hinzugekommen, die Licht gesehen hätten und aus dem Keller herauswollten. Es gebe offensichtlich mehrere Kelleretagen, in denen sie lebten. Es handele sich dabei um einmal „Zombies, die kein Gefühl haben“, dann um „suicidal worriers“ mit Suizidgedanken und schließlich um Leichen, unter denen auch Kinder seien. Frau F. habe vor dem Erscheinen dieser Gruppen große Angst. Zum Erstgespräch erschien sie in Hamburg per Auto aus einer mitteldeutschen Stadt. Die Frage, wie die Fahrt denn gewesen sei, beantwortete sie damit, daß Autofahren für sie das sicherste sei; die Kinder könnten schlafen oder sich unterwegs umsehen; die Fahrer könnten sich abwechseln. Es zeigte sich, daß eine führende Instanz vorhanden ist, ein „Elternrollenspieler“. Ihren Umgang mit den „Kindern“ schilderte sie auf eine Weise, die das lebendige Bild einer Mutter mit Kindern vermittelte. Sie rede mit den Personen. Da sei einer, der mal von einer Brücke habe springen wollen in der Meinung, er könne fliegen. Sofort habe sie interveniert und geäußert: „So!? Und die anderen? Die können nicht fliegen! Willst Du die mitnehmen?“ Das habe er eingesehen. Als Therapieziel gab sie an, eine bessere Koordination unter den Personen hinbekommen zu wollen; auch wolle sie ihren Universitätsabschluß schaffen. Sie wisse schon, daß die Koordination besser sei, wenn sie weniger Angst habe. Meistens aber habe sie riesige Angst.

Bei Frau F. besteht eindeutig eine multiple Persönlichkeit. In einem anderen Fall hingegen wurde die Diagnose einer multiplen Persönlichkeit revidiert.

Frau G. kam zu uns, weil sie eine Versöhnung der verschiedenen Persönlichkeiten wünschte. Sie schilderte uns diese Persönlichkeiten schon im Erstgespräch vehement – teilweise unter heftiger Hyperventilation – und trug diese „Multiplizität“ gewissermaßen wie einen Schutzschild vor sich her. Die üblicherweise nachfühlbare Verzweiflung über diese unerklärlichen und lebensbeeinträchtigenden Zustände war jedoch nicht zu spüren. Das verwunderte etwas, verbergen doch Menschen mit mehreren Persönlichkeitszuständen diese zumeist und solange wie möglich. Wir erfuhren von 14 „Personen“ unterschiedlichen Geschlechts, Alters und unterschiedlicher „Funktionen“: Da war der aggressive 16jährige mit „unheimlicher Power“, vor dem sie Angst gehabt habe, bis sie ihn kennenlernen konnte. Da war die sanfte 13jährige, welche die (inneren) „Kinder“ beschütze und gegen den 16jährigen verteidige. Da war auch eine Therapeutin, mit der wir uns zusammentun sollten, denn sie sei die, die uns in der Therapie unterstützen könne usw. Im Laufe der Behandlung fiel auf, daß Frau G. auch in äußerst belastenden Therapiesituationen nie den Persönlichkeitszustand wechselte. Die zahlreichen Tagebücher, die sie uns zum Lesen gab, wiesen zwar unterschiedliche Schriften auf, wobei diese jedoch eine auffallende Ähnlichkeit hatten; vor allem aber wurde ein Gedanke bei Wechsel der Schrift nicht abrupt beendet, so daß hier keine völlige Spaltung in Persönlichkeitszustände vorliegen konnte. Schließlich erfuhren wir, daß Frau G. das erste Mal hyperventiliert habe, als sie das Buch „Aufschrei“ gelesen habe. Ihre gerade anwesende Freundin habe den Hausarzt geholt. Der habe – Frau G. schien hierauf stolz zu sein – gesagt, so etwas habe er in seiner ganzen Laufbahn noch nicht gesehen: sie atme fünf bis sechs Mal schneller und müsse eigentlich längst auf dem Boden liegen. Frau G. habe immer weiter hyperventilierend nur auf das Buch gedeutet, worauf der Arzt geringschätzig „Ach so, Modeerscheinung“ gesagt habe. Das habe sie sehr empört. Unter dieser Empörung sei dann das erste Mal eine Männerstimme aus ihr hervorgebrochen, die gesagt habe „Ich fühle mich wie neugeboren.“

Im Verlauf wurde deutlich, daß „meine Leute" – wie Frau G. ihre „Persönlichkeiten" nannte – allzu sehr an den Inhalt des Buches „Aufschrei" erinnerten. Wir sahen allerdings dissoziative Zustände und eine hohe Suggestibilität sowie Dramatisierungsneigung bei Frau G., so daß eine Diagnose „Borderline-Störung auf hysterischem Niveau" konstatiert wurde (s. Kap. 2.5). Nicht anders hätte die Diagnose auch bei echtem Vorhandensein einer multiplen Persönlichkeit gelautet.

In einer bestimmten Phase der Kindheit ist das Phänomen der Spaltung durch Schaffung imaginärer Begleiter normal. Fraiberg (1972, 1984) berichtet dies anschaulich anhand der Geschichte des „lachenden Tigers", der auftauchte, als die Nichte Fraibergs zwei Jahre und acht Monate alt war. Der „lachende Tiger" habe dem Mädchen dazu gedient, sie vor imaginären Gefahren zu schützen, sei aber gleichzeitig seiner jungen Herrin gegenüber völlig gehorsam gewesen und habe ohne Aufbegehren Tadel und Befehle entgegen genommen. Nicht das Mädchen sei vom eigentlich ja wilden Raubtier erschreckt worden, sondern dieses habe den Tiger erschreckt, der wenige Monate nach dem dritten Geburtstag des Kindes verschwunden sei. Fraiberg folgert: „Die Phantasiegefährten verschwinden, wenn die Furcht vergeht" (S. 23). Übertragen auf Borderline-Patienten mit einer multiplen Persönlichkeit heißt dies: Die Furcht ist (noch) nicht vergangen, eine Angst, die zumeist im Zusammenhang mit einer Mißbrauchserfahrung zu sehen ist (Putnam, Guroff et al. 1986). Hierzu wird auch auf das Kapitel 2.4.2 dieses Buches verwiesen.

2.1.6 Depression

Menschen mit einer neurotischen oder psychotischen Depression lösen in uns zumindest zunächst deutliche Impulse des Helfenwollens aus. Bei Menschen mit einer depressiven Stimmungslage im Rahmen einer Borderline-Störung stellt sich dies oft ganz anders dar. Schuldzuweisungen gegen sich selbst und Selbstvorwürfe der Patienten können fehlen; zu spüren ist dann nur eine große depressive Leere oder auch unglaubliche Wut gegen sich selbst, die sich massiv äußern und bis hin zu massiven Selbstverstümmelungen gehen kann (s. auch Kap. 2.4.2). Die Arme von vielen Borderline-Patienten legen durch ihre multiplen Narben nach Schnittverletzungen beredtes Zeugnis hiervon ab und sind fast schon als diagnostischer Hinweis auf das Vorliegen einer Borderline-Störung zu werten („Borderline-Arme").

Die Differenzierung zwischen einer Depression im engen Sinne und innerer Leere ist oft nicht möglich. Davon zu trennen ist jedoch eine Traurigkeit aufgrund zum Beispiel früherer und in der Therapie aufgewühlter Erfahrungen. Traurigkeit oder besser Trauer ist generell – also auch in diesem Fall – ein reifer Weg zur Bearbeitung, der in Therapien gefördert werden sollte, aber für den Patienten und das Team ebenso schwer auszuhalten wie zu kontrollieren sein kann. Unter Umständen kann Trauer zu einer akuten Suizidalität führen. Aber: Nur aus der durchlebten Trauer erwächst Neues.

Patienten mit Depressionen im Rahmen einer Neurose oder Psychose lösen nicht nur eine Welle des Mitleids und der Hilfsbereitschaft aus, sondern fordern diese – teilweise exzessiv – geradezu heraus. Sie können dieses nicht und jenes auch nicht und lassen sich bereitwillig alles abnehmen, weil sie sich hierzu nicht in der Lage fühlen. Anders stellt es sich bei den depressiven Borderline-Patienten dar, die zwar Hilfe einfordern, diese aber dann doch nicht annehmen können, sie deshalb entwerten und so von sich weisen: ein Verhalten, das dann prompt und also weit früher als bei neurotisch/psychotisch Depressiven zu einem Nachlassen der Hilfsbereitschaft führt. Dies bestätigt dann die Meinung des Betroffenen, daß ihm niemand helfen wolle und er sowieso immer im Stich gelassen werde.

Herr D. (40) schien zunächst erfolgreich sein Leben zu meistern und hatte als Selbständiger zahlreiche Angestellte. Von einem gewissen Punkt an habe er sich den beruflichen Anforderungen und auch dem Leben ganz allgemein nicht mehr gewachsen gefühlt, er gab die Firma auf und machte einen rapiden sozialen Abstieg durch. Nahezu verwahrlost und völlig verschuldet kam er auf die geschlossene Station und wirkte so tief depressiv, daß von fast allen Team-Mitarbeitern sein baldiger Suizid befürchtet wurde. Er sprach mit niemandem, wich Begegnungen konsequent aus und mied jeden Blickkontakt. Dabei machte er auch äußerlich einen leidenden Eindruck mit herabhängenden Schultern, gequält wirkender Mimik und schlurfendem Gang. Immer wieder wurde – ganz von Vorsicht und dem Respekt vor seinen Grenzen geprägt – der Versuch einer Kontaktaufnahme gemacht und jede denkbare Überforderung vermieden. Die ständigen Frustrierungen anläßlich der Gesprächsversuche wurden vom Team hingenommen in der Einsicht, es gehe Herrn D. sehr schlecht und er sei wirklich depressiv, ohne daß die helfenden Bemühungen des Teams nachließen. Während der täglichen Abendrunde, in der die meisten Patienten mit Pflegepersonal zusammensitzen und über den Tag Rückschau halten, äußerte Herr D. schließlich öffentlich, was er zuvor bereits gegenüber anderen Patienten gesagt hatte: „Hier ist ja niemand bereit, mit einem zu sprechen; man ist als Patient nur lästig und eine Nummer." Nach der ersten Überraschung reagierte das Team: Es realisierte (zunächst unbewußt) die Entwertung und zog sich vorerst zurück. Es dauerte viele Wochen, bis es sich erholt hatte und – nach Bewußtwerdung der Entwertung als Abwehrmechanismus des Patienten – sehen konnte, daß die Äußerung von Herrn D. lediglich seine Angst und Unfähigkeit ausdrückte, Kontaktbestrebungen auszuhalten, weil er befürchtete, prompt wieder verlassen oder enttäuscht zu werden. Um das zu umgehen, wurde von dem Patienten jede Art von Beziehung vermieden: lieber von vornherein einsam sein als verlassen werden zu können. Mittlerweile konnte Herr D. eine Beziehung zu einem Therapeuten aufbauen, und es war erstaunlich, daß er sich selbst und schließlich auch dem Team gegenüber eingestehen konnte, daß es ihm langsam besser geht.

Dem Team konnte es nur durch das Überwinden eigener Kränkungen und durch supervisorisch induziertes Fortsetzen der Bemühungen gelingen, die nahezu gewohnheitsmäßig, aber nicht bewußt zur Schau getragene Depression des Patienten zu überwinden.

2.1.7 Sexualität

In der Fachliteratur wird immer wieder der Begriff der „polymorph-perversen Sexualität" als typisch für Borderline-Persönlichkeiten angeführt, zum Beispiel bei Rohde-Dachser (1979, 1989). Abzugrenzen sind die sogenannten Perversionen (besser: Deviationen), die sich dadurch auszeichnen, daß ein Mensch stets dieselbe Abweichung in seinem sexuellen Verhalten zeigt – er ist zum Beispiel entweder pädophil oder masochistisch, aber in der Regel nicht alles gleichzeitig. Und deutlich hingewiesen werden muß zudem darauf, daß auch die Umstände, unter denen abweichende Sexualpraktiken durchgeführt werden, wichtig sind dafür, ob es sich um eine Abweichung oder eine Spielart im Rahmen eines „normalen" Sexualverhaltens handelt. Bei einer Abweichung im eigentlichen Sinne ist eine echte Befriedigung über „normale" Praktiken, also nicht über die jeweils vorliegende Deviation, kaum erreichbar. Eine Deviation stellt stets ein Verhalten dar, das unbewußt gewählt wird: Ein zugrundeliegender Konflikt führt dazu, daß unbewußte Ängste in bezug auf Sexualität und Partnerschaft umgangen werden; beispielsweise ist Lust bei sexuellem Verkehr mit Sexpuppen darin begründet, daß echte Nähe zu einem Menschen, also einem eigenständigen und lebendigen Wesen, Angst macht und folglich vermieden werden muß.

Bei Menschen mit einer Borderline-Störung sind die inneren Ängste ständigen massiven Schwankungen unterworfen, eine Konstanz im Verhalten entsteht deshalb nicht. Dies kann ebenfalls die Sexualität betreffen. Als Folge davon werden dann unterschiedliche, sich auch psychodynamisch widersprechende sexuelle Praktiken vollzogen – je nach innerer und äußerer Situation zwar zur Entlastung innerer Spannung, aber ohne die Möglichkeit einer reifen Befriedigung im Sinne einer auf Tragfähigkeit ausgerichteten Beziehungsaufnahme und -gestaltung. Deshalb ist statt polymorph-perverser Sexualität der Begriff anhedonistisch-multivariante Sexualität (Dulz 1993) vorzuziehen.

Frau H. (30), eine sehr attraktive und lebhafte Frau, berichtete, daß sie Orgasmen problemlos erlebe und zwar unabhängig davon, wer der oder die Partner seien und welche Praktiken ausgeübt würden. Sie könne mit jedem Menschen schlafen und dabei einen Höhepunkt erleben. Sexualität sei ihr Mechanismus, um innere Ruhe zu erreichen; der Weg dahin sei nachrangig. Man habe ihr schon oft gesagt, sie bewege sich beim Beischlaf wie eine hochtourige Maschine, sei aber zu langsamen Bewegungen beim Beischlaf nicht imstande, denn diese machten ihr Angst. Erregt gefühlt habe sie sich bereits als Kind, als sie mit ihrem Vater in Kneipen gewesen sei und dieser sie aufgefordert habe, vor ihm und den anderen Männern zu tanzen; hierfür habe sie Geld oder Süßigkeiten bekommen. Seitdem fühle sie sich in Kneipen richtig zuhause. Ihren ersten konkreten sexuellen Kontakt habe sie mit elf gehabt. Ein Jahr später habe sie das erste Mal mit einem Mann geschlafen und bald danach sich Geld damit verdient, daß sie sich im Wald nackt habe photographieren lassen. Sie sei mit 14 Jahren regelmäßig in das Hinterzimmer eines Geschäftes gegangen, wo mehrere Männer darauf gewartet hätten, mit ihr zu schlafen; sie habe dafür Geld bekommen, aber auch jedesmal selbst einen Orgasmus gehabt. Während der Arbeit in einem Bordell habe sie vor allem jene Szene als erregend in Erinnerung, als ein etwa Siebzigjähriger sie in der Bar des Clubs vor den Augen aller genital berührt habe. Mit Anfang 20 habe sie einen Freund gehabt, der Sadist gewesen sei. Sämtliche ausgeübten, überwiegend „perversen" Praktiken hätten sie befriedigt. Sie habe die Beziehung nur deshalb beendet, weil er erwartet habe, daß sie erneut anschaffen gehen solle: Dies hätte das Ende ihrer Berufsausbildung bedeutet. Auch in der folgenden, mehrjährigen Beziehung habe sie mit ihrem Partner nahezu alle Praktiken der Sexualität – einschließlich extremer, insbesondere sadomasochistischer „Perversionen" – erlebt. Eine dauerhafte Beziehung mit „normaler" Sexualität ohne vorherige Angstreduzierung durch Alkohol oder Drogen habe sie nie geführt.

Hier wird deutlich, daß die Wurzel für das sexuelle Verhalten darin begründet ist, daß der Vater Frau H. seelisch mißbraucht hat, daß sie ihren persönlichen „Wert" aufgrund der Durchführung sexueller Handlungen (Tanzen in Kneipen) erfuhr. Die sexuellen Praktiken berühren nahezu alle Bereiche der Deviationen. Eine eigene Orientierung ist nicht entstanden, die Art der Praktik war fast ausschließlich von äußeren Gegebenheiten (z.B. den Wünschen von Männern) abhängig. Auch schilderte Frau H., daß Sexualität gewissermaßen zur Vermeidung seelischer Intimität eingesetzt wurde, wodurch innere Spannung und Angst reduziert werden konnten. Das Lustvolle bestand im Grunde darin, Unlust zu umgehen. Letztlich litt Frau H. darunter, trotz der unzähligen Kontakte über Jahre keine wirkliche Beziehung aufbauen zu können. Die daraus resultierende Isolierung führte zu erneuter Unruhe, was erneute sexuelle Aktivitäten zur Folge hatte. So entstand ein circulus vitiosus.

Es ist zu vermuten, daß enge Zusammenhänge zwischen Sexualverhalten und sexuellem Mißbrauch bestehen (s. Kap. 2.4.2).

2.1.8 Psychosomatische Symptome

Bei Borderline-Patienten können sämtliche der bekannten (und manchmal auch unbekannten, d.h. von Anatomie und Physiologie losgelösten) psychosomatischen Symptome auftreten. Immer wieder stellt sich die Frage, ob es sich um pures Agieren handelt – dies jedenfalls liegt nahe, wenn zeitlich zusammenhängend mehrere Patienten derselben Station identische körperliche Symptome angeben. Agieren – beispielsweise über das Beklagen körperlicher Schmerzen – ist aber stets Ausdruck eines psychogenen Schmerzes, der deswegen auf der psychotherapeutischen Ebene ernstgenommen werden sollte.

Oft genug ist jedoch ein somatisches Korrelat zu finden, insbesondere bei Magenbeschwerden. Nach unseren Erfahrungen treten Magenschmerzen bei Borderline-Patienten ebenso oft bei Gastritiden bzw. Ulzera auf wie bei gastroskopisch unauffälligem Befund.

Rund 40% der Patienten mit Eßstörungen weisen eine Borderline-Struktur auf (s. Johnson, Tobin und Enright 1989). Eßstörungen sind ganz überwiegend bei weiblichen Borderline-Patienten zu finden, vermutlich aufgrund einer Mißbrauchsanamnese, als deren Folge autoaggressives Verhalten – hierzu sind auch Eßstörungen zu zählen – entsteht (s. Kap. 2.4.2).

Frau I. wurde mit der Diagnose „Untypische Eßstörung bei Borderline-Syndrom" aus einer psychosomatischen Klinik zu uns verlegt, nachdem sie dort akut suizidal dekompensiert war. Seit dem 16. Lebensjahr bestand eine Eßstörung mit Eß-/Brechanfällen und regelmäßiger Einnahme von Laxanzien und Appetitzüglern. In der psychosomatischen Fachklinik – so erfuhren wir von dort – habe Frau I. bereits im ersten Kontakt ein so hohes Maß an Beunruhigung ausgelöst, wie es von Borderline-Patienten bekannt sei. Sie habe einerseits zerbrechlich gewirkt, andererseits sei unter der Oberfläche insbesondere bei Schilderung der Beziehung zu den Eltern eine immense affektive Wucht, die von ihr nur mühsam zu beherrschen gewesen sei, spürbar geworden. Der Wunsch nach einer guten Beziehung habe in der Idealisierung (s. Kap. 2.2.2) der Therapeutin Ausdruck gefunden. Atmosphärisch sei jedoch eine wirklich vertrauensvolle Beziehung nicht entstanden, ja sogar kaum denkbar erschienen. Als die erste Ausgangssperre verhängt worden sei, weil die Patientin den Eßvertrag gebrochen hatte, sei prompt die erste Dekompensation erfolgt. Plötzlich habe Frau I. alles Äußere als feindselig erlebt, die Idealisierung der Therapeutin sei zusammengebrochen. Instabilitäten im stationären Setting hätten wie ein Anstoß gewirkt, Frau I. in eine so erhebliche suizidale Krise zu stürzen, daß sie zu uns habe verlegt werden müssen. Das Gewicht bei Verlegung lag fast fünf Kilogramm unter dem dortigen Aufnahmegewicht. Bei der Aufnahme in unserem Hause gab Frau I. an, die Verlegung zu uns nicht zu verstehen und diese als Vertrauensbruch der Therapeuten dort zu sehen – einmal mehr fühle sie sich von allen Bezugspersonen verlassen. Wir erfuhren in den folgenden Tagen und Wochen von diversen Symptomen und Problemthemen: Platzangst, Eßstörungen, Selbstverletzungen, Entscheidungsschwäche und Ambivalenz, „Egalstimmung", Derealisation, Schuldgefühle, Bestrebungen im Sinne von „es allen recht machen zu wollen", Alkohol- und Drogenkonsum (z.B. Kokain, Ecstasy), Ruhelosigkeit, Fehlen jeden Geborgenheitsgefühls und jeden Gespürs für eigene Bedürfnisse, innere Leere, Einsamkeit, Furcht vor allen hochkommenden Emotionen, Suizidalität und „Flucht! Flucht! Flucht!" Im Verlauf wurde deutlich, daß Frau I. unsere Grenzen (auch durch Mitteilung von Eßanfällen und Alkoholkonsum bei Beurlaubungen in die Wohnung) massiv austestete. Sie klagte ferner ständig, daß es bei uns nicht richtig für sie sei. Wir unterbanden nichts, sondern deuteten nur vorsichtig. Thematisiert wurden in erster Linie ihre Bedürfnisse, Ängste und Fähigkeiten, aber ebenfalls „Macht" und „Flucht"; Frau I. bearbeitete anhand dieser Themen auch intensiv ihre Kindheit. Das Kontrollieren des Gewichts stellten wir ein, Frau I. wog sich weiterhin selbst. Als sie bemerkte, daß sie ihre ursprünglich „absolute Gewichtsgrenze" von 50 Kilogramm überschritten hatte, schien es, als würde sie dies gar nicht bemerken. Schließlich teilte sie uns mit, daß sie mit dem erreichten Gewicht wider Erwarten zufrieden sei und erhöhte ihr Limit erneut.

Bekannt ist jedem, der Patientinnen mit Eßstörungen behandelt hat, die manchmal kaum beherrschbare Vehemenz des Machtkampfes um – zumindest vordergründig – das Essen und das Körpergewicht. Bei Borderline-Patienten mit Eßstörungen werden die Beziehungen zusätzlich kompliziert durch die Abwehrmechanismen (s. Kap. 2.2) sowie weitere, mit der Abwehr im Zusammenhang stehenden Symptome (wie bei Frau I.). Gerade die Spaltung (s. Kap. 2.2.1) kann sich auf der Symptomebene über Eßstörungen ausdrücken.

Die Frage, mit wem Frau J., die an bedrohlichem Untergewicht litt, eigentlich kämpfe, führte zu der verblüffenden Antwort: „Mit dem schwarzen Mann." Dieser sei jemand, der nur böse sein und sie unter Druck setzen wolle; sie habe den schwarzen Mann „Haß" genannt. Der schwarze Mann sei in ihrem Kopf und teilweise in ihrer Brust. Sie sei verzweifelt, daß sie jene Gedanken des schwarzen Mannes habe, die sie selbst ja gar nicht wolle. Auf die Frage, was der schwarzen Mann denn tun könne, äußerte sie: „Er kann mich durch das lebensbedrohliche Gewicht sterben lassen." Sie wisse nicht, wo der schwarze Mann hergekommen sei, aber er sei schon lange da; sie wisse nur, es handele sich dabei um einen Mann. Als „Gegenfigur" sehe sie ihren „Verstand; Gefühle machen totale Angst". Zur Vermutung, daß der schwarze Mann ein Symbol für die Gefühlswelt sei, meinte sie schließlich: „Nein, der schwarze Mann ist kein Symbol für Gefühle. Er ist irgend etwas, was nicht zu mir gehört."

Oft werden von Patienten zum Beispiel Kopfschmerzen, Hyperventilation und psychogene Synkopen als funktionelle Beschwerden angegeben. Manchmal bestehen die unterschiedlichen psychosomatischen Beschwerden zu jeweils unterschiedlichen Zeiten, manchmal treten sie gleichzeitig auf. Auch hier gilt, daß bei Borderline-Störungen jede Symptomkombination möglich ist und ein rascher Wechsel in der Symptomatik auftreten kann.

Frau K. gab an, seit einem Unfall mit 12 Jahren als Hauptsymptom Kopfschmerzen zu haben; sie – eine Medizinstudentin – frage sich, wo der Auslöser sei, denn es seien keine körperlichen Ursachen gefunden worden. Auf die Deutung, die Schmerzen könnten ein körperlicher Ausdruck seelischer Schmerzen sein, meinte Frau K. brüsk: „Dies ist für mich nicht nachvollziehbar." Sie verstehe zwar vom Kopf her, daß Kopfschmerzen als Ausdruck der Abwehr von Gefühlen in ihr, die sie in einer „kopfbestimmten" Familie aufgewachsen sei, gesehen werden könnten, „aber ich habe andere Ausdrucksmöglichkeiten." Sie könne sich durchaus emotional ausdrücken, vor allem über das Musizieren (Akkordeon, Konzertflöte, Klavier), auch habe sie mal in einer Jazzcombo gespielt. Vor 1 1/2 Jahren habe sie Bauchschmerzen gehabt, schließlich sei nach längerer Zeit eine Endometriose mit Verwachsungen diagnostiziert worden: „Da war also doch etwas." Noch etwas anderes wundere sie: Ende 1989 seien zusätzlich zu den Kopfschmerzen psychogene Synkopen aufgetreten, erst nur in Prüfungssituationen, dann ständig – d.h. drei bis viermal am Tag. Es seien ständig Noteinlieferungen in Kliniken erfolgt. Dies sei wohl ein Totstellreflex gewesen. Auf die Frage, wovor sie denn eine so große Angst gehabt habe, daß sie sich habe totstellen müssen, weinte sie: Es sei keine bestimmte Angst gewesen, sie habe einfach nicht mehr gewollt und nicht gewußt, was sie gewollt habe. Als der Therapeut sich nun nach den vorherrschenden Gefühlen von Frau K. erkundigte, wirkte sie ratlos: „Das glauben Sie bestimmt nicht – gar keine Gefühle." Freude habe sie eigentlich nur an ihrem Pferd gehabt und Angst nur, wenn bei Springprüfungen die Hindernisse zu hoch gewesen seien. Mit der Angst sei sie meist nach dem Motto „Augen zu und durch" umgegangen, es sei denn, sie habe eine Chance gesehen, „dem Umstand zu entgehen". Auf die Frage nach weiteren Gefühlen: „Wut auf die Eltern". Wenn sie Wut verspüre, rede sie darüber, sofern sie die Chance dazu habe. Bei den Eltern hätte dazu keine Chance bestanden: „Ob ich da was sage oder in Norderstedt fällt eine Schaufel um!" Die Mutter sage in solchen Situationen, das sei doch gar nicht so gewesen. Außerdem sei sie immer von Vater zu Mutter und von Mutter zu Vater geschickt worden nach dem Motto „Besprich das mit Mutti/Vati". Später schilderte Frau K., wie sie im Alter von vier Jahren von ihrer Flötenlehrerin sexuell mißbraucht worden sei. Die Patientin hätte die Lehrerin zunächst sehr gemocht. Die Zärtlichkeiten seien soweit gegangen, daß Frau K. nackt auf dem Fußboden gelegen habe und von der Lehrerin genital gestreichelt worden sei. Dies sei nur solange geschehen, wie Frau K. klein gewesen sei. Auf die Frage, wie Frau K. damit umgegangen sei: „Gar nicht." Frau K. habe das damals niemandem erzählt, sie habe aber zuhause versucht durchzusetzen, nicht mehr zum Flötenunterricht gehen zu müssen. Ihre Mutter habe es indes nicht tangiert, daß sie jedesmal vor dem Flötenunterricht erbrochen und also die ersten psychosomatischen Beschwerden gehabt habe. Frau K. habe weiter dorthin gemußt, bis sie alt genug gewesen sei, Klavier zu lernen. Sie habe den

Eltern das mit der Flötenlehrerin nicht erzählt, weil die es nicht geglaubt hätten, wenngleich sie ein paarmal mit dem Erzählen angesetzt habe. Mit Problemen hätte sie ihren Eltern eigentlich nie kommen dürfen, so sei ihr der Kontakt mit Tieren stets wichtiger gewesen als der mit Menschen: „Ich sah keinen Grund, mit Menschen Kontakt aufzunehmen, weil ich einfach wenig Interesse an Menschen hatte. Das ist nichts anderes, als wenn jemand keine Tiere mag. Ich mochte keine Menschen." Sie ziehe heute noch „im persönlichen Kontakt weitgehend Tiere vor". Das Pferd sei ein wundervoller Gesprächspartner, denn es gebe keine blöden Kommentare und erzähle nichts weiter.

Der erste Zugang zu der psychischen Komponente der Symptomatik kann über Redensarten recht gut gelingen, da es den Patienten einleuchtet, daß diese zumeist einen Sinn ergeben – ein Eingeständnis, das aufgrund des Anklanges von traditionellem Volksmund wenig Auslieferndes hat und das deshalb leichter möglich ist als eine tiefere Deutung, die zu diesem frühen Zeitpunkt der Behandlung die Gefahr einer Angstverstärkung in sich trägt. So erfährt der Patient einen ersten Zugang zu Kopfschmerzen als Ausdruck eines intrapsychischen und verleugneten Konflikts durch „Das hält man ja im Kopf nicht aus", zu Magenbeschwerden durch „Das kann einem auf den Magen schlagen" oder „Wut herunterschlucken" als Ausdruck von versteckter Aggressivität, zu Diarrhö als Ausdruck von Angst („Schiß haben"), zu Herzschmerzen als Ausdruck der Trauer über „zu Herzen gehen" und „Herzeleid", zu Nierenschmerzen als Ausdruck eines wohl doch tiefergehenden Problems über „an die Nieren gehen".

2.1.9 Psychotische Symptome

Nicht ohne Grund wurden mancherorts Borderline-Störungen lange als „latente Psychosen" bezeichnet: Viele Menschen mit einer Borderline-Persönlichkeit können Symptome entwickeln, die deutlich an die einer schizophrenen Psychose erinnern. Allerdings gibt es – wenngleich die Grenze zwischen Psychose und Borderline-Störung fließend ist – einige Unterschiede. Bei psychotischen Symptomen im Rahmen einer Borderline-Störung sind besonders häufig äußere und umschriebene Faktoren als Auslöser erkennbar. Die psychotische Symptomatik ist zudem stets völlig rückbildbar, dauert oft nur kurz an und zeigt zumeist keine Zeichen einer Systematisierung (sog. Mini-Psychose). Während ein Patient mit einer Schizophrenie beispielsweise Stimmen hört und in dieser Phase unverrückbar daran festhält, diese als Realität zu empfinden, sind Menschen mit einer Borderline-Struktur auch während der psychotischen Episode meist zu der Einsicht in der Lage, daß „das mit den Stimmen merkwürdig ist", wie eine Patientin es formulierte. In diesem Fall wurden Halluzinationen als Ich-dyston, also nicht direkt zu ihr gehörig empfunden.

Frau L. war in unsere Behandlung mit der Diagnose „Schizophrenie" gekommen. Auf der Station erschien sie uns oft abwesend, dann aber war der Kontakt abrupt so schnell und gut herstellbar, daß wir Zweifel an der Einweisungsdiagnose bekamen. Auffällig war auch, daß Frau L. darauf bestand, wie ihre Mutter eine Schizophrenie zu haben und dieselben Medikamente wie ihre Mutter zu bekommen, möglichst jedoch in zumindest minimal höherer Dosierung. Die Mutter hielt sich deutlich im Hintergrund, der Vater insistierte massiv auf Medikamentengabe; zudem bestand er darauf, daß seine Tochter eine Schizophrenie habe. Er übte in unseren Augen nicht nur auf uns, sondern auch auf seine Tochter massiven Druck aus; so sollte sie sich berenten lassen, wieder zuhause einziehen usw. Nach mühevollen Gesprächen mit den Eltern, die selbstverständlich nur mit ausdrücklichem Einverständnis unserer Patientin geführt wurden, begannen wir mit der Reduktion der Medikamente und einer vorsichtigen, stützenden Psychotherapie. Nach einigen Wochen verfiel Frau L. in eine Phase tiefer Regression. Waren unsere diagnostische Einschätzung und unser Therapieplan vielleicht falsch gewesen? Die Patientin lag nur noch im Bett, näßte ein, und wir sahen weder Nahrungsaufnahme noch Trinken. Trotzdem nahm sie nicht ab, und die Laborwerte ließen auf ein ausreichendes Maß an Flüssigkeitsaufnahme schließen. Selbst sehr besorgt begleiteten wir den Vater an das Krankenbett. Sofort fing Frau L. an zu schreien, daß das Bett unter Strom stünde. Wir verstanden dies als Hinweis darauf, daß insbesondere der Vater, aber auch alle sonst Anwesenden sich ihr nicht nähern sollten. Schließlich rollte die Patientin mit den Augen und redete das, was man landläufig „wirres Zeug" nennt. Wir beschlossen nun unsererseits, sofort auch medikamentös zu intervenieren. Bereits zu Beginn der Injektion – eine pharmakogene Wirkung konnte noch gar nicht eingetreten sein – entstand ein Gesichtsausdruck bei Frau L., der mit prompter Entspannung, besser noch tiefer Befriedigung zu bezeichnen ist: Allein die Gabe eines Medikamentes hatte eine „Stabilisierung" bewirkt, unabhängig von dem pharmakologischen Wirkprofil. Psychotische Symptome traten nicht wieder auf, die Patientin entwickelte im Laufe der dann fortgeführten Therapie eine große Selbständigkeit und blieb psychopathologisch stabil. Erst retrospektiv konnten wir aufgrund der strukturellen Analyse unseren Verdacht auf das Vorliegen einer Borderline-Störung als richtig annehmen.

Diese Kasuistik illustriert beispielhaft, wie sehr sich Psychose und Borderline-Störung in bestimmten Phasen zu ähneln vermögen und wie schwierig es sein kann, allein vom klinischen Eindruck her zwischen beiden Krankheitsbildern zu unterscheiden (s. auch Dulz 1995). Die Diagnose in solchen Fällen zunächst offenzulassen, darf keinesfalls als Zeichen von Inkompetenz gesehen werden. Wir führen bei Patienten, bei denen eine über das für Borderline-Störungen typische Maß hinausgehende psychotische Symptomatik bei gleichzeitiger Borderline-typischer Beziehungsgestaltung besteht, das „Diagnostische Interview für das Borderlinesyndrom" (DIB) (Gunderson 1985) durch (s. Kap. 2.6). Hiermit lassen sich nach unseren Erfahrungen „klassische" Psychotiker von psychotischen Borderline-Patienten abgrenzen, was wegen der jeweils unterschiedlichen psychotherapeutischen wie auch pharmakologischen Therapie wichtig ist.

Sehr viel häufiger als längerdauernde und umfassende psychotische Phasen treten jedoch umschriebene akustische oder auch optische Halluzinationen auf, deren Unterschied zu einer derartigen Symptomatik im Rahmen von Psychosen rasch deutlich wird: Gerade diese optischen Halluzinationen sind eher als ein symbolisiertes Wiedererleben der erlittenen Traumata (Mißbrauch/Mißhandlung) zu sehen denn als Halluzinationen im eigentlichen Sinne. Es handelt sich oft um Bilder mit „blutigen" Inhalten, die als sehr quälend beschrieben werden und hartnäckig über längere Zeit bestehen können; die Inhalte lassen sich meistens sehr schnell in Beziehung zu konkreten Traumaerinnerungen bringen. Etliche Patienten haben Halluzinationen geschildert, in denen einfach nur Blut floß, aber zum Beispiel auch abgehackte Hände vorkamen. Eine mißbrauchte Patientin berichtete von einem rosa Monster, das sich gewissermaßen über ihr Gesicht stülpte – die Deutung des Monsters als Symbol für den Penis des Täters fiel nicht schwer, zumal bekannt war, daß Oralverkehr zu den von der Patientin unter Zwang verlangten Praktiken gehörte. Derartige Halluzinationen überfallen die Patienten oft völlig unvorhersehbar und sind mit dramatischen Gefühlen der Angst und des Ausgeliefertseins verbunden.

Diese Halluzinationen entstehen häufig vor dem Einschlafen und sind dann regelmäßig die Ursache unter Umständen erstmalig auftretender Schlafstörungen. Medikamentös sind diese Halluzinationen fast nicht beeinflußbar. Abzugrenzen sind sie von medikamentös deutlich besser zu kupierenden „echten" Halluzinationen im Sinne schizophreniformer Symptome.

Ziolko (1970) hat darauf hingewiesen, daß Halluzinationen durchaus nicht nur bei Schizophrenien vorkommen, sondern ebenfalls bei Neurosen, und fand bei Patienten mit hysterischer, angsthafter, depressiver sowie zwanghafter Symptomatik ganz überwiegend optische Halluzinationen. Diese stünden oft in Verbindung mit Todesangst, wobei es sich dann um Erinnerungsbilder vertrauter Szenen der Vergangenheit handele. Einerseits könnten halluzinierte Inhalte im Zusammenhang mit Wahrnehmungen, die mit der Befriedigung von Bedürfnissen verbunden seien, stehen, andererseits verschafften sich auch aggressive Triebimpulse in halluzinatorischen Phänomenen Ausdruck. Bei den Halluzinationen außerhalb einer Psychose seien häufig Realitätsereignisse von Bedeutung: „...sie aktualisieren starke aggressive und auch libidinös-ödipale Impulse, die auf diese (halluzinatorische) Weise wiederbelebt und zugleich regressiv abgewehrt werden..." (S. 49). Anzumerken ist, daß diese konträren Affekte bei Borderline-Patienten typischerweise parallel als Folge von Inzesterlebnissen entstehen (s. Kap. 2.4.2).

Schon Freud (1895, 1952; S. 394) erfuhr während der „Analyse eines Falles von chronischer Paranoia", daß „Frau P." angefangen habe, „Bilder zu sehen, über die sie sich entsetzte, Halluzinationen.... Die Bilder wurden sehr quälend für sie..." „Frau P." habe „mindestens vom sechsten bis zum zehnten Jahr" (S. 398) mit ihrem Bruder sexuell verkehrt. Freud folgert: „Ich hatte also gelernt, daß diese Halluzinationen nichts anderes als Stücke aus dem Inhalt der verdrängten Kindheitserlebnisse waren, Symptome der Wiederkehr des Verdrängten."

Zur Abgrenzung der oben beschriebenen traumabezogenen Halluzinationen von einer „echten" psychotischen Symptomatik (auch im Rahmen von Borderline-Störungen) sollten die ersteren besser als Pseudohalluzinationen bezeichnet werden. Borderline-Patienten können also sowohl Halluzinationen wie auch Pseudohalluzinationen entwickeln, wobei Pseudohalluzinationen im Gegensatz zu Halluzinationen oft über eine erhebliche Zeit fortbestehen. Zudem belasten Pseudohalluzinationen den Patienten affektiv häufig sehr viel stärker als Halluzinationen und führen folglich zu vermehrter Autoaggression sowohl im Sinne eines „Schnippelns" wie einer Suizidalität.

2.1.10 Verlust der Impulskontrolle

Der Verlust der Impulskontrolle (s. auch Kap. 2.1.11) kann jedes menschliche Verhalten betreffen, auch Spielen an Automaten, Drogengebrauch und die Aufnahme von Speisen und Getränken. Manche Drogenabhängige mit einer zugrundeliegenden Borderline-Störung sind in vielen Drogentherapie-Einrichtungen nur deshalb nicht erfolgreich therapierbar und werden rückfällig, weil der Ansatz der klassischen Drogentherapie in erster Linie auf Verhaltensänderungen über äußere Strukturen aufgebaut ist (der Patient muß zu einer bestimmten Zeit aufstehen, bestimmte Dinge am Tag erledigen, vorgeschriebene Therapien absolvieren usw.). Zu wenig berücksichtigt werden bei Drogenabhängigen mit Borderline-Struktur die Gründe für den Verlust der Impulskontrolle (in der Regel Angst) sowie die Notwendigkeit einer tragenden Beziehung, in der auf Strafen (z.B. Entlassung) als Konsequenz von Regelverstößen weitgehend verzichtet wird.

Das Muster der Strafe und des Fortweisens ist dem Borderline-Patienten aus seiner früheren Geschichte nur zu gut bekannt, ja geradezu vertraut, und er inszeniert Bestrafungen und Fortgewiesenwerden deshalb immer wieder. Ein anderes Verhalten, eines im Sinne der haltenden Funktion, wie Winnicott es genannt hat, ist als etwas Unbekanntes bedrohlich und wird durch entsprechende Inszenierungen immer wieder zu vermeiden versucht (s. Kap. 3.1.2.4).

Genau diese haltende Funktion umzusetzen ist sehr schwierig, da immer wieder neu überdacht werden muß, ob jetzt eine Strukturierung oder in erster Linie ein Gewährenlassen und Verstehen angemessen sind. Klar ist jedoch: Unverrückbare Stationsregeln (im Sinne der schwarzen Pädagogik Schrebers) sind ein Hinderungsgrund für eine erfolgreiche Therapie, angemessene und flexible Regeln hingegen nötig.

Bei Aufstellung der Regeln ist die oft nicht sichtbare, aber stets vorhandene enorme Kränkbarkeit zu beachten. Eine falsche Einschränkung zur falschen Zeit, vielleicht auch nur durch den „falschen" Mitarbeiter, führt zur Angstzunahme, als deren Folge heftige Impulsdurchbrüche entstehen können. Vor der Therapie und außerhalb der Klinik brachte dies einigen unserer Patienten Anklagen wegen Körperverletzungen ein (s. Kap. 2.1.11).

> Herr E., ein charmanter junger Mann von 18 Jahren, wollte einen Urlaubsschein haben, um das Klinikgelände zu verlassen. Die Krankenschwester wies ihn freundlich darauf hin, daß von den Therapeuten ein Urlaub generell noch gar nicht erlaubt worden sei. Daraufhin geriet Herr E. in einen Erregungszustand heftigster Art. Er zertrümmerte einen Stuhl und warf einen Feuerlöscher gegen ein Bild. Mehrere Pfleger und der Therapeut kamen sofort hinzu. Da je ein Pfleger rechts und links von dem Patienten stan-

den, versuchte der Therapeut eine Kontaktaufnahme, ging bis auf vier Schritte auf ihn zu und sprach ihn an. Herr E. wollte sofort auf den Therapeuten losgehen, um ihn – wie er sagte – zu töten, die Pfleger hielten den Patienten fest. Herr E. wurde auf die geschlossene Station gebracht, wo acht Personen eine halbe Stunde benötigten, um ihn zu fixieren und ihm sedierende Medikamente zu geben. Er versuchte dann, nunmehr mit drei Gurten an das Bett fixiert, seinen Kopf mit voller Wucht gegen den Metallrahmen des Bettes zu schlagen, weshalb der Kopfteil des Bettrahmens entfernt werden mußte. Er war kurzzeitig immer wieder erreichbar, um dann erneut in offenbar dissoziativen Zuständen zu versuchen, sich zu verletzen. Nach zwei Stunden hatte er sich beruhigt. Am folgenden Tag war Herrn E. nur noch erinnerlich, daß ihm der Urlaubsschein verwehrt worden war. Alle Ereignisse danach waren ihm nicht mehr zugänglich. Als sie ihm berichtet wurden, zeigte er sich ehrlich von sich entsetzt, entschuldigte sich und schwor, daß so etwas nie wieder vorkommen werde. Er wisse aber, daß vergleichbare Ereignisse bereits mehrfach in der Vergangenheit aufgetreten waren. Die eigene Erinnerung an dieses Ereignis hat bei Herrn E. auch später nicht eingesetzt.

Nun sind Impulskontrollverluste dieser Art – hier verbunden mit einer dissoziativen Reaktion (s. Kap. 2.1.5) – nicht an der Tagesordnung, sie können aber bei einem Patienten durchaus auch über längere Zeit wiederholt auftreten. Erst wenn über Vertrauensbildung eine Reduktion der Angst möglich wurde, lassen sich bei so schwer gestörten Patienten derartige Situationen durch verbale Interventionen abschwächen oder von vornherein abfangen, um später gar nicht mehr „nötig" zu sein.

Es wird immer wieder sehr deutlich, daß mit allein herkömmlichen psychiatrischen Mitteln kein therapeutisch sinnvolles Handeln zu erzielen ist. Es ist auch verständlich, wenn ein Team sich nicht traut, mit derart aggressiven Patienten zu arbeiten. Nur über eine therapeutisch zumindest zeitweilig tragfähige Beziehung ist eine Reduktion der Impulsdurchbrüche zu erzielen – Strafe und Inhaftierung bringen keinen Fortschritt, sondern unterstützen das System der Angstabwehr über aggressive Handlungen nur noch.

2.1.11 Sozialverhalten/Delinquenz

Das Sozialverhalten von Personen mit einer Borderline-Struktur führt im Falle einer Dekompensation häufig zu einer Isolierung, wobei die Bedürfnisse nach sozialen Kontakten bei Borderline-Patienten auf der anderen Seite sogar besonders ausgeprägt sind. Hierzu ein – zugegebenermaßen drastisches – Beispiel.

Herr F. wurde von uns befragt, wie es denn sein könne, daß er, der doch durchaus in der Lage sei, Menschen kennenzulernen und zu ihnen zunächst einmal einen Kontakt herzustellen, keine Freunde habe, ja nicht einmal Bekannte, die er länger als ein Jahr kenne. Es stellte sich heraus, daß Herr F. ein „inneres" Klassifizierungssystem entwickelt hatte. Jeder Mensch, den er kennenlernte, bekam gigantische 30 000 Punkte als Guthaben auf sein imaginäres Konto. Jede negativ empfundene Handlung und Äußerung wurde mit Minuspunkten bewertet – positive Erfahrungen und also auch Pluspunkte waren nicht vorgesehen. Für manche Taten gab es 10 000 Minuspunkte, für manche Sätze auch nur 1000. Auf diese Weise nahm das Punkteguthaben stets rasch ab. Über den Stand eines jedes „Menschenkontos" war der Patient jederzeit voll im Bilde. Wenn keine Punktereserve mehr vorhanden war, wenn also das Saldo „null Punkte" lautete, war der Mensch „wider Erwarten doch ein Arschloch" und wurde aus dem Bekanntenkreis verstoßen. Als wir folgerten, daß dieses System zwangsläufig zu einem Bruch mit jedem Menschen führen müsse, reagierte Herr F. völlig verblüfft – diese Regelhaftigkeit war ihm bislang nicht aufgefallen. Er versuchte zunächst noch, sein System durch Einführung von Pluspunkten zu „retten", geriet jedoch in die für ihn unhaltbare Situation, nunmehr nicht genau den Stand jedes Kontos im Kopfe zu haben und zudem unsicher in der Anzahl der jeweils zu verteilenden Pluspunkte zu sein. Folglich sah er sich zu seinem „Leidwesen" gezwungen, sich von seinem Kontosystem zu „verabschieden".

Das Sozialverhalten wird entscheidend geprägt von den Abwehrmechanismen, über die später berichtet wird. Hier soll noch ausgeführt werden, daß Borderline-Patienten zu einer reifen Trennung oft nicht in der Lage sind. Sie fürchten kaum etwas so sehr wie die mit einer Trennung verbundene Trauer. Manche Patienten sind ferner unfähig, sich aus der stationären Therapie mit dem Gefühl zu verabschieden, im Falle einer Verschlechterung zur Fortsetzung der Behandlung zurückkehren zu können. Den Weg zurück verbauen sie sich gelegentlich auf eine Weise, die selbst einstige Vertrauenspersonen fassungslos und wütend zurückläßt (s. Kap. 2.1.11.1 – Kasuistik „Herr J.“).

Kriminelle Straftaten sind bei schwer gestörten Borderline-Patienten häufig, es handelt sich zumeist um Kleinkriminalität. Ein solches delinquentes Verhalten muß laut Fachliteratur, aber auch nach unseren eigenen Erfahrungen, als prognostisch ungünstiges Zeichen gewertet werden. Es ist unseren Patienten mit delinquentem Verhalten deutlich seltener als anderen gelungen, nach ihrer Entlassung den geplanten Weg (Tagesklinik, therapeutische Wohngruppe und ambulante Psychotherapie) einzuhalten, selbst wenn während der Behandlung bei uns keine Delinquenz mehr aufgetreten ist.

Nichtsdestotrotz handelt es sich hier um einen komplizierteren Vorgang mit auto- und/oder fremdaggressiver Tönung als bei eigentlichen Kriminellen.

Herr G. ist ein junger Mann, der in seiner Kindheit und Jugend nur in Heimen übelsten Charakters hat leben müssen. Er wurde von männlichem Heimpersonal mißhandelt und sexuell mißbraucht. Nie wurde ihm der Weg zu selbständiger Lebens- oder auch nur Tagesgestaltung gewiesen. Als er wegen Erreichens der Volljährigkeit sozusagen auf der Straße stand, fehlte ihm nicht nur die innere Struktur, also eine gesunde Ich-Struktur, sondern auch jede äußere Struktur. Herr G. hat immer wieder Haftstrafen verbüßen müssen – er war regelmäßig wegen kleiner Delikte wie Kaufhausdiebstahl aufgefallen und angezeigt worden. Bei genauerem Besehen fiel uns auf, daß fast jede Tat zu einer Anzeige geführt hatte. Im Laufe der Therapie konnten wir herausarbeiten, daß Herr G. diese Delikte letztlich nur begangen hatte, um ins Gefängnis zu kommen. Ausschließlich unter den dortigen klar strukturierten Bedingungen konnte er offenbar leben, ohne permanent von einer massiven, diffusen und somit unerklärlichen Angst überflutet zu werden. Dieses war Herrn G. zunächst nicht bewußt gewesen. Zur Bewußtwerdung bedurfte es einer Therapie, erst durch sie konnte er, nach manchen Diebstählen auch auf Station, schließlich während des Aufenthaltes in der Klinik von Straftaten lassen. Der Staatsanwalt konnte sich glücklicherweise unserer Argumentation anschließen, daß eine erneute Inhaftierung wegen noch anhängiger Verfahren letztlich aufgrund der Störung von Herrn G. unbewußt angestrebt worden sei und eine „Besserung“ nur möglich wäre durch den Wegfall des „Lohnes“ einer Angstreduzierung mittels einer erneuten Haft. Zu ergänzen ist, daß Herr G. in eine therapeutische Wohngemeinschaft aufgenommen wurde und dort nach wenigen Wochen die Kasse mit Sozialhilfe und Bekleidungsgeld der Bewohner entwendete. Er suchte uns sofort und hoch suizidal auf und folgte drei Tage später dem Rat, die Lage in der Wohngemeinschaft selbst anzusprechen und eine Klärung anzustreben. Dies gelang Herrn G., und er blieb dort wohnen. Allerdings nur wenige Tage. Dann brach er den Schreibtisch auf und entwendete erneut die Kasse mit über 1500 Mark. Die Mitarbeiter der Wohngruppe konnten nun nicht mehr umhin und mußten Anzeige erstatten. Später erfuhren wir, daß Herr G. das entwendete Geld sofort verbrannt hatte – von einer kriminellen Handlung im Sinne einer persönlichen Bereicherung konnte also keine Rede sein.

2.1.11.1 Antisoziale Persönlichkeit

Zwar wird sehr häufig zwischen antisozialer Persönlichkeit und einer Borderline-Störung – insbesondere bei Nichtberücksichtigung der Psychodynamik – unterschieden. Trotzdem sind Überschneidungen evident, und bei antisozialem Verhalten sollte, wenn die wesentlichen Kriterien für eine Borderline-Störung vorliegen, von einer antisozialen Symptomatik im Rahmen einer Borderline-Störung gesprochen werden. Um es deutlicher zu sagen: Antisoziales Verhalten ist häufig als eines der Symptome einer Borderline-Störung zu sehen und gerade *kein* Ausschlußkriterium.

Kernberg (1978, 1990; S. 31) meint, er habe bei allen diagnostisch eindeutigen antisozialen Persönlichkeiten regelmäßig eine typische Borderline-Persönlichkeitsorganisation gefunden. An anderer Stelle betont Kernberg (1988, 1991), die Borderline-Persönlichkeitsorganisation umfasse auch alle antisozialen Persönlichkeiten. Lobos-Wild (1993) glaubt denn auch, es sei wichtiger, das therapeutische Augenmerk auf die typische Abwehr des Borderline-Patienten zu richten, als diagnostische Kriterien im Hinblick auf die antisoziale Persönlichkeit zu entwickeln.

Nach Held (1987) komme bei der impulsiv-dissozialen Borderline-Persönlichkeit eine Bestrafung den selbstzerstörerischen Abhängigkeitsbedürfnissen entgegen, sie begünstige Rückfälligkeit und psychosoziale Dekompensation. Eine Verurteilung und Bestrafung – so auch Schumacher (1990) – gehöre zum Störungsgeschehen dazu und unterbreche nicht den Prozeß der Störung.

Delinquentes Verhalten ist – wie oben schon erwähnt – ein prognostisch ungünstiges Zeichen. Insgesamt gibt es wohl kaum ein Delikt, das nicht von einem unserer Borderline-Patienten begangen worden ist, wobei die häufigsten Straftaten Eigentumsdelikte, Drogenmißbrauch und -handel, Sachbeschädigung, aber auch Körperverletzung sind. Straftaten in der Anamnese sind kein grundsätzlicher Ausschlußgrund für eine Behandlung. Wichtiger erscheint uns, ob es uns möglich ist, eine Beziehung aufzubauen und dann mit dem Patienten zu arbeiten.

Delinquentes Verhalten scheint weitaus häufiger bei männlichen Borderline-Patienten vorzukommen als bei weiblichen. Es ist zu vermuten, daß dieses auch damit zusammenhängt, daß männliche Patienten in der Kindheit häufiger als weibliche mißhandelt wurden und eine Mißhandlung eher zu fremdaggressiven Impulsen – hierzu zählen wir auch delinquentes Verhalten – führt als sexueller Mißbrauch, als dessen Folge vermehrt autoaggressives Verhalten zu beobachten ist. Dieser Aspekt wird im Kapitel 2.4.2 ausführlich betrachtet.

Bei nicht permanent ausgeübter Kleinkriminalität ist es durchaus häufiger zu erleben, daß nach der Therapie das delinquente Verhalten minimiert oder auch beendet ist. Immer wieder erweist es sich jedoch als unmöglich, eine dauerhafte Änderung im Verhalten des Patienten bewirken zu helfen, insbesondere wenn Delinquenz zu den zentralen Verhaltensmustern gehört.

Herr H. kam mit einer depressiven Symptomatik und akuter Suizidalität zur Aufnahme. Er gab an, unter seinen Aggressionen zu leiden und Angst vor seinen Impulsdurchbrüchen zu haben. Er habe mehrfach Jugend- und Haftstrafen verbüßen müssen, so zum Beispiel wegen Raub, Betrug, Schwarzfahren, Diebstahl, Sachbeschädigung und Körperverletzung. Eine Lehre als Herrenschneider hatte Herr H. abgebrochen; es folgten meist nur kurzfristig ausgeübte Jobs. Herr H. war lange Zeit obdachlos und bereits in zwei Kliniken psychiatrisch behandelt worden; diese Klinikaufnahmen standen im Zusammenhang mit Partnerschaftskonflikten. Es gelang nur mühsam und unter Aufbietung aller psychischen, manchmal auch physischen Kräfte, Herrn H. das notwendige Minimum an Grenzen zu setzen. Impulskontrollverluste wurden jedoch zusehends seltener. Herr H. fühlte sich erstmals in seinem Leben nicht abgestempelt, abgeschoben und verachtet, sondern auch dann gehalten, wenn er nicht den „starken Mann markiert“. Mehrfach entwich Herr H. von der geschlossenen Station, kam jedoch überwiegend freiwillig zurück, meistens zerknirscht. Einmal wurde eine Fahndung notwendig, als Herr H. vor einem Entweichen angedroht hatte, seine Wohnung zu sprengen und anzuzünden; dreißig Minuten später meldete er sich telefonisch und meinte, er wolle noch Kaffee trinken und dann wieder auf die Station kommen. Schließlich war ein durchaus guter Kontakt herstellbar. Herr H. zeigte sich introspektionsfähig, weniger gespannt und ohne nennenswerte Impulsdurchbrüche. Er mußte schließlich entlassen werden, als er uns mitteilte, zu einer weiteren Behandlung nicht mehr bereit zu sein, konnte aber auch angeben, daß er letztlich Angst habe, von uns enttäuscht zu werden. Äußerer Anlaß war der anstehende Fortgang seiner Therapeutin. Wir entließen Herrn H., der sich danach laufend auf der Station wie auch bei seiner früheren Therapeutin, die nun im Sozialpsychiatrischen Dienst tätig war, meldete: insbesondere, um in konkreten Situationen um Rat zu fragen. Es folgte eine erneute Inhaftierung wegen Betruges. Auch aus der Haft heraus hielt Herr H. brieflich wie telefonisch Kontakt mit der Station, da er gerne nach Verbüßung der Strafe weiter Therapie machen wolle. Seitens der Justizvollzugsanstalt – so erfuhren wir von dort – würde es sogar begrüßt werden, wenn Herr H., der dort kaum zu führen sei, während der Haftstrafe bei uns behandelt werden könnte. Dies wurde aus grundsätzlichen Erwägungen von uns abgelehnt, aber Herr H. kam zu einem Vorgespräch. Im Anschluß daran wurde ihm die Zusage für eine erneute Aufnahme nach Haftende gegeben. Die Haftanstalt strebte nun die Zustimmung zu einem Gnadengesuch an, wobei Herr H. die Schuld dafür, daß dieser Vorgang so lange dauerte, der Justizvollzugsanstalt gab. Schließlich rief er bei uns an und teilte wütend mit, daß er die Therapie nicht mehr wolle, er fühle sich von allen im Stich gelassen, seine Bemühungen würden nicht honoriert. In einem späteren persönlichen Gespräch meinte Herr H., primär an einer vorläufigen Unterkunft interessiert zu ein. Somit mußten wir zu unserem doch überwiegenden Bedauern – trotz aller Schwierigkeiten, die er bereitet hatte, genoß Herr H. auch große Sympathien im Team – die Therapiezusage zurückziehen, um nicht auf eine durch uns unbeeinflußbare Weise zum Agierfeld/zur Projektionsfläche zu werden.

Das häufig vorhandene delinquente Verhalten kompliziert die Behandlung erheblich. Die Erschwernisse liegen nicht zuletzt auch in der Gefahr des Abbruches einer Therapie aufgrund einer Inhaftierung, die bei glaubhafter Therapiemotivation des Patienten vermieden werden sollte. Zu differenzieren ist aber zwischen Motivation einerseits und bloßem Wunsch nach Vermeidung einer Haftstrafe andererseits – hier zu unterscheiden ist ein nicht immer leichtes Unterfangen.

Herr I. kam das erste in Mal in unsere stationäre Behandlung, als er nach einem LSD-Trip psychotische Symptome entwickelt hatte. Erst im Laufe der stationären Behandlung erhielten wir Nachricht von der Anhängigkeit staatsanwaltschaftlicher Ermittlungen wegen mehrerer Delikte, überwiegend Diebstahl und räuberische Erpressung. Eine Begutachtung führte zu der Einschätzung, daß Herr I. zwar fähig war, die Unrechtmäßigkeit der Delikte einzusehen, jedoch aufgrund seiner Störung nicht in der Lage war, dieser Einsicht zu folgen; das Vorliegen der Voraussetzungen des § 20 StGB wurde bejaht. Der Staatsanwalt schloß sich der Sicht des Gutachters an, und das Verfahren wurde eingestellt. Die Therapie konnte somit fortgeführt werden und ist insgesamt äußerst erfolgreich verlaufen. Sie wird im Kapitel 3.5 ausführlich dargestellt.

Ein weiteres Problem liegt darin, daß Patienten manchmal mittels eines delinquenten Verhaltens einen Therapieabbruch inszenieren, um auf diese Weise dem regulären Abschied von der Station und den damit verbundenen Gefühlen zu entgehen und sich durch die Art der Beendigung der Behandlung eine Wiederaufnahmemöglichkeit nach dem Prinzip der „verbrannten Erde“ zu nehmen. Dies ist um so bedauerlicher, als sehr häufig erst im zweiten oder späteren Therapie“anlauf“ größere Fortschritte zu erreichen sind.

> Herr J. hatte bereits in der Therapie begonnen, statt innerer Leere zunehmend positive wie negative Gefühle wahrzunehmen. Als sein Therapeut jedoch die Station wechselte, fühlte er sich verlassen, nicht mehr gehalten. Herr J. entwich und meldete sich lange Zeit nicht mehr auf der Station. Mitpatienten entwickelten einen unbändigen Haß auf Herrn J., weshalb ohne die Notwendigkeit permanenten Schlichtens des Personals um den Preis der Aufgabe von therapeutischer Arbeit im engeren Sinne eine Wiederaufnahme kaum möglich gewesen wäre. Der Grund für diesen Haß war einleuchtend: Herr J. hatte die patienteneigene Kaffeekasse zunächst sehr zuverlässig verwaltet, diese jedoch mit rund 200 DM bei seinem „Abgang" „mitgehen" lassen. Dieses empfanden die Patienten als unverzeihlichen Vertrauensbruch. Somit hat Herr J. seine Geschichte mit Beziehungsabbruch und Unmöglichkeit einer Umkehr erneut inszeniert und um ein neues, dieses Verhalten zusätzlich manifestierendes Kapitel erweitert. Danach lebte Herr J. isoliert und angstgeplagt in seiner Wohnung.

Wenn Borderline-Patienten mit im Vordergrund stehendem antisozialen Verhalten als – was wir mehrfach so und ähnlich in Arztbriefen lesen mußten – „dissozial und nicht psychisch krank, also nicht psychiatrisch behandlungsbedürftig" abklassifiziert werden, so ignoriert dies auf eklatante Weise unter anderem das Ergebnis der Studie von Soloff, Lis et al. (1994), nach der „Borderliner" mit antisozialem Verhalten signifikant häufiger Suizidversuche begehen als andere Menschen mit einer Borderline-Störung. Ein derartiger Versuch, Borderline-Patienten mit antisozialem Verhalten aus der Psychiatrie/Psychotherapie auszugrenzen, muß wohl als Folge unreflektierter Gegenübertragungsgefühle gesehen werden.

2.1.11.2 Drogenmißbrauch

Neben den bekannten und unter Borderline-Patienten häufig zu findenden Drogenkarrieren finden sich auch Patienten, deren Suchtverhalten deutlich von dem der „Junkies" verschieden ist. Der folgende Fall zeigt, wie das gesamte Umfeld durch die „hohe Kunst des Agierens" schließlich zu Maßnahmen gebracht werden kann, die die Betroffenen – hier vor allem Ärzte – bei rein theoretischer Betrachtung strikt abgelehnt hätten.

> Schon zu Schulzeiten habe Frau M. wegen Kopfschmerzen Piritramid (Dipidolor®) und Pethidin (Dolantin®) bekommen. Schließlich habe ein Schmerztherapeut ihr „das Zeug (Anm.: Pethidin) relativ frei in die Hand gegeben" und sie dann plötzlich sitzen lassen („Bei mir nicht mehr"). Venen seien schon immer schlecht zu finden gewesen, weshalb Frau M. nie selbst gespritzt habe. Sie habe hierfür immer noch einen Arzt oder „fortgeschrittenen" Medizinstudenten gefunden, oft habe der kassenärztliche Notdienst (teilweise bis zu drei Ärzte pro Tag) die Injektionen vorgenommen. Zuletzt habe sie 30 Ampullen pro Tag gespritzt bekommen bzw. aufgrund eines zeitweilig von einem Arzt gelegten zentralen Venenkatheters dann auch selbst applizieren können. Pethidin sei für Frau M. ein reines Schmerzmittel, sie habe weder eine Euphorie noch einen „Kick" bei den Injektionen verspürt. Auf die Frage, ob unter dem Medikament eine Art chemische weiche Schutzwand zwischen ihr und anderen Personen entstanden sei: „Eigentlich weniger. Meine Mutter hat aber gesagt, ich sei unter dem Zeug wesentlicher umgänglicher gewesen."

Drogen werden von Borderline-Patienten zumeist weniger wegen eines Rausches eingesetzt, sondern zur Vermeidung von diffuser Angst und innerer Leere. Mit anderen Worten: Drogen dienen nicht dem Erzeugen eines „positiven", sondern dem Vermeiden eines „negativen" Gefühls.

> Frau N. hat über Jahre mittels aller denkbaren Drogen – einschließlich intravenös appliziertem Heroin – nach eigenen Worten versucht, ihre Angst zu bekämpfen, ohne daß ihr dies in ausreichendem Maße gelungen sei. Schließlich wurde sie mit Levomethadon (L-Polamidon®) substituiert. Später begann sie eine Therapie bei uns. Nachdem sie auf ihren Wunsch einschließlich Neuroleptika (Zotepin) keinerlei Medikamente mehr bekam, traten optische Pseudohalluzinationen bedrohlichster Art sowie eine massive dif-

fuse Angst auf. Eine Entlastung suchte Frau N. durch „Schnippeln" zu erlangen. Es wurde – auch der Patientin – deutlich, daß sie mit Hilfe einer autoaggressiven Handlung (Drogeneinnahme) ihren seelischen Zustand zu stabilisieren versucht hatte. Nach dem Wegfall der Drogen trat an deren Stelle eine andere autoaggressive Handlung (Schnippeln).

„Borderliner" benutzen Drogen also gewissermaßen als Selbstheilungsversuch, der häufig vollkommen mißlingt. Daß sie die Erfahrungen des bisherigen Scheiterns einer längerfristigen Angstreduktion durch Drogen nicht bei einem späteren Auftreten von Angst und innerer Leere bedenken und immer erneut zu Drogen greifen, liegt an der Verleugnung (s. Kap. 2.2.5) vergangener negativer Drogenerfahrungen. Genauso wenig wie ein „Borderliner" innere Bilder von anderen Personen speichern kann (fehlende Objektkonstanz), vermag er gemachte Erfahrungen zu konservieren und ist immer wieder erstaunt, daß ihm ein eigentlich hinreichend bekanntes Fehlverhalten erneut unterlaufen ist.

Ohne hier auf die Diskussion eingehen zu wollen, ob eine Spielsucht nun eine Sucht im eigentlichen Sinne darstellt oder nicht, soll jedoch erwähnt werden, daß auch dem Spielen (im Sinne von Glücksspiel) von Borderline-Patienten (nicht immer nur unbewußt) das Bestreben zugrunde liegt, Angst und innere Leere zu vermeiden, zu „verspielen" und „herunterzuspielen".

2.1.12 Suizidalität

Alle Personen, die mit Borderline-Patienten arbeiten, werden immer wieder mit der Frage konfrontiert, ob es sich bei autoaggressivem Verhalten um ein Agieren – beispielsweise der „Erpressung" eines Mehr an Zuwendung – oder um eine reale Suizidalität handelt. Diese Frage läßt sich präzise nie beantworten. Wichtig ist es aber, immer wieder diesen Versuch zu unternehmen. Bei akuter Suizidalität muß geprüft werden, ob eine Aufnahme bzw. Verlegung auf eine geschlossene Station nötig ist; das führt dann allerdings zu einer Unterbrechung oder gar Beendigung der bisherigen therapeutischen Beziehung. Genau dieses kann von dem Patienten aber auch unbewußt angestrebt worden sein, indem er durch suizidales Agieren unter anderem der Erfahrung auszuweichen sucht, daß doch tragfähige Beziehungen möglich sind. Das Zulassen einer solchen Erfahrung brächte es ja für den Patienten mit sich, seine bisherigen Erfahrungen hinterfragen und sein bisheriges Lebenskonzept in Frage stellen zu müssen.

Also gilt es, genau abzuwägen. Einerseits ist es wichtig, nicht aufgrund suizidalen Agierens des Patienten die therapeutische Beziehung zu beenden. Andererseits ist die Quote an Suiziden und ernsten Suizidversuchen bei Borderline-Patienten außergewöhnlich hoch, wie bereits in Kapitel 1.3 dargestellt wurde. Auf das erneute Referieren der Daten kann hier also verzichtet werden, nicht jedoch auf die Wiederholung dessen, daß die Suizidgruppe nach Paris, Nowlis und Brown (1989) in geringerem Maße psychotische Symptome sowie einen höheren Bildungsstand gehabt habe als die Vergleichsgruppe, daß der stärkste Vorhersagefaktor für einen Suizid die Existenz früherer Suizidversuche gewesen sei und daß alle früheren Suizidversuche jener sich später suizidiert habenden Patienten zum Zeitpunkt des Versuches als manipulativ eingeschätzt worden seien.

Anhand des folgenden Falles ist recht gut zu verdeutlichen, wie sich die Form der Aggression verändern und eine Prüfung der realen Gefahr manchmal mehrfach am Tag notwendig sein kann, um einerseits die Gefahr eines Suizides zu erkennen, aber andererseits auch nicht vorschnell die Verlegung auf eine geschlossene Station zu betreiben mit der Folge eines – und sei es auch nur von dem Patienten subjektiv erlebten und erneut traumatisierenden – Beziehungsabbruches.

Frau O. befand sich seit langem in unserer Behandlung. Während zunächst fremdaggressive Impulsdurchbrüche massivster Art im Vordergrund standen, entwickelte sich mit zunehmender Wahrnehmung der realen (auch familiären) Situation ein manchmal mehrfach an einem Tag durchbrechender Impuls, sich zu verletzen („Schnippeln"). Äußerer Auslöser war der Versuch der Versöhnung mit der Mutter, die angeblich nichts von dem jahrelangen sexuellen, hochaggressiven Mißbrauch der Patientin durch den Stiefvater gewußt hatte. Die Mutter beschuldigte die Patientin vielmehr, sich in die Klinik zu flüchten, in der sie nur krank gemacht werde: Frau O. solle sich entlassen lassen und endlich wieder arbeiten. Zu diesem Zeitpunkt verletzte sich Frau O. mehrfach täglich, wenngleich zumeist oberflächlich. Wir bemühten uns, die Wunden, wenn diese nicht allzu tief waren, selbst zu versorgen, um uns auf der symbolischen Ebene nicht zu entziehen und die Behandlung der Wunden nicht Fremden – gemeint ist das chirurgische Personal der Klinik – zu überlassen. Frau O. vermochte sich auch dann von der Hoffnung auf eine „Änderung" der Mutter nicht zu trennen, als diese den Stiefvater, also den Täter, in jenes Zimmer einziehen ließ, das zuvor Frau O. bewohnt hatte. Weiterhin richtete sich die Aggression der Patientin statt gegen Mutter und Täter gegen sich selbst, zunehmend traten ernstzunehmende Suizidgedanken auf. Während zunächst das „Schnippeln" im Rahmen dissoziativer Phasen (s. Kap. 2.1.5) vollzogen wurde und nicht dem willentlichen Einfluß der Patientin unterlag, waren nun zwar eine zunehmende Integration der „guten" und „bösen" Anteile und ein Nachlassen dissoziativer Zustände festzustellen. Trotzdem blieb – erwartungsgemäß – das autoaggressive Verhalten bestehen. Manchmal ließ es sich nicht vermeiden, durch kurzzeitige Verlegung auf eine geschlossene Station die Umsetzung der zweifelsfrei ernstzunehmenden Suizidgedanken (vor die Bahn zu springen) zu verhindern. Neben diesen Phasen traten jedoch vermehrt Momente auf, in denen wir eher von einem suizidalen Agieren ausgingen – zu einem Zeitpunkt, als mehrere Patienten der Station eine Suizidalität angaben und erlebten, daß jeweils der Patient am meisten Beachtung erhalten mußte und auch erhielt, der am gefährdetsten erschien. Wenn wir bei Frau O. von einem Agieren ausgingen, reagierten wir mit einer vermehrten Grenzsetzung, die aber auch nicht unempathisch und allein begrenzend sein durfte, da dies das Agieren in eine akute Suizidalität hätte „umkippen" lassen können. Wenn eine akute Suizidalität anzunehmen war, antworteten wir mit einer zwar auch begrenzenden, aber noch „weicheren", noch verstehenderen und haltenderen Form der Zuwendung. Die Prüfung, ob von einem suizidalen Agieren auszugehen war oder aber eine akute Suizidalität vorlag, mußte in dieser Zeit meistens mehrfach am Tag durchgeführt werden und beanspruchte uns alle erheblich: zeitlich, wegen der ausgeprägten Redundanz der Situationen, aber auch wegen der permanenten Unsicherheit über die Richtigkeit der Einschätzung der momentanen Lage. Im Falle des einen Irrtums hätte die Patientin sich möglicherweise suizidiert, im Falle des anderen Irrtums hätte die Therapie einen Rückschlag erlitten. Letztlich mußte das einzige Kriterium der Entscheidung zwischen Suizidalität und Agieren neben scheinbar konkreten Faktoren wie der affektiven Erreichbarkeit und Reaktion der Patientin auf unsere verbalen Interventionen das Gefühl jedes einzelnen Teammitglieds sein, also die Gegenübertragungen der Bezugspersonen.

Insgesamt ist die schwere Borderline-Störung eine in diesem Sinne lebensgefährliche psychische Erkrankung. Dieses sollte immer beim Umgang mit den Patienten und bei der Beziehungsgestaltung zu ihnen Berücksichtigung finden. Zur Psychodynamik der Suizidalität wird auf Kind (1992) verwiesen.

2.2 Strukturelle Ebene der Diagnostik: die Abwehrmechanismen

Abwehrmechanismen sind im wahrsten Sinne des Wortes notwendige innerseelische Vorgänge, die ein psychisches Überleben ermöglichen, sie sind also kein Synonym für „psychisch krank“ oder „abnorm“. Vor allem auch in Momenten seelischer Belastungen reagieren Menschen mit einer gesunden seelischen Entwicklung mit sogenannten reifen Abwehrmechanismen wie Sublimierung und Verdrängung, in Extremsituationen auch mit unreiferen Abwehrmechanismen – beispielsweise nach Verlassenwerden von dem Partner mit Abwertung und Spaltung. Außerhalb solcher Krisen treten die unreifen Abwehrmechanismen bei seelisch Stabilen meist nicht auf: Ihre Existenz ist situationsgebunden, von kurzer Dauer und prägt nicht die gesamte Beziehungsgestaltung. Es ist also vor allem eine Frage von Intensität und Qualität der Abwehrmechanismen, ob von „gesunder“ oder „pathologischer“ Abwehr gesprochen werden kann; kein Abwehrmechanismus ist von vornherein und für sich gesehen Zeichen einer psychischen Störung.

Die reifen Abwehrmechanismen stehen Personen mit einer sogenannten frühen Störung – hierzu gehören vor allem endogene Psychosen und Borderline-Störungen – seltener und insbesondere nicht in Situationen psychischer Belastung zur Verfügung. Statt dessen werden unreife Abwehrmechanismen eingesetzt, die den intrapsychischen Alltag und damit jede engere Beziehung dominieren. Von diesen Abwehrmechanismen früheren Niveaus soll in diesem Kapitel berichtet werden.

Der erste Entwicklungsschritt des Menschen in den ersten Lebensmonaten besteht – vereinfacht dargestellt – in der Vorstellung, daß er mit der Umwelt eine abgeschlossene Einheit bildet. Ein Säugling erlebt sich als verschmolzen mit der Mutter, beispielsweise während des Vorgangs des Stillens. Wenn der notwendigerweise folgende Schritt der Schaffung einer sogenannten Ich-Grenze nicht gelingt, wird der Mensch auch im Erwachsenenalter keine Ich-Grenzen haben und unter Umständen an einer Psychose erkranken. Während ein Mensch mit stabilen Ich-Grenzen selbstverständlich davon ausgeht, daß seine Gedanken frei sind und von niemandem erraten werden können, vermag dies ein Psychotiker nicht zu tun: Er hat beispielsweise das sichere Gefühl, seine Gedanken würden in Amerika im Fernsehen übertragen.

Diesen Entwicklungsschritt der Ausbildung der Ich-Grenzen hat ein Mensch mit einer Borderline-Störung weitgehend durchlaufen. Deshalb reagiert er nur in bestimmten Krisensituationen und zumeist nur kurzzeitig psychotisch. Ein Borderline-Patient hat den dann folgenden Entwicklungsschritt nicht abschließen können. Dieser besteht darin, daß das Kind in den ersten beiden Lebensjahren lernt, daß die Mutter nein sagen kann und trotzdem die liebende Mutter ist, daß also „gute“ und „böse“ Anteile in einem Menschen (auch in einem selbst) permanent vorhanden sind und untrennbar zusammengehören. Wenn diese Erfahrung nicht gemacht wurde und das Ich nicht soweit gereift ist, entsteht unter Umständen eine Borderline-Störung. Für diese ist es typisch, daß der Betroffene nicht die Fähigkeit hat, bei anderen wie auch bei sich selbst „gute“ und „böse“ Züge zusammenzubringen und zu integrieren: Er spaltet. Für ihn ist jeder Mensch entweder nur absolut gut oder nur absolut schlecht. Zwischen schwarz und weiß gibt es keine Grautöne.

Bereits Stern (1938) beschränkte sich nicht auf rein deskriptive Aspekte und beschrieb die „border line group of neuroses“ – er ging also nicht von einem einzigen Störungsbild, sondern von einer Gruppe aus, die man heute wohl als Formenkreis bezeichnen würde – mit unter anderem folgenden „klinischen Symptomen“: Narzißmus, maßlose Hypersensitivität, psychische Rigidität, Gefühl der Minderwertigkeit, 'somatische' Unsicherheit oder Angst, Gebrauch von Projektionsmechanismen und Schwierigkeiten in der Realitätseinschätzung. Ausdrücklich erwähnt Stern aber auch schon die negativen therapeutischen Reaktionen, die durch die Art der zu erfassenden Abwehrmechanismen bestimmt werden.

Kernberg (1978, 1990) weist darauf hin, daß erst über den Nachweis einer charakteristischen Ich-Störung, also nur über die strukturelle Analyse, die endgültige Diagnose einer Borderline-Störung zu stellen ist. Er erwähnt hier vor allem: unspezifische Anzeichen von Ich-Schwäche, primärprozeßhafte Denkformen sowie spezifische Abwehrmechanismen (Spaltung, primitive Idealisierung, projektive Identifizierung [s. Kap. 2.2.3], Verleugnung, Allmacht und Entwertung). Dieses sind die relevanten Faktoren zur Feststellung einer Borderline-Persönlichkeitsorganisation im Sinne Kernbergs, und sie bilden die intrapsychischen Grundlagen einer jeden Borderline-Störung. Ohne ihren Nachweis ist nicht von dem Vorliegen einer Borderline-Störung auszugehen.

2.2.1 Spaltung

Die Spaltung stellt den Hauptabwehrmechanismus der Borderline-Patienten dar. Sie dient der Angstreduzierung: Wenn jemand entweder nur gut ist oder nur böse, dann ist er einzuordnen, dann sind die Verhältnisse klar, dann gibt es keine innere Irritation, dann nimmt die Angst ab.

Gerade während eines stationären Aufenthaltes werden die Mechanismen der Spaltung sehr deutlich. Im Vorgriff sei bereits an dieser Stelle erwähnt, daß diese Mechanismen jedem Team zwangsläufig je nach Schulung mehr oder weniger große Probleme bereiten, hierzu wird in dem Kapitel „Gegenübertragung" (Kap. 2.3) Genaueres ausgeführt. Im Stationsalltag erleben sowohl andere Patienten als auch die Teammitglieder im Kontakt mit einem Borderline-Patienten, daß ein Teil des Teams sowie der Patienten den guten Part abbekommen hat, der andere hingegen den bösen. Eine „Guter" wird gelobt und gefragt, zu ihm wird Kontakt aufgenommen; die „Bösen" hingegen werden bestenfalls ignoriert und allein hierdurch schon entwertet. Dabei spielen in der Einschätzung des Patienten reale Verhaltensweisen der Teammitglieder nicht einmal die Hauptrolle. Es kann beispielsweise schon genügen, wenn bestimmte Bewegungen von Doktor X an Gesten des Vaters erinnern, damit er als „böse" gilt. Noch einfacher wird es für den Patienten, wenn ihm ein Wesenszug einer gehaßten Person etwa aus dem Kreis der Familie bei einem Teammitglied aufgefallen ist.

Frau P. war bei einer Kollegin in Einzeltherapie, bei mir (Dulz) und dieser Kollegin als Co-Therapeutin in der Gruppentherapie. In der Einzeltherapie nahm Frau P. der Kollegin, diese geradezu überrumpelnd, das Versprechen ab, die nun folgende Nachricht strikt geheim zu halten. Frau P. teilte mit, daß sie etwas über mein Privatleben gehört habe und zwar aus der pädophilen Drogenszene: Ich hätte sexuelle Kontakte zu minderjährigen Knaben und dies sei auch anderen Patienten der Station (insbesondere einem männlichen Patienten mit einer Borderline-Störung) bekannt; eine Krankenschwester der Station wisse dies zudem. Der Kollegin war zwar klar, daß es sich um das schwere Ausagieren einer negativen Übertragung handelte: die Pat. hatte zu mir eine Vaterübertragung hergestellt und machte die Erfahrung, daß ich – anders als sie es bei dem Vater wahrgenommen hatte – aufmerksam zuhörte und sie annahm. Sie litt unter der positiv wahrgenommenen Gegenübertragung des Therapeuten, so wie sie unter der negativen Übertragung zu ihm litt. Aus den Einzelgesprächen wußte die Kollegin, daß die Pat. einen immer wiederkehrenden Traum hatte, in dem die Pat. im Haus der Familie eine Tür öffnete, hinter der sie etwas Schreckliches sah, was sie aber nicht mehr konkret erinnerte. Nach einem Besuch des Vaters hatte sie mehrfach heftig erbrechen müssen. Schon sehr bald nach Beginn der Therapie hatten wir eine Inzestproblematik vermutet. Jetzt entwickelten wir die Phantasie, daß in der Familie von Frau P. das Geheimnis möglicherweise darin bestehen könnte, daß sie gesehen hatte, wie der Vater den (jetzt drogenabhängigen) Bruder mißbraucht oder mißhandelt hat. Über den Umgang mit dieser schwierigen Situation wird später berichtet werden (s. Kap. 3.1.1). Hier geht es jedoch um die Abwehrmechanismen: Frau P. hat eine Spaltung zwischen der Therapeutin, einer Krankenschwester und den Patienten einerseits sowie mir andererseits zu inszenieren versucht, bei deren Gelingen ich, sprich der Tätervater, isoliert oder gar eliminiert und das „Familiengeheimnis" im therapeutischen Prozeß so wie in der realen Familie gewahrt worden wäre. Ein Nichtaufdecken der Spaltung und der negativen Übertragung hätte nicht nur zum Scheitern dieser einzelnen Therapie, sondern zum Auseinanderbrechen des Teams führen können. Die Spaltung kann gerade auch über Bereiche ausgetragen werden, die zu den am meisten tabuisierten in unserer Gesellschaft gehören und die im stationären Rahmen nicht kontrollierbar sind, deren Ansprechen im Team ein ungewöhnliches Maß an Vertrauen der Mitarbeiter zueinander bedarf.

Aber natürlich können auch unsere Verhaltensweisen zu einer – unter Umständen in Sekunden erfolgenden – Ein- oder Umgruppierung durch den Patienten führen. So beispielsweise kann eine „gute“ Schwester ganz schnell zu einer „bösen“ werden, wenn sie erstmalig keine Zeit hat, sich um den Patienten zu kümmern, wie sie es sonst getan hat. Gerade das Konkurrieren von Patienten um Zuwendung kann also zu einem abrupten Wechsel der Übertragungsgefühle führen.

Nun wissen wir, daß in der Wirklichkeit sehr viel häufiger die unendlich zahlreichen Grautöne vorkommen als reines Schwarz und reines Weiß. Es herrschen keine Verhältnisse wie in Western-Filmen, wo die Personen mit den ungewaschenen Haaren und dem düsteren Blick die Bösen und jene mit gepflegter Kleidung und geputzten Stiefeln ohne Sporen die Guten sind. Ein Mensch mit einer Borderline-Störung weiß dies intellektuell auch, aber er hat in seinem inneren Bild von Menschen hierfür kein „Muster“, keine Repräsentanz. Deshalb wird er alles versuchen, um die Menschen um sich herum entweder in die Schablone „gut“ oder in die Schablone „böse“ pressen zu können. Ein Mensch kann zudem sehr schnell von der guten in die böse Ecke geschoben werden, wenn er sich anders verhalten hat, als es die Borderline-Person erwartet und erhofft hatte.

Herr K. berichtete in einer Sitzung – nachdem wir bereits viele Monate miteinander gearbeitet hatten – davon, daß er in sich mehrere Schubladen habe. Jede Person, mit der er zu tun habe, werde von ihm in eine Schublade gepackt und bleibe dort, bis er gezwungen sei, sie aufgrund ihres Verhaltens ihm oder auch anderen gegenüber umzupacken. Er habe zwei Schubladen für Menschen, die er als gut empfinde. Es sei allerdings sehr leicht möglich, von diesen wenigen guten in eine der zahlreicheren bösen Schubladen hinabgestoßen zu werden. Den Weg von den bösen zu den guten Schubladen gebe es nicht...oder nur ausnahmsweise. Mit den Menschen in den bösen Schubladen sei er im Grunde für alle Zeiten fertig. Wir Therapeuten seien in den guten Schubladen und sollten bloß aufpassen, nicht in die anderen zu gelangen, in die er leider beinahe alle Mitglieder des Pflegeteams habe verbannen müssen. Schubladen der Indifferenz, der grauen Mitte existierten nicht. Die seien auch völlig überflüssig. Im Laufe der Therapie konnte Herr K. die Erfahrung machen, daß dieses Schubladensystem nicht aufrechtzuerhalten war – er wurde von den Therapeuten kritisiert und fühlte trotzdem, daß er gemocht wurde. Dieses stürzte ihn in tiefe Irritationen, die von ihm – mit fast resignierender Stimme – so ausgedrückt wurden: „Irgendwie klappt das nicht mehr so ganz...“

Es deutet sich erneut (s. auch Kap. 2.1.11) an, daß derartige Systeme beinahe zwangsläufig zu einer sozialen Isolierung, zu einer selbstinszenierten Einsamkeit führen müssen.

Um nun aber die gesamte Welt in die eine oder die andere Schublade stecken zu können, sind innerpsychische Hilfsmechanismen nötig: Über „Idealisierung“, „Projektive Identifizierung“, „Identifizierung mit dem Angreifer“, „Verleugnung“ sowie „Omnipotenzgefühl“ und „Abwertung“ stehen dem Borderline-Patienten Abwehrmechanismen (die durchaus gleichzeitig wirken können und deren Einsatz nicht immer zeitlich und inhaltlich getrennt werden kann) zur Verfügung, mit deren Hilfe das Grundsystem zur Angstreduzierung, eben die Spaltung, selbst dann aufrechterhalten werden kann, wenn äußere Bedingungen dieses eigentlich unmöglich erscheinen lassen. Es werden gewissermaßen mit diesen Hilfsmechanismen der Spaltung die Welt und die Menschen einschließlich des Patienten selbst manipuliert: aus innerer Not heraus, um also seelisch überleben zu können, aber nicht aus Bösartigkeit.

2.2.2 Primitive Idealisierung

Bei der primitiven Idealisierung handelt es sich um infantile Reaktionen in einer vermeintlich keinen Schutz bietenden Welt mit dem Zweck, der als gefährlich angesehenen Welt einen friedlichen Anstrich zu geben. Manche Patienten kommen mit Haß auf die Eltern zur Aufnahme. Andere bezeichnen die Eltern zu Beginn einer Therapie als „ganz toll“ und die Beziehung zu ihnen als völlig problemfrei; Schwierigkeiten in der Beziehung zu den Eltern werden diesen Patienten dann erst im Laufe der Behandlung erinnerlich.

Ideale Eltern (und auch ideale Therapeuten) sind in den Phantasie- und Wunschbildern von Borderline-Patienten immer gut, immer verfügbar, alle Wünsche erfüllend, alles könnend, und sie vermögen stets und vor allem zu schützen (primärprozeßhaftes Denken). Derartige Vorstellungen können Menschen mit einer gesunden seelischen Entwicklung ebenfalls entwickeln, jedoch auf einem realistischeren Niveau und in deutlich abgeschwächter Form.

Bei Borderline-Patienten hingegen ist jemand entweder ideal und also in der Lage, vor bösen Personen zu schützen, oder aber völlig unfähig und somit überflüssig (s. Kap. 2.2.4). Dabei werden beispielsweise auch an das Klinikpersonal völlig überhöhte Erwartungen gestellt, die zwangsläufig enttäuscht werden müssen, woraufhin die primitive Idealisierung nahtlos durch die Entwertung abgelöst werden kann und oft genug auch wird.

Herr L. kam zu uns, um intensiv über seine Frau zu sprechen. Mit ihm sei alles in Ordnung, aber seine Frau: Die sei Alkoholikerin, und er tue alles für sie. Dafür erwarte er von dem Therapeuten „jeden Tag ein Privatgespräch von ein oder zwei Stunden Dauer“ – er hätte gleich gesehen, daß dieser, der einen einmalig guten Ruf habe, der ideale Gesprächspartner für ihn sei. Auf der Station, auf der er vorher gewesen sei, habe er solche Privatgespräche bekommen; auf Nachfrage – völlig umschwenkend – berichtete er, daß er dort ein langes Aufnahmegespräch gehabt habe, ansonsten seien nur Visiten angeboten worden, woraufhin er erbost wegen der menschenunwürdigen Behandlung seine alsbaldige Verlegung verlangt hätte. Der Therapeut teilte ihm mit, er führe zwar Gruppentherapien durch, hätte aber keine eigenen Patienten auf der Station, dafür gebe es eine Psychologin und eine Stationsärztin; Privatgespräche führe er ohnehin nicht, da er nicht als Privatperson tätig sei. Wir könnten ihm jedoch regelmäßige Gespräche von begrenzter Dauer anbieten, sicher sei nach einer gewissen Zeit auch die Teilnahme an einer Psychotherapiegruppe möglich, jetzt schon könne er an Ergotherapie, Musiktherapie oder der Wutgruppe teilnehmen. Der Patient reagierte mit einem heftigen Wutausbruch und entsprechender Schimpftirade: Es sei von dem Therapeuten eine Frechheit, ihn so abzuspeisen, Psychiatrie sei eben immer noch wie im Dritten Reich. Wir ließen etwas Zeit verstreichen, um mit ihm erneut zu einem vereinbarten Zeitpunkt das Therapieprogramm zu besprechen. Herr L. nahm den Termin nicht wahr: Er hatte die Station kurz vorher verlassen und kehrte auch nicht mehr zurück. Von seinem Entlassungswunsch hatte er uns nicht in Kenntnis gesetzt. Wir hörten von Herrn L. erst wieder, als er sich bei dem Leitenden Ärztlichen Direktor der Klinik in einem Brief unter heftigsten Anschuldigungen beschwerte, der Therapeut hätte ihm jede Hilfe verweigert und sei auch sonst ein verabscheuungswürdiger Mensch.

Es wird deutlich, wie nahe primitive Idealisierung und Entwertung beieinander liegen. Der Patient hatte die geradezu magische Erwartung, der Therapeut (den er auf primitiver Ebene idealisierte, ohne ihn überhaupt zu kennen) könne gewissermaßen durch Zauberei die Probleme lösen, die zudem nicht einmal er hätte, sondern seine Ehefrau. In diese magische und dadurch scheinbar angstfreie Welt paßte die Begrenzung durch die Realität so gar nicht, was prompt zu einer auch sichtbaren Zunahme der Angst führte, deren Existenz er übrigens abstritt: Er habe früher und auch jetzt nie vor etwas oder jemandem Angst gehabt. Als Herr L. dies sagte, begann er zu schwitzen und zu zittern. Ein heftiger Wutausbruch beendete diese kurze Phase der Angstwahrnehmung.

Nach erfolgreicher Therapie behalten Patienten Idealisierungen durchaus bei, allerdings dann auf einem gesünderen und also nicht mehr primitiven Niveau.

Herr M. hatte vor Beginn der Behandlung bei uns zahlreiche Straftaten – in erster Linie Eigentumsdelikte, aber auch Sachbeschädigung – begangen. Es stand eine Gerichtsverhandlung an, für die ein (freilich nicht der für die Einzeltherapie zuständige) Psychiater vom Gericht mit der Erstellung eines Gutachtens zur Frage nach der Schuldfähigkeit des Herrn M. beauftragt worden war. Das Gutachten ergab, daß eine Schuldunfähigkeit zumindest nicht ausgeschlossen werden konnte, woraufhin das Verfahren eingestellt wurde. Als Herr M. diesen Gerichtsbeschluß zugestellt bekam, traf er den Arzt zufällig wenig später auf dem Flur. Er strahlte ihn an und begrüßte ihn mit den Worten: „Da kommt ja mein Lieblingsdoktor, der Beste von allen". Dabei ließ sein ebenso freundlicher wie auch leicht ironischer Gesichtsausdruck keinen Zweifel daran, daß er dies zwar einerseits ehrlich meinte, sich aber andererseits gleichzeitig über die Idealisierung im klaren war und ihm eine realistischere Einschätzung des Arztes – dieser hatte ihm beispielsweise mehrfach klare Grenzen aufgezeigt – durchaus möglich war. Auch im weiteren Verlauf der Therapie ließ sich feststellen, daß die primitive Idealisierung, die zeitweilig massiv ausgeprägt war, einem Realitätsbezug gewichen war und allenfalls noch eine positiv getönte Übertragung bestand.

2.2.3 Projektive Identifizierung und Identifizierung mit dem Angreifer

Bei der projektiven Identifizierung werden eigene innerseelische Anteile gewissermaßen aus der eigenen Psyche zu eliminieren versucht und einer anderen Person „untergeschoben". Dies betrifft zuvorderst eigene aggressive Anteile, die zumindest in bestimmten Momenten nur noch in dem anderen, nicht aber mehr in sich selbst wahrgenommen werden (projizierte Aggression).

Während bei der projektiven Identifizierung in dem Patienten ein Gefühl des Einsseins mit der Person, auf die sich die projektive Identifizierung bezieht, entsteht, wird im Unterschied dazu bei der reinen Projektion nach Ogden (1988) „der ausgestoßene Selbstaspekt verleugnet und dem Objekt der Projektion zugeschrieben. Der Projizierende empfindet keine Verwandtschaft mit dem Objekt, im Gegenteil, erlebt es oft als andersartig, fremd und ängstigend." Bei der Projektion fehlt also im Gegensatz zur projektiven Identifizierung der Aspekt der Identifikation mit dem Objekt der Projektion, die Wechselwirkung zwischen Subjekt und Objekt ist eine andere. Zu dem Unterschied zwischen Projektion und projektiver Identifizierung wird ferner auf Kernberg (1989) verwiesen.

Natürlich führt dieser Prozeß des Wahrnehmens der im Grunde eigenen und in dem anderen im Rahmen der projektiven Identifizierung nur hilfsweise untergebrachten oft vor allem aggressiven Anteile dazu, diese andere Person – gleichzeitig zum Gefühl des Einsseins – noch mehr zu fürchten, so daß sie mit allen Mitteln kontrolliert und unter Umständen angegriffen werden muß. Nur so meint der Patient verhindern zu können, selbst angegriffen und vernichtet zu werden. Der eigene Haß wird dem anderen unterstellt, dieser dann nicht selten sogar dazu gebracht, den projizierten Haß seinerseits zu erleben und entsprechend zu handeln. Der Betroffene vermag sich somit als Opfer von dessen Haß zu sehen und schützt sich hierdurch vor den Schuldgefühlen wegen der eigenen Aggressivität.

Kernberg (1989; S. 267-268) beschreibt die projektive Identifizierung prägnant: „Das Subjekt projiziert unerträgliche intrapsychische Erlebnisse auf ein Objekt, verbleibt in Einfühlung mit dem, was es projiziert, versucht im ständigen Bemühen, das unerträgliche Erlebnis abzuwehren, das Objekt zu kontrollieren und bringt das Objekt in einer echten Interaktion unbewußt dazu, das auf ihn Projizierte tatsächlich zu erleben."

Jene Patientin, die zeitweilig der Meinung gewesen war, ich (Dulz) würde Jungen sexuell mißbrauchen (Kap. 2.2.1), gab im Abschlußgespräch an, daß sie in den Tagen, bevor sie mit mir über das „Gerücht" habe sprechen wollen oder besser: müssen, panische Angst gehabt habe. Es sei eine unbeschreiblich große Angst gewesen, da sie felsenfest davon überzeugt gewesen sei, ich würde als Reaktion auf ihre Äußerung eine Pistole aus der Schreibtischschublade holen und sie unverzüglich erschießen. Sie unterstellte mir unbewußt einerseits die Aggression des Vaters ihr gegenüber (wobei die Pistole z.B. einen Phallus symbolisierte) als auch andererseits ihre eigenen Aggressionen auf den Vater, die sie so nicht eingestehen konnte. Sie projizierte ihre Aggressionen auf mich, um sich hierdurch zu entlasten und ihre eigenen Aggressionen nicht spüren, nicht erleben, nicht umsetzen zu müssen.

Nach einer gewissen Reifung können auch „gute“ Anteile projiziert werden, die projektive Identifizierung hat hierdurch weniger selbstzerstörerische Formen angenommen.

> Herr N. hatte in den ersten Monaten seiner Behandlung nahezu täglich erhebliche Probleme damit, die wenigen notwendigen Regeln auf der Station einzuhalten. Er versuchte – stets mit dem Hinweis darauf, er sei ein Individuum und dürfe folglich nicht „wie alle" behandelt werden – immer aufs Neue, Sonderregelungen für sich herauszuschinden. Die ihn „beengenden" Regeln wurden natürlich vom gesamten Team getragen. Nur die Therapeuten galten Herrn N. dabei als gut, da sie ihm Autoritäten und Entscheidungsträger (beispielsweise über Entlassung und Aufnahme) und insgesamt geradezu übermächtig zu sein schienen. Die sich nicht anders verhaltenden Pflegekräfte hingegen versuchte er nach Kräften zu kränken und vor den Mitpatienten herabzusetzen: „Die haben doch nichts zu sagen", „das sind doch nur unsere Kellnerinnen". Wenn aber andere Patienten Sonderwünsche vorbrachten, wurden diese häufig bereits im Vorfeld von ihm, dem Mitpatienten, abgelehnt: „Das ist hier nicht üblich und auch du mußt dich an unsere Regeln halten". Später ließ Herr N. sich – nach angemessenem Zögern – zum Patientensprecher wählen und leitete die Patientenkonferenz nahezu professionell. Er teilte die Stationsdienste zuverlässig ein und duldete keinen Widerspruch („Das muß jeder mal machen, du auch"), war jedoch auch bereit zur Unterstützung, wenn es einem Mitpatienten schlecht ging („Herrn Y. geht es schlecht, er kann den Tisch heute nicht decken, bitte mach' du das mal. Du willst ja auch, daß wir helfen, wenn es dir schlecht geht"). So übernahm Herr N. gewissermaßen eine Rolle, wie er sie bei dem Team gesehen hatte. In dieser Rolle fühlte er sich sicher und konnte ohne jede affektive Entgleisung – wie sie bei Diskussionen über eigene Belange immer wieder auftraten – situationsbezogen für die Belange der Patientenschaft eintreten.

Deutlich wird hier, wie die Spaltung aufrechterhalten wird mit zahlreichen Hilfsmitteln, neben der Idealisierung der Therapeuten (s. Kap. 2.2.2) und der Entwertung der Pflege (s. Kap. 2.2.4) vor allem dadurch, daß der Patient sich mit dem potentiell gefährlichen und zunächst als böse wahrgenommenen Pflegeteam dann später insoweit identifizierte, daß er dessen Rolle zunehmend selbst – gegenüber anderen Patienten – übernommen hat. Die Identifizierung ging schließlich so weit, daß der Patient Krankenpfleger werden wollte, worüber das Team zunächst erschrocken war.

Bei näherem Betrachten war dann aber festzustellen, daß die Bedeutung der Identifizierung erheblich abgenommen hat. Insbesondere traten zunächst seltener und dann fast gar nicht mehr Situationen auf, in denen eine Spaltungstendenz zu bemerken war. Aufgrund seiner Einschätzung des Berufes und seiner Struktur wurde uns deutlich, daß er von unreifen Abwehrmechanismen wie der projektiven Identifizierung Abschied nehmen konnte, und daß nunmehr hinter seinem Berufswunsch eine reife Form der Abwehr (die ja lebensnotwendig ist) steckte, die Sublimierung. Äußerlich identisch aussehende Verhaltensweisen können also innerpsychisch unterschiedliche Abwehrformen als Basis haben. Bei Herrn N. blieb der Wunsch, anderen zu helfen, bestehen, die Motivation für diesen Wunsch wechselte jedoch. Deutlich wurde der Motivationswechsel dadurch, daß der Patient vom Mechanismus der Spaltung und der projektiven Identifizierung weitgehend Abschied genommen hatte. Er war gereift.

2.2.4 Omnipotenzgefühl und Entwertung

Als typisch für einen Menschen mit einer Borderline-Störung kann der Rückzug in eine Welt von Größenphantasien bezeichnet werden. Hierdurch wird eine scheinbare Unabhängigkeit von der Umgebung einschließlich der dort existenten Menschen phantasiert. Eine Abhängigkeit von diesen Menschen würde nämlich bedeuten, auf unerträgliche Weise und quasi zwangsläufig von ihnen bestimmt, gekränkt und verlassen werden zu können. Schließlich hat seine subjektive Erfahrung gelehrt, ohnehin stets verlassen zu werden (so wie es die Eltern in der Erinnerung oder auch real getan haben) und daß seine gefühlsmäßige Abhängigkeit stets mißbraucht wurde und wird. Hier versucht er sich dadurch zu schützen, daß er sich als omnipotent erlebt, alle anderen aber entwertet. Als Resultat empfindet der Patient die anderen als unwert, mit ihm in Kontakt zu treten. Ziel ist also eine Maximierung seiner Autonomie, erreichbar allenfalls eine passagere Illusion vollkommener Unabhängigkeit.

Herr O. teilte uns eines Montags mit, er habe am Wochenende für 500 Mark Tabletten des schweren Schlafmittels Flunitrazepam (Rohypnol®) gekauft, um sich damit das Leben zu nehmen. Nach reiflicher Überlegung haben wir darauf verzichtet, ihm diese Tabletten abzunehmen. Die Selbstmordgedanken deuteten wir in erster Linie als den Versuch, das aktuell erlebte massive Ohnmachtsgefühl zu vermeiden und durch einen phantasierten Suizid sein Omnipotenzgefühl zurückzugewinnen. Abgesehen davon, daß Herr O. sich jederzeit wieder Tabletten hätte besorgen können: Wir gingen davon aus, daß der Patient allein durch den Besitz der Tabletten ein Gefühl der Macht und Handlungsfähigkeit zurückbekommen hatte und hierdurch die Suizidalität sinken würde. Die Rechnung ging auf: Der Patient trank in Phasen tiefer Verzweiflung und Ohnmacht zwar Alkohol, kam jedoch jedesmal zu uns und berichtete von seinen Ängsten.

Größenphantasien sind bei Patienten besonders häufig und unverhüllt zu erleben im Zusammenhang mit alltäglichen Dingen wie einer anstehenden Wohnungssuche oder einer nach unserer Meinung unbedingt im Anschluß an die Entlassung notwendigen ambulanten Therapie. Das Finden einer Wohnung wird unter Ignorierung des objektiven Wohnungsmangels für „null Problem“ gehalten, eine ambulante Psychotherapie für absolut überflüssig („Klar klappt alles“). Hier handelt es sich also um sehr konkrete Auswirkungen der Omnipotenzgefühle, die im Falle des Scheiterns in das Gefühl umschlagen, es niemals zu schaffen, es nicht wert zu sein. Das Omnipotenzgefühl wird übergangslos durch eine globale Selbstentwertung ersetzt. Ebenso schnell können auf die Phase der Selbstentwertung wieder Omnipotenzgefühle folgen.

Primär betreffen Größenphantasien die Beziehungen zu anderen Personen. Als Ursache wird angenommen, daß insbesondere eine Objektkonstanz nicht erreicht worden ist. Objektkonstanz bedeutet, die Gewißheit zu haben, daß eine andere Person auch dann existent ist und eine Beziehung zu ihr weiterhin bestehen kann, wenn sie nicht unmittelbar verfügbar ist. Säuglinge suchen Gegenstände, die man aus dem Blickfeld entfernt, deshalb nicht, weil für sie nur vorhanden ist, was sie sehen. Deshalb ist für Kinder dieses Alters eine zu lange (physische oder emotionale) Abwesenheit der Mutter so bedrohlich.

Ähnlich geht es Menschen mit einer Borderline-Störung. Sie verfahren auch in Liebesbeziehungen stets nach dem Prinzip „alles oder nichts“ – es gibt nur die Verschmelzung mit dem Partner oder die Notwendigkeit einer Trennung. Eine Trennung wird nicht von Traurigkeit begleitet: Trauer kann nicht empfunden werden, weil dieses Gefühl als zu bedrohlich erlebt wird und deshalb verleugnet werden muß. Bei Borderline-Patienten ist immer wieder nach einer Trennung ein „aus den Augen, aus dem Sinn“ festzustellen, wodurch im unmittelbaren Anschluß eine neue Beziehung scheinbar ohne eine Phase des Abschiednehmens möglich wird.

Dabei geht es in den Beziehungen von „Borderlinern“ weniger als bei einer reifen Liebesbeziehung um Lieben und Geliebtwerden. Sie empfinden sich oft als nicht wirklich liebenswert und entwerten sich parallel zur Existenz ihrer Omnipotenzgefühle. Noch quälender ist es wohl, daß diese Menschen von sich die Meinung haben, nicht einmal liebesfähig zu sein. Dies wird überspielt, indem der eine Partner durch einen anderen ersetzt wird. So wird der Versuch unternommen, sich selbst von der Existenz der eigenen Liebesfähigkeit zu überzeugen, an die im Grunde nicht geglaubt wird. Ein „Partner“ wird aufgrund der fehlenden Selbst- und Objektrepräsentanzen lebensnotwendig, aber nicht als eigenständiges Objekt wahrgenommen, sondern unbewußt aus einer inneren Not für eigene „Zwecke“ (Angstreduzierung) benutzt.

Herr P. kam zu uns, nachdem er sich von seiner Frau getrennt hatte. Er habe sie einst abgöttisch geliebt und, nachdem sie die erste Frau gewesen sei, der er nach seinem Umzug in Hamburg begegnet sei, geheiratet. Sehr schnell aber hätte es Probleme gegeben, sie habe immer nur ihre eigenen Interessen durchsetzen wollen und seine Probleme nicht sehen können. Deshalb habe Herr P. sie verlassen müssen. Sie sei „der Abschaum" und könne froh sein, wenn er ihr nicht mehr begegnete: Dann werde etwas passieren. Sie sei es nicht wert, auf der Welt zu sein. Nach der Trennung von seiner Frau war der Patient in eine suizidale Krise geraten. Gewissermaßen wie Phönix aus der Asche tauchte er wieder auf, als er sich in eine Mitpatientin, Frau X., verliebte. Allen Hinweisen und Deutungen in bezug auf diese neue Beziehung hörte er zu, aber wirklich aufnehmen und annehmen konnte er sie nicht. Er teilte mit, er habe sich noch nie in seinem Leben so gut und stabil gefühlt, er wolle Frau X. alsbald heiraten. Selbst den Hinweis auf seinen Status als Verheirateter ignorierte er. Herr P. und Frau X. verlobten sich auf der Station und schienen untrennbar zu sein. Herr P. bestand darauf, gemeinsam mit Frau X. entlassen zu werden. Irritationen kamen kurzzeitig auf, als er entdeckte, daß seine „Noch-Ehefrau" wohl doch sehr liebenswerte Züge hatte. Er beschloß, mit ihr und Frau X. gemeinsam Weihnachten zu feiern.

2.2.5 Verleugnung

Der Abwehrmechanismus der Verleugnung dient – ebenso wie die anderen Hilfsabwehrmechanismen – zur Verstärkung bzw. Aufrechterhaltung der Spaltung, weil nur so das innere „Weltbild" beibehalten und dadurch „Ordnung" in die Welt gebracht werden kann.

Mittels der Verleugnung werden eigentlich bekannte und deshalb nicht zu leugnende Tatbestände gewissermaßen „ausgeblendet" und sind zu dem Zeitpunkt der Verleugnung auch tatsächlich nicht „abrufbar". Es handelt sich also um einen anderen Prozeß als beim Lügen, bei dem ein bewußter Inhalt wissentlich verfälscht wird.

Borderline-Patienten können selbst eigentlich unstrittige äußere Realitäten soweit verleugnen, daß auch bei Konfrontation mit diesen Realitäten damit verbundene Ereignisse und/oder Gefühle nicht abrufbar sind.

Frau Q. war zunächst davon ausgegangen, daß sie eine glückliche Kindheit gehabt habe. Ihre Eltern seien immer für sie dagewesen und hätten sie immer in den Arm genommen, wenn sie in seelischer Not gewesen sei. Insbesondere jede Form einer Übergriffigkeit und Gewalt in der Familie habe – so äußerte sie ungefragt – nie bestanden. Schließlich erinnerte sich die Patientin jedoch zur eigenen Verblüffung, daß der Vater Alkoholiker gewesen und ihr im Rausch „zu nahe auf den Pelz gerückt" sei. Außerdem habe er ihre Mutter und ihre Schwester geschlagen. Frau Q. begann Situationen zu schildern, in denen sie den Vater „rasend vor Wut" darstellte. Noch später teilte sie wie beiläufig und zur Überraschung der Therapeuten mit, ihre Eltern hätten sich scheiden lassen, als sie zehn Jahre alt gewesen sei. Zunächst hatte sie angegeben, ihre Eltern führten bis heute eine glückliche Ehe. Die objektiv nachprüfbare Scheidung wurde also lange verleugnet. Zu betonen ist, daß keinesfalls nach Ereignissen wie Mißbrauch bzw. Mißhandlung (s. Kap. 2.4.2) gefragt wurde, sondern die Erinnerung an diese traumatisierenden Ereignisse erst zurückkehrte, als Frau Q. sich verstanden und gehalten fühlte. Durch die stützende und empathische Atmosphäre, durch die haltende Funktion (Kap. 3.1.2.4), wurde die „Blockade" aufgehoben. Die Verleugnung war nicht mehr in dem Maße wie zuvor notwendig.

Häufig entstehen Situationen, in denen der Patient auf eine Weise vorgeht, die ihm allzu bekannt ist und die letztendlich stets zu einem Scheitern geführt hat. Bei Konfrontation ist er zwar meistens zu einer sofortigen Einsicht in die aktuelle Lage fähig und ein Erinnern früherer vergleichbarer Zustände erreichbar. Jedoch ist das Integrieren, das Verbinden früherer Erfahrungen mit der aktuellen Situation, oft nicht möglich.

Herr Q. war bereits aus mehreren Therapien zu seiner immer wieder größten Verblüffung herausgeworfen worden. Stets hatte er sich zunächst als motiviert gezeigt, um nach kurzer Zeit jeweils eine Liebesbeziehung zu einer Mitpatientin zu beginnen. Im „Liebesrausch" spürte er sich, war er angstfrei und jeder Leidensdruck verflogen. Die Motivation, an sich zu arbeiten, bestand nur noch formal, eine Psychotherapie war nicht mehr möglich, denn „es geht mir gut, also was wollen Sie noch!" Diese Vorgeschichte war bekannt, als Herr Q. zu uns verlegt wurde. Zuvor war eine zunächst genehmigte Umschulung zum Suchttherapeuten von den Ausbildern unterbunden worden, als diese feststellten, daß Herr Q. selbst noch süchtig (Spielen, illegale Drogen) war. Bereits das Anstreben dieser Umschulung muß als massive Verleugnung der eigenen Problematik gesehen werden. Bei uns trat der anamnestisch bekannte Mechanismus schon am zweiten Tag hervor: Wir bemerkten, daß Herr Q. sich einer (mißbrauchten) attraktiven Mitpatientin annäherte. Eine massive Konfrontation führte zwar dazu, daß Herr Q. zunächst einsah, daß er bislang immer wieder über das Eingehen von sexuellen Beziehungen dem therapeutischen Prozeß entflohen war. Aber bereits eine halbe Stunde später sahen wir ihn im Fernsehraum in trauter Eintracht mit der oben erwähnten Patientin sitzen. Die Konfrontation hatte also für nicht einmal kurze Zeit zu einem Unterbrechen des Mechanismus der Verleugnung geführt.

Sehr anstrengend für das Team wird es, wenn ein Patient immer und immer wieder aufgrund einer massiven Verleugnung bisheriger (in der Therapie gemachter) entgegengesetzter Erfahrungen davon ausgeht, daß sich niemand um ihn kümmert.

In ihrer Kindheit und Jugend war Frau R. stets vor allem dann nicht von der Mutter gesehen worden, wenn sie sich in einer dramatischen seelischen Verfassung befand. Frau R. fühlte sich als der Aufmerksamkeit unwert. Einer der resultierenden Abwehrmechanismen war jener der Verleugnung. Diese ging so weit, daß Frau R. sich zunächst darin völlig sicher war, daß im Falle eines Urlaubs ihrer Therapeutin diese zweifelsfrei niemals wiederkehren oder aber zumindest nicht mehr mit ihr arbeiten wollen würde. Schließlich konnte Frau R. durch wiederholte Erfahrungen, daß die Therapeutin zurückkommt, von dieser Art der Verleugnung lassen. Weiterhin konnte sie über ein halbes Jahr lang nicht „speichern", daß sie sich in dem Falle, daß es ihr schlecht geht, nur an das Pflegepersonal zu wenden braucht, um „gehalten" zu werden. Sie mußte immer wieder zu dem Mittel der Selbstverletzung greifen, um danach zu erfahren, daß wir sie nicht in ihrem Leid ignorieren, sondern uns um sie kümmern, wenn es ihr schlecht geht. Erst nachdem es ihr gelungen war, die ständige Bereitschaft des Teams zu einem stützenden und einfühlenden Gespräch auch in ihren kritischen Phasen abzurufen, war Frau R. in der Lage, Quantität wie Qualität der Selbstverletzungen zunehmend zu verringern. Dabei habe sie von Beginn der Therapie an gewußt, daß sie in krisenhaften Situationen nur ins Dienstzimmer kommen müsse. Dieses Wissen konnte sie jedoch in akuten Phasen zunächst nicht einmal ansatzweise abrufen, es war also nicht integriert.

2.3 Gegenübertragung

Ein wichtiges Merkmal für das Erkennen einer Borderline-Störung ist eine ganz spezifische Art von heftiger Gegenübertragung bei allen, die mit diesen Patienten arbeiten. Gegenübertragungen sind jene Gefühle, die ein Patient im Gegenüber, also beispielsweise im Therapeuten oder Pfleger, auslöst. Gerade bei Borderline-Störungen ist es wichtig, sich immer wieder zu überlegen, woher beispielsweise die Wut auf den Patienten kommt. Nahezu regelhaft handelt es sich um eine Wut, die unbewußt vom Patienten initiiert wurde, um sich so eine Abnahme der eigenen inneren Spannung zu verschaffen. Ohne Berücksichtigung der Gegenübertragungsgefühle ist ein für den Patienten fruchtbarer, therapeutischer Umgang auf der Station nicht möglich, da die Mitglieder des Teams sonst auf eine Weise reagieren, die – obwohl vom Patienten initiiert – diesem schadet.

Die Patienten haben als Kind immer wieder die Erfahrung gemacht, daß Beziehungen (zu den Eltern) nicht tragfähig sind. So schlimm diese Erfahrung auch ist, so sehr ist dieses Erleben doch vertraut und wird allein deswegen immer wieder angestrebt. Verlassenwerden löst in „Borderlinern" weit weniger Ängste aus als dauerhafte Nähe, denn wenn diese Nähe entstünde, wäre ein Verlassenwerden geradezu unerträglich; folglich wird das Entstehen der Nähe im Keim erstickt.

Von daher werden Borderline-Personen immer wieder versuchen, Situationen herzustellen, in denen sie verlassen werden. Dies betrifft auch therapeutische Beziehungen. Manche Patienten verlassen die Station und kommen nicht mehr zurück. Andere – und dies auch noch nach monatelanger Therapie – verlassen die Station nicht selbst, sondern versuchen eine Reaktion seitens des Teams hervorzurufen, in der das Team versucht ist, den Patienten hinauszuwerfen und somit eventuell genau das zu tun, was der Patient unbewußt intendiert. Es bleibt dem Patienten bei „Gelingen" seiner Aktion das ihm so sehr bekannte Gefühl: Ich habe es ja immer gewußt, die taugen nichts, wollen nur schikanieren, sind zu faul, sich um mich zu kümmern, dabei habe ich einen guten Willen gehabt und war motiviert. Hier ein Beispiel dafür, wie eine Situation hergestellt wird, der ein Hinauswurf fast zwangsläufig folgt:

> Herr R. war bereits mehrfach bei uns gewesen und in der Lage, Beziehungen zu den Therapeuten so intensiv aufzunehmen, wie es ihm aufgrund der Schwere seiner Störung überhaupt möglich war. Wir hatten ihn immer wieder wegen verbaler, aber auch tätlicher Aggressionen (stets nur gegen Gegenstände, nie gegen Personen) entlassen müssen. Beim achten Aufenthalt brüllte er erneut herum, keiner solle ihm zu nahe kommen, er würde allen die Fresse polieren. Der Therapeut ging in den Raum, in dem Herr R. tobte, und schickte die anwesenden Mitarbeiter hinaus. Dies war durchaus kein Kamikaze-Unternehmen, sondern er konnte aufgrund seiner bisherigen Erfahrungen mit Herrn R. und der durchaus guten Beziehung zum Patienten davon ausgehen, daß dieser ihm nichts antun würde. Der Therapeut bat ihn nachdrücklich, sich nun endlich hinzusetzen; im Stehen zu reden hätte er keine Lust, zudem sei er nicht schwerhörig, Herr R. könne sich ihm gegenüber durchaus in normaler Lautstärke verständlich machen und möge ihm doch erzählen, was ihn so aufgebracht habe. Herr R. setzte sich hin, wurde ganz leise und fiel auch körperlich förmlich in sich zusammen. Er berichtete von einer aus der Sicht eines Gesunden banalen Kränkung und zeigte sich nun zugänglich, zerknirscht und fassungslos über seinen erneuten Ausbruch. Ihm wurde eine letzte Verwarnung erteilt. Wir haben den Patienten wenig später aus vergleichbarem Anlaß entlassen müssen und ihn nicht wieder aufgenommen, da aufgrund der Stimmung im Team gegen ihn eine haltende Funktion nicht mehr herstellbar war.

Auf der anderen Seite initiieren Patienten immer wieder Situationen, in denen sie versuchen, eine vermeintlich nötige, aber versagte Hilfestellung zu erzwingen – häufig über Suizidversuche oder andere autoaggressive Handlungen wie dem Beibringen von Schnittverletzungen. Derartige Handlungen lösen zunächst Hilflosigkeit und in deren Gefolge rasch Wut aus („soll er sich doch umbringen"), wobei auf der formalen Handlungsebene natürlich eine Versorgung erfolgt (z.B.

Verband anlegen). Durch manche Handlungen versuchen Patienten auch auszutesten, wie weit die Hilfestellungen des Therapeuten gehen, wie zuverlässig er wirklich ist.

Frau S. war über Monate suizidal und zerschnitt sich in solchen Phasen immer wieder die Haut. Auch nachdem von einer akuten Suizidalität nicht mehr die Rede sein konnte, behielt sie dieses Verhalten bei. Über Monate schnippelte sie fast täglich oberflächlich an den Unterarmen und der Hand. Jedoch kam sie jedesmal zu uns und zeigte uns die frische Wunde, die dann versorgt wurde. Unter dieser Zuwendung beruhigte sie sich: Sie hatte uns gezeigt, wie sehr sie in Not war, und wir hatten ihr bewiesen, daß wir uns um sie kümmern und ihre Not gesehen hatten. Eine direkte Kommunikation hierüber war der Patientin zu diesem Zeitpunkt nicht möglich – weder konnte sie sagen, wie schlecht es ihr geht, noch konnte sie direkte, verbale Hilfe annehmen. Durch diese indirekte Beziehungsaufnahme in Notsituationen gelang es schließlich doch, eine tragfähige therapeutische Beziehung herzustellen, wobei es sich auch als wichtig erwiesen hat, daß wir nicht bei jedem oberflächlichen Schnitt die Versorgung den Chirurgen überlassen haben, sondern selbst das Verbinden übernommen hatten, also eine Verbindung im doppelten Sinne herstellten: Als helfende Tat und verstehende Antwort in der Beziehung.

Typisch für den Umgang mit Borderline-Patienten ist, daß sich das behandelnde Team oftmals geradezu in die Haare gerät. Wenn ein Teil des Teams sich sehr für den Patienten einsetzt, ein anderer diesen ablehnt und kaum jemand unentschieden ist, dann läßt sich anhand dieser Gegenübertragungen vermuten, daß eine solche mit Vehemenz geführte Diskussion einen Patienten mit einer Borderline-Störung zum Gesprächsthema hat und die von dem Patienten initiierte Spaltung das Team erfaßt hat. In solchen Situationen bedarf es neben einer gewissen Schulung eines hohen Maßes an gegenseitiger Akzeptanz der Teammitglieder.

Der Wahrnehmung von Gegenübertragungsgefühlen steht die traditionelle ärztliche und pflegerische Haltung entgegen, nach der allen Patienten in gleicher Weise und unter Außerachtlassung der eigenen Gefühle begegnet werden sollte. Eine solche „klassische" Haltung führt dazu, daß die eigenen Gefühle dem Patienten gegenüber aus Gründen der „Professionalität" unterdrückt werden, ohne daß sie jedoch wirklich zu eliminieren wären. Später kommen diese unterdrückten, aber trotzdem existenten Gefühle – häufig in scheinbar banalen und unpassenden Situationen – um so heftiger zum Ausbruch und sind dann nachträglich nicht mehr der wirklichen Ursache zuzuordnen.

Als zwei Patientinnen kurz vor der Entlassung standen, vernachlässigten diese ihre Dienste auf Station – in erster Linie die Versorgung der Aquarien. Natürlich war der Grund für das zunehmend „patzige" Verhalten der Patientinnen die Angst vor der Entlassung und der Versuch, die Trauer bezüglich des Abschiedes von der Station nicht wahrzunehmen. In dieser Situation, in der das Pflegepersonal immer wieder das Füttern der Fische übernehmen mußte, wurden einige Mitglieder des Teams wütend darüber, daß wir überhaupt Aquarien besitzen und plädierten für deren Abschaffung. Dies wurde in Teambesprechungen so gedeutet, daß die Patientinnen ihre Gefühle projiziert hätten und auch wir mit dem Abschied von den Patientinnen zu tun hatten: Trauer läßt sich nicht einfach abschaffen. Als Folge dieser Diskussion wurde von uns der Abschied von den Patientinnen sehr bewußt gestaltet, wir nahmen deren Gefühle wahr und konnten mit ihrem Verhalten deutlich besser umgehen. Als Reaktion darauf entspannten sich auch die Patientinnen, deren Angst allein dadurch sank, daß sie ihre Gefühle durch uns nicht mehr heruntergespielt sahen.

Gefühle bei Teammitgliedern, insbesondere Wut, haben zumeist wiederholte und heftige Kränkungen durch den Patienten zur Ursache, der seine eigenen Konflikte nicht reflektieren kann, sondern diese ausagiert. Anfängliche Fürsorge des Teams schlägt bei ungenügender Wahrnehmung der Gegenübertragungsgefühle unter Umständen raptusartig in absolute Ablehnung des Patienten um, die beispielsweise sich in der kaschierenden, rationalisierenden Vermutung entlädt, die Therapie habe ja doch keinen Sinn, oder in dem Wunsch kumuliert, der Patient müsse unbedingt verlegt werden, denn andere könnten besser mit ihm umgehen, die Verlegung sei also nur in seinem Interesse. Manchmal ist eine Therapie wegen der heftigen Reaktionen eines Teams tatsächlich nicht mehr möglich und sinnvoll, so daß eine Verlegung zum Schutz des Patienten vor den Gegenübertragungen des Teams und gleichermaßen zum Schutz des Teams selbst als notwendig angesehen werden kann.

Frau T. war auf einer geschlossenen Station bereits seit langem in Behandlung. Sie hatte vor Jahren vorwiegend andere Personen angegriffen und später immer mehr autoaggressiv agiert. Ihre Arme waren von Narben nach Schnitt- und Brandverletzungen mit Zigaretten übersät, kaum ein unvernarbtes Hautareal war zu finden. Zumeist waren die Verletzungen oberflächlich. Frau T. wurde trotz ihrer massiven Auto- und Fremdaggressivität von der Mehrzahl der Teammitglieder gemocht und durchaus auch liebevoll umsorgt. Insbesondere die Oberschwester hielt ihre schützende Hand immer wieder über die Patientin, wenn die anderen schon gewissermaßen vor Wut platzten und sie am liebsten überall, nur nicht auf der Station gesehen hätten. Schließlich fügte Frau T. sich so tiefe Schnittverletzungen zu, daß diese mit fünf Nähten chirurgisch versorgt werden mußten. Frau T. entfernte jedoch immer wieder den Verband, der jedesmal aufs Neue angelegt wurde. Dann kam die Oberschwester hinzu, wie Frau T. die Fäden mit den Zähnen zerbiß und herausriß, so daß die Wunde klaffte. Dieses hohe autoaggressive Potential löste soviel Hilflosigkeit und Angst in der Oberschwester aus, daß ihr übel wurde. Es war ihr nicht mehr möglich, der Patientin mit der bisherigen Fürsorge zu begegnen. Als Frau T. von der Station entwich, bat die Oberschwester darum, daß sie nicht mehr auf der Station aufgenommen werde; sie habe ein Ekelgefühl und könne gegenüber der Patientin nicht mehr richtig und angemessen reagieren, habe aber infolge ihrer Ablehnung auch ein schlechtes Gewissen.

Selbst der am besten ausgebildete und motivierteste Mitarbeiter hat seine Grenzen, die respektiert werden sollten. Wenn ein Patient die Bezugsperson so hilflos macht wie es angesichts der autoaggressiven Handlungen bei Borderline-Störungen oft der Fall ist, ist eine Weiterbehandlung – zumindest vorläufig – nicht mehr möglich und sinnvoll.

Oft aber ist durch offene und fachkundige Information über den Patienten und durch Diskussionen über die Ursachen der Gegenübertragungsreaktion – beispielsweise im Rahmen einer ohnehin notwendigen regelmäßigen Supervision – eine weitere Zusammenarbeit zwischen Team und Patienten möglich.

Erwähnt werden muß, daß es neben der oben skizzierten Form der durch Übertragung und Projektion, also primär durch den Patienten ausgelösten Gegenübertragung, auch andere Formen der Gegenübertragungsgestaltung gibt. So weisen Kernberg, Selzer et al. (1993) darauf hin, daß Gegenübertragungsreaktionen die Folge von (in der Beziehung zum Patienten wiederauflebenden) ungelösten eigenen Konflikten des Therapeuten sein können; das entspricht der „klassischen" Definition der Gegenübertragung (s. Kap. 6). Daneben könnten Gegenübertragungsreaktionen auch aus Realitäten des Patienten wie des Therapeuten entstehen, die nicht im unmittelbaren Zusammenhang mit der Therapie stehen – etwa durch politische Verfolgung des Patienten (Mitleid des Therapeuten) oder wirtschaftliche Probleme des Therapeuten (in eigener Praxis). Es versteht sich von selbst, daß es wichtig ist, soweit wie möglich herauszufinden, auf welche dieser Formen eine Gegenübertragungsreaktion zurückzuführen ist.

Auf die Besonderheiten von Liebe und Sexualität hinsichtlich Übertragung und Gegenübertragung bei Inzestopfern weist Kernberg (1994; S. 811) hin. Sexuell traumatisierte Patienten könnten aufgrund eines Wiederholungszwanges den Therapeuten zu verführen versuchen: „Eine unbewußte Identifizierung mit dem Aggressor [s. Kap. 2.2.3] spielt in diesen Fällen eine wichtige Rolle, und die sorgfältige Deutung der von Wut geprägten Empörung darüber, daß der Analytiker nicht auf seine/ihre sexuellen Ansprüche eingeht, kann sehr viel Aufmerksamkeit erheischen, bis der Patient die Wahrung des psychoanalytischen Rahmens schließlich als etwas Erleichterndes und

Wertvolles erlebt." Gerade auch in solchen Fällen bedarf es der Wahrnehmung der Gegenübertragungsgefühle und unter Beibehaltung der technischen Neutralität (s. Kap. 3.1.2.4) deren Akzeptanz, um nicht dem Mißbrauchsopfer aus unbewußten Motiven – etwa der Abwehr sexuell getönter Gegenübertragungsgefühle – die haltende Funktion (s. Kap. 3.1.2.4) zu entziehen. Kernberg (1994; S. 812) weiter: „Patienten mit einer Borderline-Persönlichkeitsstruktur können besonders starke Wünsche nach dem Geliebtwerden zeigen, außerdem erotische Forderungen samt dem nachdrücklichen Versuch, den Therapeuten zu beherrschen, und sogar Selbstmorddrohungen als einen Versuch, vom Therapeuten gewaltsam Liebe zu erzwingen."

Bei fachlicher und persönlicher Kompetenz ist es möglich, sich Gegenübertragungsgefühle in der Psychotherapie zu Nutze zu machen – etwa wenn in dem Therapeuten im Erstgespräch eine Emotion entsteht und wahrgenommen wird, die bei hinreichender Kenntnis der eigenen emotionalen Reaktionen auf bestimmte Patienten in Verbindung mit klinischer Erfahrung diagnostische Aufschlüsse geben kann. Dies ist vergleichbar mit jenem „praecox-Gefühl", das erfahrene Psychiater von der Exploration eines Schizophrenen her kennen. Neben einer diagnostischen Hilfe kann eine Gegenübertragungsreaktion ein wichtiger Hinweis bei der Überlegung angemessener therapeutischer Strategien sein. So wird ein erfahrener Borderline-Therapeut in einer psychischen Situation des Patienten, die von dem Therapeuten als „fragil" und „instabil" wahrgenommen wird, weniger konfrontierend und mehr haltend sein, auch wenn der Patient vordergründig den Eindruck vermittelt, selbstsicher und kaum „verwundbar" zu sein: Oft ist die Fragilität eines Borderline-Patienten nicht anhand von Symptomen oder Aussagen des Patienten festzumachen, sondern ausschließlich durch Wahrnehmung der Gegenübertragungsreaktion. Die Einschätzung des psychischen Zustandes eines Borderline-Patienten ist also häufig im wahrsten Sinne des Wortes „Gefühlssache", wobei hier das Gefühl des Therapeuten, also die Gegenübertragungsreaktion gemeint ist. Nach sogenannten objektiven Hinweisen sucht der Therapeut manches Mal vergebens.

2.4 Genese der Borderline-Störung

Bislang ist die Frage, warum eine Person eine Borderline-Störung bekommt, nicht hinreichend zu beantworten. Auch ist völlig ungeklärt, ob es eine spezifische Ursache für eine Borderline-Störung überhaupt gibt.

Ein Erklärungsmodell ist jenes von Winnicott (1965, 1984): Danach hat es dem Kind in der ersten Lebensphase an einer haltenden, stützenden und schützenden Umgebung gefehlt (holding environment – s. Kap. 3.1.2.4). Green (1975) geht davon aus, daß dem Patienten Erinnerungen an frühe Erlebnisse, in denen er ein Sicherheits- und Identitätsgefühl aufbauen konnte, fehlen und er deshalb im späteren Leben ein solches Gefühl auch nicht entwickeln kann. Masterson (1972) hält frühe Trennungserfahrungen für bedeutsam für die Entstehung einer Borderline-Störung. Und Chessik (1977) beschreibt die Mütter von Borderline-Patienten als eigene Ängste verbergend und vom Kind fast grausam fordernd, daß es sich ihren Erwartungen gemäß entwickeln soll, ohne daß die Mutter dieses unbedingt ausgesprochen haben müsse.

2.4.1 Die Modelle von Kernberg und Mahler

Die beiden Modelle von Kernberg und Mahler werden hier kurz exemplarisch dargestellt. Eine ausführliche Beschreibung würde die Möglichkeiten dieses Bandes überschreiten. Neben diesen beiden Modellen existieren weitere wie jenes von Melanie Klein, mit dem sich Kernberg (1988) kritisch auseinandersetzt. Eine genaue Analyse und ein Vergleich der teils unterschiedlichen, teils sich ergänzenden Konzepte würde den Rahmen dieses Buches sprengen. Deshalb nur ein nur sehr kurzer Überblick über die bezüglich der Borderline-Störungen besonders relevanten Theorien von Kernberg und Mahler.

Kernberg (1978, 1990) meint, daß in den ersten Lebensjahren schwere Frustrationen im Kind zu einer Enttäuschung und als Folge davon zu prägenitaler, insbesondere oraler Aggression geführt hätten. Ob und unter welchen Umständen diese Enttäuschungen traumatisierend sind oder sein könnten, präzisiert er nicht. Einerseits bestünden libidinös bestimmte, also gute Selbst- und Objektbilder, andererseits werde durch die frühen Frustrationserfahrungen das innere Bild des Kindes von seinen Eltern, also die frühen Elternimagines, paranoid verzerrt, so daß dann aggressiv determinierte böse Objektbilder entstünden. Die im Falle einer gesunden Entwicklung übliche Integration dieser beiden Objektvorstellungen („gut" und „böse") mißlinge bei dem Kind. Als Folge dieser Verzerrung in Verbindung mit einer Projektion eigener aggressiver Impulse auf die Mutter werde diese vom Kind als potentiell gefährlich erlebt. Dieser Haß weite sich dann auf den Vater aus, denn das Kind könne unter dem Einfluß seiner exzessiven Spaltungsprozesse nur sehr mangelhaft zwischen Mutter und Vater differenzieren. So würde schließlich zunächst das Elternpaar und später der jeweilige Sexualpartner als bedrohlich und aggressiv durchsetzt erlebt.

Mahler (1975a; 1975b) sieht die Borderline-Störung als das Ergebnis einer Störung des Prozesses von Loslassen und Individuation in der sogenannten Phase der Wiederannäherung (etwa 18. bis 36. Lebensmonat): Das Kind erkenne nach und nach, daß die Eltern eigenständige Individuen mit eigenen Interessen seien und müsse schließlich auf die Vorstellung von der eigenen Größe und auf die eigene Beteiligung an der Allmacht der Eltern verzichten. Schließlich entstünden einerseits Haß auf und Enttäuschung über die Mutter, andererseits aber halte das Kind an dem Bild der guten, spendenden und völlig mit ihm verbundenen Mutter fest.

Vielleicht sollte man hier Kernberg (1988; S. 134) selbst zu Wort kommen lassen: „Zum Schluß möchte ich festhalten, daß meine theoretischen Formulierungen, die auf die Anwendung eines Begriffsrahmens der Objektbeziehung auf die Strukturanalyse von Patienten mit Borderline-Persönlichkeitsstruktur zurückgehen, und die Implikationen dieses Rahmens für die psychoanalytische und psychotherapeutische Technik im wesentlichen mit dem Objektbeziehungsansatz von M. Mahler...im Einklang stehen. M. Mahlers grundlegende Beiträge zum Verständnis der frühkindlichen wie kindlichen Entwicklung und deren Beziehung zur Strukturbildung und zur Psychopathologie haben vielleicht mehr als jede andere psychoanalytische Arbeit dazu beigetragen, die Kluft zu schließen zwischen der Theoriebildung über normale und pathologische Frühentwicklung, die aus der Psychopathologie und der psychoanalytischen Forschungsarbeit an Erwachsenen abgeleitet wurde, und der gegenwärtigen psychoanalytisch geleiteten Beobachtung und Untersuchung der Frühentwicklung des intrapsychischen Erlebens und der Strukturbildung beim Kind."

2.4.2 Mißbrauch und Mißhandlung

Schätzungen des Deutschen Kinderschutzbundes besagen, daß 10% aller Kinder von ihren Eltern massiv mißhandelt werden (Schaper 1994). In einer Anhörung im Mainzer Landtag (1989) wurde geäußert, daß jede vierte Frau vor dem 14. Lebensjahr Erfahrungen mit sexuellem Mißbrauch in der Familie gemacht hat. Nun ist wohl – die Korrektheit dieser Behauptung vorausgesetzt – kaum davon auszugehen, daß jede vierte Frau an einer im eigentlichen Sinne psychischen Störung erkrankt. Hieraus ergibt sich zunächst die Frage, worin ein offenbar dann doch existenter protektiver Faktor besteht. Ist es das Verhalten des nicht mißbrauchenden, des anderen Elternteils? Oder ist das Alter des Kindes, in dem dieses den Inzest erlebt, ein wesentliches Moment? Diese Fragen können hier nur aufgeworfen, nicht aber beantwortet werden. Geht es doch an dieser Stelle vielmehr um die pathogenen Auswirkungen von Mißbrauch und Mißhandlung, deren Vorkommen uns regelmäßig in der stationären Psychotherapie von Borderline-Patienten aufgefallen ist.

2.4.2.1 Zum Zusammenhang von Mißbrauch/Mißhandlung und Borderline-Störungen

Zur Problematik von Mißhandlung und Mißbrauch bei Borderline-Patienten ist auch in fundamentaler Borderline-Literatur vielfach kein konkreter Hinweis zu finden. Auch nicht bei Kernberg (1978, 1990; S. 64), der allerdings ausführt: „Eine derartige 'Kontaminierung' des Vaterbildes durch ursprünglich nur auf die Mutter projizierte

Aggression bei ungenügender Differenzierung zwischen Vater und Mutter (...) führt bei Kindern beiderlei Geschlechts häufig zur Verinnerlichung einer als überaus gefährlich erlebten 'vereinigten Vater-Mutter-Imago', was wiederum zur Folge hat, daß später alle sexuellen Beziehungen als bedrohlich und aggressiv durchsetzt erlebt werden." Wenn Kontaminierung mit Mißbrauch und die auf die Mutter gerichtete Aggression mit einem zu geringen mütterlichen Schutz (gegen Mißbrauch/Mißhandlung) in Verbindung gebracht würden, beschreibt dieser Satz genau, was in Inzestopfern vor sich geht.

Etwas präziser nimmt Lohmer (1988; S. 41) Stellung. Er illustriert anhand eines Fallbeispiels die Ambivalenz des Kindes gegenüber dem Vater und berichtet, daß eine Patientin den Vater als sowohl sexuell verführend und unberechenbar, aber auch als bewunderten Lehrer gesehen habe: „Dabei fällt auf, daß die Patientin die Beziehung zu ihrem Vater nicht ambivalent als einerseits bedrohlich und andererseits befriedigend beschreibt, sondern wie von zwei verschiedenen Vätern spricht...in der sexualisierten Beziehung zum Vater überwiegt die Angst vor sexuellem Mißbrauch und der Konflikt zwischen Inzestwünschen und -ängsten. Die entwertete Mutter wird von der Patientin nicht nur als kaum verfügbar, sondern auch als gefährliche Verfolgerin erlebt, die sich an der Patientin für die Verdrängung aus der Rolle der Ehefrau grausam rächen könnte. Das Fehlen der Generationsschranke provoziert so eine vorzeitige Ödipalisierung..." Auch bei Lohmer fehlen konkrete Angaben bezüglich einer Inzestanamnese.

Allgemeine Hinweise auf die Bedeutung einer konkreten Inzest-Problematik für die Entstehung einer Borderline-Störung sind in der Fachliteratur jedoch durchaus vorhanden, so bei Heigl-Evers, Heigl und Ott (1993), Hirsch (1987, 1994), Rohde-Dachser (1991) sowie Schneider und Dulz (1993).

Bryer, Nelson et al. (1987) untersuchten 66 weibliche Psychiatriepatienten und stießen in der Anamnese bei über 70% von ihnen auf sexuellen und/oder physischen Mißbrauch (i.S. von Mißhandlung), der vorwiegend bereits in früher Kindheit stattgefunden habe. 14 der Patientinnen litten an einer Borderline-Störung, zwölf von ihnen waren in früher Kindheit sexuell mißbraucht worden, also annähernd 90% der Borderline-Patienten. Und: Weniger als 10% der Patientinnen ohne nachgewiesenen sexuellen Mißbrauch waren an einer Borderline-Störung erkrankt.

Sehr ähnliche Daten erhoben Herman, Perry und van der Kolk (1989). Mehr als 80% der Borderline-Patienten (N = 21) hätten frühe Kindheitstraumata erlitten, wobei zwischen physischem Mißbrauch (Mißhandlung bei über 70%) und sexuellem Mißbrauch (bei fast 70% der Untersuchten) differenziert wird. Dies, so die Autoren, demonstriere den engen Zusammenhang zwischen Diagnose einer Borderline-Störung und Mißbrauchssituation in der Kindheit. Das höhere Risiko hinsichtlich eines sexuellen Mißbrauchs erkläre zudem den größeren Anteil von Frauen unter den Borderline-Patienten. Wenn die Borderline-Störung ein kompliziertes posttraumatisches Syndrom sei, so hätte dies direkte Auswirkungen auf die Therapie und könne dazu führen, daß manche der so häufig zu beobachtenden negativen therapeutischen Reaktionen auf Borderline-Patienten bei Berücksichtigung der frühkindlichen Traumaerfahrung vermieden werden könnten. Nigg, Silk et al. (1991) betonen, daß die mißbrauchten Borderline-Patienten einerseits stets einen erneuten Mißbrauch erwarteten und sich gleichzeitig einen wohlwollenden Beschützer wünschten. Im übrigen stünde der Inzest in Beziehung zu jenen masochistisch motivierten Strukturen, die in der von Mißbrauch und Indifferenz geprägten persönlichen Geschichte geschärft worden seien. Die Autoren fanden bei über 70% der Borderline-Patienten (N = 29) sexuellen Mißbrauch und bei fast der Hälfte körperliche Mißhandlung, unter depressiven Patienten (N = 14) hingegen nur bei knapp 30% Mißbrauch bzw. etwas über 40% Mißhandlung. In der Gruppe psychisch Gesunder (N = 15) wird die Quote jeweils mit 20% angegeben. Vergleichbare Größenordnungen sind zu lesen bei Ogata, Silk et al. (1990), die zudem darauf verweisen, daß beinahe 20% der Borderline-Patienten (N = 24), aber nur etwas über 5% der depressiven Patienten (N = 18) in der Kindheit eine körperliche Vernachlässigung erfahren hätten. Bedauerlicherweise wird nicht ausreichend zwischen den Geschlechtern differenziert, was aber bei einer Fallzahl von nur fünf männlichen Borderline-Patienten (gegenüber 19 Frauen) auch nur mäßigen Aufschluß über geschlechtsbezogene Rollenverteilungen gegeben hätte.

Byrne,Velamoor et al. (1990) geben bei Borderline-Patienten (N = 15) die Häufigkeit von sexuellem Mißbrauch in der Kindheit mit fast 90% (zum Vergleich: bei Schizophrenen weniger als 30%; N = 14), von Gewalt seitens des Vaters mit über 45% (unter 40%) und von Gewalt seitens der Mutter mit mehr als 50% (36%) an. Im Alter bis fünf Jahren sei eine Trennung von der Mutter bei 40% (Schizophrene 7%) erfolgt, eine körperliche Mißhandlung habe während einer Klinikbehandlung in der Kindheit bei einem Drittel (7%) stattgefunden. Ludolph, Westen et al. (1990) gehen von einer Mißhandlungsrate bei Borderline-Patienten (N = 27) von über 50% (psychiatrische Vergleichsgruppe rund ein Viertel; N = 23) und von einem sexuellen Mißbrauch bei über 50% (knapp 20%) aus.

Stauss (1993) schreibt, daß annähernd 90% der Borderline-Patientinnen sexuelle Mißbrauchserlebnisse berichtet hätten. Zanarini, Gunderson et al. (1989) schließen aus ihren Daten, daß über 90% der Borderline-Patienten sexuell mißbraucht und/oder vernachlässigt worden seien und verweisen auf die Bedeutung gerade auch des verbalen Mißbrauchs (abwertende und beleidigende Bemerkungen), der bei über 70% der Borderline-Patienten (N = 50) festgestellt worden sei. Swett, Surrey und Cohen (1990) stellten bei 25% der mißbrauchten, aber nur bei 6% nichtmißbrauchter Patienten eine Borderline-Störung fest (N = 125).

Da davon ausgegangen werden kann, daß die multiple Persönlichkeit kein grundsätzlich eigenständiges Krankheitsbild darstellt, sondern als extreme Variante einer dissoziativen Reaktion zu den Symptomen der Borderline-Störung gehören kann (s. Kap. 2.1.5.1), soll auch jenes Ergebnis von Ross, Miller et al. (1990) angeführt werden, nach dem bei 95% der 102 Untersuchten mit einer multiplen Persönlichkeit physischer und/oder sexueller Mißbrauch stattgefunden habe.

Kinder mit einem Altersdurchschnitt von 10,8 Jahren und einer Borderline-Störung (N = 44) sind nach Goldman, D'Angelo et al. (1992) signifikant häufiger mißbraucht worden als die Kinder der Vergleichsgruppe (N = 100) – mehr als fraglich erscheint es jedoch, bei Kindern dieses Alters bereits von der Existenz einer Borderline-Störung auszugehen.

Shearer, Peters et al. (1990) betonen den Zusammenhang zwischen Inzest und selbstdestruktiven Verhaltensweisen (einschließlich Drogenmißbrauch) sowie Eßstörungen, während Mißhandlung eher zu einer Somatisierung führe. Carmen, Rieker und Mills (1984) stellen heraus, daß bei mißbrauchten Personen (N = 80) seltener psychotische Symptome, aber häufiger Suizidversuche zu finden seien als bei nichtmißbrauchten Patienten (N = 108), mißbrauchte Patientinnen hätten in 24% der Fälle selbstzerstörerisches Verhalten gezeigt, das bei nichtmißbrauchten deutlich seltener (9%) zu beobachten sei. Heins, Gray und Tennant (1990) betonen, daß Halluzinationen bei in der Kindheit sexuell Mißbrauchten viele Jahre fortbestehen können, jedoch von Halluzinationen bei Schizophrenen zu trennen seien. Auch Goff, Brotman et al. (1991) beobachteten nach Mißbrauch in der Kindheit vermehrt „innere Stimmen" und unterscheiden davon ausdrücklich akustische Halluzinationen; ferner seien bei in der Kindheit mißbrauchten Patienten signifikant häufiger als bei anderen Dissoziation, Amnesie und Drogenabusus zu finden, also Symptome, die besonders häufig im Zusammenhang mit Borderline-Störungen zu beobachten sind.

2.4.2.2 Psychodynamik von Mißbrauch/Mißhandlung

Da das Thema Inzest mittlerweile in der Öffentlichkeit breites Interesse gefunden hat, werden zunehmend auch Äußerungen publiziert, die nur bei oberflächlicher Betrachtung als lediglich „interessant" zu sehen sind. Wenn Charlotte Gainsbourg, die Tochter von Serge Gainsbourg und Jane Birkin, öffentlich bekundet „Ich finde den Wunsch nach Zärtlichkeit und Nähe, auch nach Sex mit einem Verwandten, ob Bruder oder Vater, vollkommen natürlich" (Herpell 1993; S. 26), so weist dies bei näherem Betrachten den Weg zur Psychopathologie jener Inzestopfer, die eine kompensierende Form des Umgangs mit ihrer Geschichte gefunden haben, um nicht an ihr zu zerbrechen. Nicht ohne Grund wird Mißbrauch von Shengold (1979) als „Seelenmord" charakterisiert.

Eine Fülle sich wechselseitig beeinflussender Faktoren entscheidet darüber, ob der sexuelle Mißbrauch/die körperliche Mißhandlung eines Kindes (meist durch einen Familienangehörigen) zu einer psychischen Störung führt, wie schwer diese ist und welche Symptome dann vorherrschen. Zu nennen sind beispielsweise das Alter des Kindes zu Beginn des Mißbrauchs/der Mißhandlung, Art und Dauer der Handlungen des Täters, vor allem aber auch die prätraumatische Persönlichkeitsentwicklung des Opfers.

Das vielleicht wesentliche Moment ist aber wohl die Qualität aller innerfamiliären Beziehungen und der Persönlichkeitsstrukturen der Eltern und unter Umständen Geschwister. Ein Täter (der natürlich auch weiblichen Geschlechts sein kann) vermag sich außerhalb der Phasen des Mißbrauchs/der Mißhandlung durchaus unterschiedlich in der Beziehungsgestaltung zum Opfer (unabhängig vom Geschlecht des Kindes) zu verhalten. Auch der Partner des Täters kann sich je nach eigener Struktur und Beziehung zum Täter mehr oder weniger für den Schutz des Kindes einsetzen, was nicht zuletzt von der Beziehung zwischen dem Kind und eben diesem Partner des Täters abhängt. Gleiches trifft auf eventuell vorhandene Geschwister und alle anderen in der Kernfamilie lebenden Verwandten zu. Im günstigsten Fall vermag eine schützende Einmischung zum Schutz des Kindes eine Fortsetzung der traumatisierenden (Un)Taten zu verhindern und damit weiteren Schaden abzuwenden. Dies geschähe wohl auch durch rechtzeitiges Einleiten einer Therapie des Kindes, wobei die Bereitschaft zu einem derartigen Schritt nicht zuletzt abhängig vom Bildungsstand und – jedenfalls bei Selbstbeteiligung an den Psychotherapiekosten – von der wirtschaftlichen Lage der Familie sein dürfte.

Mißbrauch und Mißhandlung in der Kindheit werden weniger hinsichtlich der krankheitsspezifischen Symptome pathognomonisch sein, sondern vielmehr hinsichtlich der Art der beim Kind entwickelten Abwehrmechanismen. Insbesondere ist hier die Spaltung im Sinne von Kernberg als Abwehrvorgang zur Vermeidung einer Generalisierung von Angst (s. Kap. 2.2.1) zu nennen.

Spaltung in gute und böse Objektrepräsentanzen entsteht bei gravierenden Erfahrungen sowohl von Frustration wie auch Aggression – ein Vorgang, wie er bei von nahestehenden Personen mißbrauchten/mißhandelten Patienten allzu verständlich sein dürfte. Kernberg (1978, 1990; S. 45) führt zum Mechanismus der Spaltung aus: „Er dient ebenfalls dem Schutz des Ichs vor Konflikten, aber auf andere Weise, nämlich durch Dissoziation, durch ein aktives Auseinanderhalten von miteinander im Konflikt stehenden – nämlich einerseits libidinös determinierten und andererseits aggressiv determinierten – Introjektionen und Identifizierungen..."

Wirtz (1991; S. 85) versteht die langfristigen Folgen sexueller Ausbeutung als chronische posttraumatische Belastungsstörung. Zu deren charakteristischen Symptomen „gehören das Wiederbeleben des traumatischen Ereignisses, eine 'psychische Erstarrung', die auch als 'emotionale Anästhesie' bezeichnet wird, und eine Vielzahl vegetativer oder kognitiver Symptome. Die emotionale Labilität, die depressiven Verstimmungen und Schuldgefühle beeinträchtigen nicht nur alle zwischenmenschlichen Beziehungen, sondern sie können auch zu selbstschädigendem Verhalten und Suizidhandlungen führen."

Zu diesem Thema äußerte sich Freud bereits vor über 70 Jahren (1924; S. 17) – in Anbetracht des Tabucharakters des Problems Inzest zwar verklausuliert, aber letztlich doch unmißverständlich: „Die 'Zärtlichkeit' der Eltern und Pflegepersonen, die ihren erotischen Charakter selten verleugnet ('das Kind ein erotisches Spielzeug'), tut sehr viel dazu, die Beiträge der Erotik zu den Besetzungen der Ichtriebe beim Kinde zu erhöhen und sie auf ein Maß zu bringen, welches in der späteren Entwicklung in Betracht kommen muß, besonders wenn gewisse andere Verhältnisse dazu ihren Beistand leihen."

Während Freud noch etwas unscharf formulierte, hat dessen Schüler Ferenczi (1933, 1982; S. 309) einige Jahre später deutlicher auf die tiefgreifende Störung des Selbstwertsystems als Inzestfolge hingewiesen. Er schrieb, daß die „Persönlichkeitsform" des inzestuös mißbrauchten Kindes nur aus Es und Über-Ich bestehe, einer Persönlichkeit, „der also die Fähigkeit, sich selbst auch in der Unlust zu behaupten, noch abgeht, gleichwie für das nicht ganz entwickelte Kind das Alleinsein, ohne mütterlichen und sonstigen Schutz und ohne ein erhebliches Quantum von Zärtlichkeit, unerträglich ist". Ferenczi macht hier – bereits Jahrzehnte vor der Entwicklung der

Objektbeziehungstheorie – auf die Bedeutung der Objektbeziehungen aufmerksam. Er betont, daß mangelnde Bemutterung, die durch keine andere Bezugsperson kompensiert worden ist, die Ursache für die Selbstpathologie des Inzestopfers ist.

Entwicklungspsychologisch wird die Entstehung der Borderline-Störung der Separations- und Individuationsphase (Mahler, Pine und Bergmann 1975, 1978) zugeordnet. Während der Separations- und Individuationsphase sollten libidinöse und aggressive Strebungen, die zunächst noch mehr oder weniger unverbunden nebeneinander existieren, integriert werden. Das Kind sei noch hin- und hergerissen zwischen Trennungsangst und Sicherheitsstreben, zwischen der Entwicklung der eigenen Autonomie sowie der Distanz zur Mutter und gleichzeitig dem Wunsch nach inniger Nähe zu ihr. Also sei die Separations- und Individuationsphase gekennzeichnet von ausgeprägter Ambivalenz und Ambitendenz.

Das „erfolgreiche“ Durchlaufen dieser Phase ist eine Voraussetzung dafür, daß sich innere Vorstellungen von sich selbst wie den Bezugspersonen zu stabilen Größen, also stabilen Selbst- und Objektrepräsentanzen ausbilden. Ihre Existenz wirkt als Fundament eines gesunden Selbst und ist damit unverzichtbar zur Entwicklung der Fähigkeit zum Ausbilden von Vertrauen anderen Personen gegenüber. Eine Beziehungsfähigkeit kann ohne stabile Selbst- und Objektrepräsentanzen nicht entstehen. Bei Borderline-Patienten ist dieser Schritt nicht gelungen, mit der Folge der chaotischen und zwischen den Extremen von Symbiosewunsch und heftiger Ablehnung hin- und herschwankenden Beziehungsmuster. Das geringste vermeintliche Fehlverhalten eines Freundes bringt im „Borderliner“ das innere Bild dieses Freundes zum Einstürzen, die Idealisierung kippt, und an ihre Stelle treten Entwertung und Haß auf die der Freundschaft nun unwert erlebte Person.

Um die notwendigen Entwicklungsschritte erfolgreich durchlaufen zu können, ist das Kind ganz besonders in der Separations- und Individuationsphase auf die Stabilität der mütterlichen Liebe und auf „positive Spiegelung“ (Kohut 1971, 1976) durch die Mutter angewiesen. Auf reales oder emotionales Verlassenwerden, auf Nichtgesehenwerden und auf fehlende Akzeptanz reagiert das Kind zwangsläufig mit Enttäuschung und Aggression. Insbesondere wenn ein Mißbrauchs- bzw. Mißhandlungstrauma hinzukommt, muß das Kind an jenen für diese Entwicklungsphase typischen Spaltungsmechanismen festhalten, der Schritt der Integration von „gut“ und „böse“ mißlingt.

„An Stelle der überwiegenden libidinösen Valenz,“ so Schneider und Dulz (1993; S. 240), „tritt das Vorherrschen aggressiver Triebkomponenten. Aber je tiefer die Enttäuschung und der daraus resultierende Haß an der versagenden Mutter werden, desto vehementer hält das Kind am Bild der guten und spendenden, der symbiotischen Mutter fest. Die Aggression gilt der Mutter der Trennung, die Liebe der Mutter der symbiotischen Phase. Die Spaltung dieser beiden Mutterbilder persistiert und prägt die späteren Beziehungen nach diesem Muster – auch die zwischen Patient und Therapeut.“

Bis zur Entwicklung einer eigenen Reife und Identität ist das Kind mit den Eltern identifiziert und internalisiert deren Haltungen und Wertvorstellungen. Dieses wird dann auf besonders plastische Weise in Momenten sichtbar, in denen ein Kind die Eltern im Verhalten imitiert. Wenn aber die Beziehung zu den Eltern so tiefgreifend gestört ist, wie dies im Rahmen einer Atmosphäre von Mißbrauch bzw. Mißhandlung zu erwarten ist, wird die Ausbildung reifer Introjekte und Abwehrmechanismen gestört.

Als Folge davon kann das Kind sich nicht von den frühen Introjekten befreien. Egal, ob die Mutter oder der Vater das Kind mißhandelt oder mißbraucht haben: Sowohl Mutter- als auch Vaterimago sind ambivalent besetzt und bleiben dies in hohem Maße. Ein Beispiel: Wenn eine „gute“ Mutter für das Kind – sei es durch persönliche Defizite hinsichtlich des Ausfüllens der Mutterrolle oder auch aufgrund unvermeidbarer Abwesenheit etwa wegen eines Krankenhausaufenthaltes – nicht verfügbar ist, wendet sich dieses zwangsläufig dem Vater zu. Hier sucht das Kind natürlich eine ausreichende Bemutterung, einen „Muttterersatz“. Wenn es statt dessen mit grenzverletzender Sexualität oder körperlicher Mißhandlung konfrontiert wird, muß dies traumatisierend wirken.

Ganz allgemein wird eine gute Beziehung zum Vater für ein Kind zur Basis der Überwindung jener in dieser Phase typischen Ambivalenz gegenüber der Mutter. Nur mit Hilfe des Vaters ist ein Wachsen der eigenen Identität des Kindes möglich, nur so kann es sich ausreichend von der Mutter ablösen und zu einem eigenständigen weiblichen Wesen werden. Wenn nun aber ein Mißbrauch oder eine Mißhandlung durch den Vater stattfindet, versagt der Vater hinsichtlich der von dem Kind gewünschten „Bemutterung" im Sinne von Fürsorge und Halten, also in seiner Vaterrolle an sich. Dieses ist das erste Problem. Verstärkend kommt hinzu, daß das Kind durch die Tat des Vaters zusätzlich noch in der Ausbildung eines stabilen Selbst behindert wird. Mithin wird der Vater zum „doppelten Täter": durch das Versagen der notwendigen Bemutterung und durch die Tat des Mißbrauchs bzw. der Mißhandlung.

Frau U. wurde häufig von ihrem Vater sexuell mißbraucht. Einerseits versteckte sie sich vor ihm im Kleiderschrank, andererseits freute sie sich, wenn er sie zu (meist ebenfalls alkoholisierten) Freunden mitnahm. Zu Beginn der Pubertät begann sie, auf ihre sich entwickelnden Brüste heftig mit den Fäusten zu schlagen. Die weiblicher werdenden Hüften schnürte sie mit einem Gurt ab. Mit einem Augenbrauenstift malte sie sich einen Schnurrbart und ausgesprochen männlich wirkende Augenbrauen. Frau U. trug nur Männerkleidung, spielte nur mit Jungen. Als die Pubertät fortschritt, legte sie sich ins Bett und erhob sich nur, wenn sie unbeobachtet war. Gelegentlich ging sie in einen Park, wo bereits mehrfach Frauen vergewaltigt worden waren – dort wollte sie dem Vergewaltiger auflauern. Diesem ist sie nie begegnet; wie ein solches Zusammentreffen ausgegangen wäre, muß (glücklicherweise) offen bleiben.

Hierzu erneut Schneider und Dulz (1993; S. 240-241): „Selbst wenn der Vater außerhalb des Inzests seine Tochter liebevoll und einfühlend umsorgt, ihr das Gefühl vermittelt, auf ganz besondere Art geliebt zu werden, erfährt sie durch ihn, daß Frauen in der Sexualität ausbeutbar, also minderwertig sind. Das kann zur masochistischen Unterwerfungshaltung, zu sadistisch-rachenehmendem, zu promiskuitivem Verhalten oder zur totalen sexuellen Abstinenz führen. Jede sexuelle Gewalt stürzt eine Frau in ein Ohnmachtserleben, um so mehr aber noch ein hilfloses Kind."

Dieses Ohnmachtserleben wird dadurch noch verstärkt, daß die Gewalt von dem Vater, also einem Menschen verübt wird, dem eine schutzgebende Funktion zukommt, dem sich das Kind naturgemäß anvertrauen können muß. Folglich entstehen in dem Kind bezüglich des Täters zwei unvereinbare, ja geradezu konträre Objektrepräsentanzen: Der „eine" Vater als Behüter und Ernährer der Familie, als der „Gute", und im Gegensatz dazu der „andere" Vater als jene die körperliche und psychische Unversehrtheit des Kindes verletzende Person, als der „Böse". Die Integrierung dieser beiden inneren Bilder des Vaters kann nicht gelingen, die Ausbildung der Spaltung als zentralem Abwehrmechanismus bildet den einzigen Ausweg in dieser vom Kind nicht mitzugestaltenden krisenhaften Lage.

Jenes dem Täter Ausgeliefertsein hat zwangsläufig Auswirkungen auf das Erwachsenenalter. Das Inzestopfer bildet gewissermaßen als Notwehr, als Versuch des Vermeidens weiterer Verletzungen, das Bedürfnis nach vollkommener Kontrolle aus und sucht alle Situationen zu meiden, die scheinbar nicht kontrollierbar sind. Genauso ist die Beziehungsgestaltung von Borderline-Patienten zu erleben, die von ständigen Machtkämpfen gerade auch in (aus externer Sicht) völlig banalen Situationen geprägt ist.

Die frühkindliche Erfahrung des ohnmächtig Ausgeliefertseins setzt eine Regression mit Reaktivierung früh-infantiler Ängste in Gang mit dem Ziel, „die eigene Ohnmacht durch Verschmelzung mit einem omnipotenten Objekt zu kompensieren. Der Täter erscheint allmächtig und wird so zum Introjekt des mißbrauchten Mädchens, was zur Folge hat, daß das Inzestopfer die Vorstellung des Täters über seine Person internalisiert; diese Introjektion findet im Ich-Ideal seinen Niederschlag. Das resultierende negative Selbstbild wird weiter verfestigt, indem der Täter, um seine eigenen Taten zu rechtfertigen, das Opfer für den Inzest verantwortlich macht und entwertet. Dabei bestraft und entwertet er genau das, was er von dem Opfer fordert: die Sexualität" (Schneider und Dulz 1993; S. 241).

Ehlert und Lorke (1988; S. 523) führen inhaltlich ergänzend aus: „Die 'sexuelle Verdorbenheit' ist das, was dem Kind verboten, was ihm zum Vorwurf gemacht wird, was aber gleichzeitig zum Zweck der sexuellen Erregung von ihm verlangt wird. Die sexuellen Übergriffe stellen dann die Bestätigung der 'Verdorbenheit' und deren 'Bestrafung' gleichzeitig dar". Mit anderen Worten: Das Kind identifiziert sich mit dem mißbrauchenden Täter. Nunmehr hat dieser in der Phantasie des Kindes das Recht zum Mißbrauch. Schuldig fühlt sich das Opfer, das sich nun nicht mehr den Anspruch zubilligen kann, geliebt zu werden. Das Kind kommt sich im Vergleich zu anderen Kindern anders vor, erlebt sich auch nach außen als beschmutzt sowie gebrandmarkt und übernimmt schließlich für den Inzest die Verantwortung: Das Kind empfindet sich als nicht nur am Inzest schuldig, sondern versucht, den Tätervater aus seiner Verantwortung zu entlassen; es entschuldigt ihn also gleichzeitig mit der Selbstbezichtigung.

Bereits Ferenczi (1933, 1982; S. 512) erkannte und benannte diese Zusammenhänge: „Ablehnung, Haß, Ekel, kraftvolle Abwehr. Dies oder ähnliches wäre die unmittelbare Reaktion, wäre sie nicht durch eine ungeheure Angst paralysiert... Doch dieselbe Angst, wenn sie einen Höhepunkt erreicht, zwingt sie (Anm.: die Inzestopfer) automatisch, sich dem Willen des Angreifers unterzuordnen, jede seiner Wunschvorstellungen zu erraten und zu befolgen, sich selbst ganz vergessend sich mit dem Angreifer vollauf zu identifizieren. Durch diese Identifizierung, sagen wir Introjektion des Angreifers, verschwindet dieser als äußere Realität und wird intrapsychisch, statt extrapsychisch, und in der traumatischen Trance gelingt es dem Kinde, die frühere Zärtlichkeitssituation aufrechtzuerhalten. Doch die bedeutsamste Wandlung, die die ängstliche Identifizierung mit dem erwachsenen Partner im Seelenleben des Kindes hervorruft, ist die Introjektion des Schuldgefühls des Erwachsenen."

Zu der Auswirkung von Mißbrauch vs. Mißhandlung hinsichtlich der resultierenden und jeweils unterschiedlichen Symptomatik (Auto- vs. Fremdaggression) ist keine einschlägige Literatur bekannt. Psychodynamisch ist davon auszugehen, daß inzestuös (hetero- wie homosexuell) mißbrauchte Kinder durch die somit erlittene Demütigung in dem fragilen Selbst neuerlich erschüttert werden, sich als ausbeutbar, als minderwertig erleben. So folgern Schneider und Dulz (1993; S. 241-242): „Aufgrund einer Identifikation mit dem Täter hat dieser in der Phantasie des Opfers das Recht, ihm etwas Derartiges anzutun; das Opfer fühlt sich unwert, geliebt zu werden... Schließlich übernehmen die Opfer die Verantwortung und damit die Schuld am Inzestgeschehen." Von diesem Punkt hin zu der Durchführung autoaggressiver Handlungen scheint es dann nur ein kleiner Schritt zu sein.

Etwas anders verhält es sich bei mißhandelten Kindern, insbesondere männlichen Geschlechts: Täter und Opfer haben zumeist dasselbe Geschlecht und das Mißhandeln erscheint hier als ein Versuch der Kastration, als Versuch der Vermeidung eines späteren „Vatermordes". Ein entmannter, also sich selbst als schwach einschätzender Junge wird künftig eine Auflehnung gegen den nun auf ewig als übermächtig erlebten Vater kaum wagen und ihn deswegen nicht als „Familienoberhaupt" ablösen können, so daß dieser sich weiterhin als der Stärkere erleben kann, unbeeindruckt von biologischen Alterungsprozessen. Der Sohn kann also allenfalls flüchten, nicht aber seinen Beitrag zum üblichen Generationswechsel leisten.

Zur Reparation der daraus resultierenden vermeintlichen Schwäche bleibt manchem Mißhandelten nur, Stärke gegenüber anderen so zu zeigen, wie es einst der Vater vorgelebt hat: durch Fremdaggressionen. Diese gelten, so ist anzunehmen, insbesondere Personen, zu denen eine Vaterübertragung besteht, die zumindest partiell an den züchtigenden Vater erinnern. Insofern wäre die Mißhandlung anderer im Sinne fremdaggressiver Taten ein symbolischer Racheakt am Vater. Vergleichbar verhält es sich bei der Mißhandlung eines Mädchens durch ihre Mutter, die durch ihre Tat die junge Rivalin zu zerstören sucht („Spieglein, Spieglein an der Wand: Wer ist die Schönste im ganzen Land?").

Daß die Mißhandlung eines gegengeschlechtlichen Kindes der Abwehr von Inzestphantasien dient, kann nur vermutet werden. Da diese Phantasien jedoch vorwiegend die des Täters/der Täterin sind, stellt sich für das Opfer die Situation ähnlich dar, wie sie bereits für Mißhandlungen ausgeführt wurde – das Opfer nimmt zumeist weniger die Phantasie des Täters wahr als dessen so unmittelbar verletzende Handlungen.

Tab. 1 Zusammenhänge zwischen Form der Traumatisierung und Form der Aggression

	Männlich			Weiblich		
	Mißbrauch	Beides	Mißhandlung	Mißbrauch	Beides	Mißhandlung
Autoaggression	4	1	1	11	0	0
Beides	0	8	2	0	8	0
Fremdaggression	0	1	5	1	0	0
Summe	4	10	8	12	8	0
Gesamtzahl Pat.		22			20	

2.4.2.3 Eigene Daten

In dem bescheidenen Maß, welches während unserer klinischen Tätigkeit möglich ist, erfassen wir Daten zum Thema „Auswirkung von Mißbrauch/Mißhandlung auf die Form der Aggression des Opfers".

Diese Daten werden nicht auf jene Weise erhoben, wie dies für Forschungsprojekte üblich ist. So legen wir keine Fragebögen zum Thema Inzest bzw. Mißhandlung vor, weil wir soweit wie möglich vermeiden wollen, daß eine Situation des Investigierens entsteht, die psychodynamisch allzu deutlich an einen Mißbrauch, an ein „In-die-Patienten-dringen" erinnern würde. Dies wäre von den „Probanden" leicht als neuerlicher, psychogener Mißbrauch mißzuverstehen. Und diesen hätten dann – was sich zusätzlich traumatisierend auswirkte – ausgerechnet Personen begangen, zu denen eine Vater- oder Mutterübertragung besteht. Folglich setzt der Umgang mit mißbrauchten und mißhandelten Menschen ein hohes Maß an ethischem Bewußtsein voraus und erlegt der Anwendung üblicher wissenschaftlicher Methoden erhebliche Einschränkungen auf.

Aufgrund der Übertragung wäre als komplizierend zu befürchten, daß vermehrt falsch-positive bzw. falsch-negative Antworten gegeben würden – je nach dem Stand der Therapie und der jeweiligen, aktuellen Übertragungssituation. Befände sich der Untersucher als Therapeut gerade in einer „bösen" Rolle, wäre anzunehmen, daß vermehrt die Unwahrheit mitgeteilt würde, um dem „bösen" Frager zu schaden. Bestünde gerade eine positive Übertragungssituation, möglicherweise mit primitiver Idealisierung, würden manche Antworten vielleicht nur deshalb gegeben, um dem Therapeuten einen vermeintlichen Gefallen zu erweisen – auch hier mit der Folge realitätsverfälschender Angaben.

Die Daten stützen sich also ausdrücklich nur auf Angaben, die im Rahmen der regulären Therapie gemacht wurden. Auch während der Sitzungen vermeiden wir es, das Thema Mißbrauch/Mißhandlung von uns aus anzusprechen. Vielmehr war es ausnahmslos so, daß nach Ausbildung einer aus Sicht der Patienten offenbar tragfähigen Beziehung sämtliche Initiativen zur Bearbeitung der Themen Mißbrauch/Mißhandlung von den Patienten ausgegangen sind. Daraufhin wurden die Themen mit der gebotenen Sorgfalt natürlich bearbeitet und nicht ignoriert, wie es in manchen Therapien – wenn man sie dann noch so nennen kann – aus Gründen einer Befangenheit des Therapeuten geschieht. Ein Nichtbearbeiten des Traumas innerhalb der Therapie entspräche einer Wiederholung von Mißachtungserfahrungen, zum Beispiel durch den jeweils nicht mißbrauchenden Elternteil.

Zu den Daten: Alle bisher untersuchten 42 Borderline-Patienten (100%) haben im Rahmen der stationären Psychotherapie seit Beginn einer diesbezüglichen und noch nicht abgeschlossenen Studie konkrete Angaben über stattgefundene körperliche Mißhandlungen und/oder sexuellen Mißbrauch gemacht. Bei den männlichen Probanden überwogen Mißhandlungen, bei Frauen Mißbrauchserfahrungen. Bei Männern traten vermehrt fremdaggressive, bei Frauen autoaggressive Handlungen auf (Tab. 1).

Insgesamt ist bei der ganz überwiegenden Mehrzahl der Untersuchten festzustellen, daß die Gerichtetheit der Aggressivität weniger abhängig vom Geschlecht, sondern in erster Linie abhängig von der Form der Traumatisierung ist. Die Hypothese, sexueller Mißbrauch führe primär zu Auto- und körperliche Mißhandlung eher zu Fremdaggressivität, wird durch die bisherigen Daten (s. Tab. 1) erstaunlich weitgehend bestätigt. In nur zwei Fällen (4,8%) entsprach die Gerichtetheit der Aggression nicht zumindest auch der Form der Mißhandlung: Ein Patient gab körperliche Mißhandlung, nicht jedoch sexuellen Mißbrauch an und reagierte autoaggressiv, eine Patientin reagierte auf sexuellen Mißbrauch allein mit Fremdaggression (Tab. 2).

Allgemein muß angemerkt werden, daß die anamnestischen Angaben derartiger Erfahrungen nur mit der gebotenen Vorsicht zu verwenden sind, weil nicht nur häufig mnestische Lücken bestehen, sondern auch an eine „überpointierte" Darstellung realer Ereignisse im Sinne von Deckerinnerungen (auf dem Boden dann freilich gravierender Beziehungsstörungen zwischen Patient und Eltern) jedenfalls gedacht werden sollte.

Die 100%-Rate an Patienten mit einer Mißbrauchs- bzw. Mißhandlungsanamnese mag nicht für die gesamte Gruppe der Borderline-Patienten gültig sein. Aber sie liegt letztlich nur marginal über anderen vergleichbaren Daten (s. Kap. 2.4.2.1). Es ist zu vermuten, daß gerade bei Borderline-Patienten mit einer so gravierenden Störung, daß eine stationäre Behandlung erforderlich wurde, reale Mißbrauchs- und/oder Mißhandlungserfahrungen besonders häufig bestehen.

Umgekehrt nimmt der Stellenwert von Mißbrauch bzw. Mißhandlung hinsichtlich der Genese einer Borderline-Störung möglicherweise in jenem Maße ab, in dem die zu beobachtende Borderline-Störung als leichter zu bezeichnen ist. Vorerst muß noch offen bleiben, ob bei den leichteren Borderline-Störungen statt einer vollzogenen Mißhandlung/einem vollzogenen Mißbrauch vielmehr eine psychische Mißhandlung/ein psychischer Mißbrauch eine größere Bedeutung haben.

Noch ein weiterer Aspekt bedarf der Erwähnung: der narzißtische Mißbrauch. Die Grenzen zwischen psychischem Mißbrauch/psychischer Mißhandlung im Sinne eines narzißtischen Mißbrauchs des Kindes durch ein oder beide Elternteile einerseits und dem gesunden und „normalen" narzißtischen Gewinn aus einer Elternschaft andererseits sind fließend. So kann eine in einem ansonsten nicht von Mißbrauch geprägten Familienklima stattfindende mißbrauchende Handlung nicht traumatisierend wirken, während in einer generellen Atmosphäre des Mißbrauchs auch eine eigentlich nicht mißbrauchende Handlung vom Kind „mißverstanden" werden und damit zusätzlich das Trauma verstärken kann.

Es ist kaum zu bezweifeln, daß den subtilen Formen von Mißbrauch bzw. Mißhandlung – also verbaler, psychischer oder narzißtischer Prägung – sehr viel mehr Kinder ausgesetzt sind als konkreten Handlungen. Darüber, ob psychischer Mißbrauch bzw. psychische Mißhandlung weniger traumatisierend wirken als reale Taten, kann nur spekuliert werden. Denn einerseits sind die Handlungen konkret verletzend, andererseits dadurch auch genauso konkret für das Kind bzw. den späteren Erwachsenen zu erfassen. Rein psychische Taten hingegen sind niemals im eigentlichen Sinne aufklärbar und ziehen somit vermehrt Verunsicherungen und Selbstzweifel bezüglich der eigenen Wahrnehmungen und Erinnerungen nach sich.

Es wird indes sehr schwer möglich sein, derartige Zusammenhänge zwischen psychischem/narzißtischem Mißbrauch und Borderline-Störungen empirisch zu untersuchen, da diese Formen der Grenzverletzungen kaum nachweisbar sein dürften. Sie können zudem noch leichter als konkrete Handlungen der Eltern aus subjektiven Erinnerungen geboren sein.

Da narzißtischer (psychischer) Mißbrauch primär sexuell und/oder primär aggressiv gerichtet sein kann, vermag auch der narzißtische Mißbrauch einen wesentlichen Faktor zur Ausbildung jener wohl eher weniger schweren Formen von Borderline-Störungen darzustellen mit Prägung der Aggressionsrichtung (Auto- bzw. Fremdaggression) je nach Richtung des Mißbrauchs (sexuelle bzw. aggressive Tönung).

Die Form des Mißbrauchs ist abhängig von sozialen „Rollen": Frauen/Mädchen als „Sexualobjekt" werden von männlichen Tätern häufiger sexuell mißbraucht, Männer/Jungen von männli-

Tab. 2 Prozentuale Anteile an Theoriekonformität und Widerspruch (in Klammern die Zahl der Patienten)

	Theoriekonform	Uneindeutig (Mischung)	Theoriewidersprechend
Männlich	77,3 (17)	18,2 (4)	4,5 (1)
Weiblich	95 (19)	0 (0)	5 (1)
Gesamt	85,7 (36)	9,5 (4)	4,8 (2)

chen Tätern als „Konkurrenten" hingegen eher mißhandelt und somit kastriert. Bei weiblichen Tätern ist dieser Zusammenhang geschlechtsbezogen in umgekehrtem Sinne vorhanden: Sexueller Mißbrauch von Jungen zwingt diese in die Rolle des Sexualobjektes, Mißhandlung von Mädchen demontiert deren (spätere) Rolle als weibliche Konkurrentinnen um den Vater/Mann.

Dies erklärt, warum Borderline-Störungen in manchen Studien häufiger bei Frauen diagnostiziert wurden. Frauen weisen häufiger eine Mißbrauchsanamnese auf als Männer und entwickeln folglich häufiger jene autoaggressiven Reaktionsmuster, die als borderlinetypisch gelten. Männer hingegen sind häufiger mißhandelt worden mit der Folge fremdaggressiver Strebungen. Hierdurch werden Männer vermehrt als „Kriminelle", „Asoziale" und „Schläger" fehleingeschätzt. Wir selbst können keinen Unterschied in der Häufigkeit von Borderline-Störungen bei Frauen und Männern nachvollziehen, sondern nur eine anamneseabhängige unterschiedliche Form der Aggressionsrichtung bei Frauen bzw. Männern.

Wir leben in einer Zeit gravierender gesellschaftlicher Veränderungen. Folgen dieses Wandels sind zum Beispiel der Schritt von der Dreigenerationen- zur Zweigenerationen-Familie, eine frühere Ablösung der Kinder und auch eine geringere Präsenz etwa der Mutter in der Familie. In Verbindung mit einer generell problematischeren Situation hinsichtlich des Erhalts der narzißtischen Homöostase (Stichwort: soziale/wirtschaftliche Verelendung) in der Gesellschaft muß dies zu einer Zunahme von Mißhandlungen/Mißbrauchshandlungen führen. Daß gerade in Ballungszentren die Häufigkeit alleinerziehender Elternteile (zumeist die Mutter) sehr im Zunehmen begriffen ist, soll hier nur erwähnt werden als zusätzliche Komplikation hinsichtlich der Geborgenheitsdefizite der Kinder.

Eine Zunahme der Mißhandlungen von Kindern durch die Eltern kann also durch verschiedene außerhalb der Familie liegende Aspekte mitbedingt sein, insbesondere die Veränderung der Familienstrukturen und der gesellschaftlich relevanten Wertvorstellungen. Auf den Zusammenhang zwischen intrapsychischen und gesellschaftlichen Prozessen hat bereits Freud (1930; S. 129) hingewiesen: „Die Analogie zwischen dem Kulturprozeß und dem Entwicklungsweg des Individuums läßt sich um ein bedeutsames Stück erweitern. Man darf nämlich behaupten, daß auch die Gemeinschaft ein Über-Ich ausbildet, unter dessen Einfluß sich die Kulturentwicklung vollzieht... Das Über-Ich einer Kulturepoche hat einen ähnlichen Ursprung wie das des Einzelmenschen..." Freud (S. 133-134) folgert: „Wenn die Kulturentwicklung so weitgehende Ähnlichkeit mit der des Einzelnen hat und mit denselben Mitteln arbeitet, soll man nicht zur Diagnose berechtigt sein, daß manche Kulturen – oder Kulturepochen...unter dem Einfluß der Kulturstrebungen 'neurotisch' geworden sind?" Und schließlich (S. 136): „Die Schicksalsfrage der Menschenart scheint mir zu sein, ob und in welchem Maße es ihrer Kulturentwicklung gelingen wird, der Störung des Zusammenlebens durch den menschlichen Aggressions- und Selbstvernichtungstrieb Herr zu werden."

Die Dreigenerationen-Familie kommt lediglich noch ausnahmsweise vor. In der heute typischen Familie leben die Kinder allein mit den Eltern (oder zunehmend auch nur einem Elternteil) zusammen. Ein Ausgleich emotionaler Spannungen der Eltern in Phasen beruflicher oder persönlicher Überforderung und damit des Familienklimas etwa durch Großeltern ist nun nicht mehr ausreichend möglich. Wenn eines der Elternteile bzw. der alleinerziehende Elternteil eine entsprechende Labilität besitzt und beispielsweise besonders kränkungsanfällig ist, läuft das Kind Gefahr, als „Blitzableiter" mißbraucht zu werden. Dies kann inszeniert werden sowohl zur Entlastung eines belasteten Elternteils als auch bei Belastung beider Elternteile etwa im Rahmen eines Beziehungskonfliktes, zum Beispiel wenn das Kind als „Verhandlungsmasse" im Scheidungsverfahren mißbraucht/mißhandelt wird.

Zusätzlich haben sich die gesellschaftlichen Normen und Werte verändert. Ein harmonisches Familienleben wird von der Umgebung nicht nur kaum „honoriert", sondern oft nicht einmal wahrgenommen. Ein glückliches Familienleben taugt immer weniger zur narzißtischen Aufwertung. Statt dessen dienen Ausstattung und Größe der Wohnung und Statuswert des Autos als narzißtische Plombe, also als „Material" zum Auffüllen der narzißtischen Leere. Gleichzeitig wird die Kluft zwischen arm und reich größer und ist der Aufwand zum Erhalt der sozialen Position immer schwieriger zu leisten. Hierin liegt vielfach der Grund für einen „Zwang" zur vollen Berufstätigkeit beider Elternteile. Dies muß zu Lasten der Familiensituation gehen.

Veränderungen der Familienstruktur sowie der gesellschaftlichen Normen und Werte wirken auf „maligne" Weise zusammen. Während früher ein hoher Aufwand zum Erhalt der sozialen Position hinsichtlich der Familienatmosphäre von den Großeltern kompensiert werden konnte, bleibt heute nur den Eltern bzw. dem Elternteil, dies selbst zu tun. Inwieweit das gelingt, ist abhängig von den individuellen intra- wie interpersonellen Möglichkeiten der Eltern. Falls die Ressourcen im Vergleich zur Belastung nicht ausreichen, muß eine emotionale Belastung des Kindes entstehen, die in Extremfällen so weit geht, daß das Kind psychisch und/oder physisch mißbraucht wird. Ein sozialer Circulus vitiosus scheint bereits jetzt insbesondere in sozial schwächeren Schichten der Bevölkerung zu bestehen. Ein Resultat dessen dürfte eine Zunahme von Borderline-Störungen sein.

2.5 Versuch einer Klassifikation der Borderline-Störungen – oder: vom Unsinn der Komorbidität

Die Diagnose einer Borderline-Störung kann nur aufgrund der strukturellen Analyse gestellt werden. Hinsichtlich der einzelnen hinweisgebenden Symptome existiert jedoch ein deskriptives Bild, das die gesamte Psychopathologie umfaßt. In vielen Publikationen wird daraus geschlossen, daß eine Komorbidität vorliege, also mehrere Krankheiten (morbus) nebeneinander bestünden.

Im Rahmen einer 180 Borderline-Patienten umfassenden Studie diagnostizierten Fyer, Frances et al. (1988a) bei 91% zusätzliche Diagnosen im Sinne einer Komorbidität – die Autoren schließen daraus, daß die Gruppe der Borderline-Patienten sehr heterogen sei. Schon Gunderson und Kolb (1978) hatten die Vielfalt der Symptome zum Anlaß genommen, eine Entwicklung geeigneter diagnostischer Kriterien zur Abgrenzung der Borderline-Störung gegen andere Krankheitsbilder vorzunehmen. Als Ergebnis ihrer Überlegungen entstand das „Diagnostische Interview für das Borderlinesyndrom" (DIB) (Gunderson 1985) (s. auch Kap. 2.6). Das DIB ist eine der Möglichkeiten, eine Homogenität der Borderline-Patienten nachzuweisen. Allerdings liegt diese weniger im deskriptiven und somit „oberflächlichen" Bereich, sondern letztlich in der intrapsychischen Struktur, der Borderline-Persönlichkeitsorganisation im Sinne Kernbergs. Die Homogenität der Borderline-Störungen ist also nicht auf dem üblichen und rein symptombezogenen psychiatrischen Weg, sondern nur unter Einbeziehung psychoanalytischer Begriffe und Techniken zu erkennen.

Mittels des DIB untersuchten Swartz, Blazer et al. (1990) eine große Population (die Stichprobe wurde aus der Bevölkerung zufällig ausgewählt) und stellten bei den als „Borderliner" identifizierten Personen fest, daß 48,4% vier und mehr verschiedene Diagnosen bekommen hätten, während dieses in der Gesamtpopulation nur bei 2,7% der Untersuchten vorgekommen sei. Zu diesen Diagnosen zählen bei:

- 56,4% eine allgemeine Angsterkrankung (Gesamtpopulation 4,7%)
- 41,1 % eine einfache Phobie (8,6%)
- 40,7% eine Major depression (2,4%)
- 34,6% eine Soziophobie (2,1%)
- 34,4 % eine posttraumatische Streßerkrankung (7,2%)
- 12,9% eine Schizophrenie bzw. schizophreniforme Symptome (0,5%)
- 9,6% eine Manie (0,4%)
- 8,3% eine Somatisierungsstörung (0,2%)

In zahlreichen anderen Publikationen wird die Vielfalt der Symptomatik der Borderline-Störungen beschrieben. So erkannten Nace, Saxon und Shore (1983) 12,8% von Alkoholkranken als Borderline-Patienten. Nowack (1992) konnte bei einer Stichprobe von 40 Patienten bei Zugrundelegung des üblichen abgrenzenden Gesamtskalenwertes im DIB von 7 sogar 40% der Alkoholiker als „Borderliner" diagnostizieren – selbst wenn die Grenze des DIB-Gesamtscores für das Vorliegen einer Borderline-Störung auf 8 erhöht würde, litten immer noch 25% der Alkoholkranken an einer Borderline-Störung und es sei zu erwarten, daß auf Suchtstationen ein Anteil an Borderline-Patienten in eben dieser Größenordnung zu finden ist. Lürßen (1982) führt aus, daß die frühkindliche Beziehung Suchtkranker einerseits von Abhängigkeit, andererseits von aggressiver Besetzung geprägt sei; Sucht entstehe auf dem Boden einer schweren narzißtischen Persönlichkeit und trete auch in Kombination mit dem Borderline-Syndrom auf.

Immerhin 46% der Patienten mit einer Eßstörung besitzen nach Johnson, Tobin et al. (1989) eine Borderline-Persönlichkeitsorganisation, ein Zusammenhang, auf den ebenfalls Stauss (1993) hinweist. Eine Übersicht über die Studien bezüglich der Häufigkeit einer Borderline-Struktur bei Eßstörungen liefern Skodol, Oldham et al. (1993); nach ihren Ergebnissen sei insbesondere die Bulimia nervosa mit der Borderline-Persönlichkeitsstörung assoziiert. Dulit, Fyer et al. (1994) betonen, daß bei eßgestörten Borderline-Personen ein größeres Risiko bezüglich häufiger Selbstverletzungen existiere. Nach Waller (1993a und b) besteht eine Assoziation von sexuellem Mißbrauch und Borderline-Störungen mit ausgeprägten bulimischen Symptomen, wobei die Borderline-Störung das Bindeglied zwischen Mißbrauch und Eßstörung darstellen könne; wenn nicht alle drei Faktoren in der Therapie berücksichtigt würden, sei die Therapie der Eßprobleme weniger effektiv. Rossiter, Agras et al. (1993) gehen davon aus, daß Patienten mit einer Bulimie bei gleichzeitiger und ernster Persönlichkeitspathologie (im Sinne des Clusters B des DSM-III-R) einer spezifizierten Therapie bedürften; diese müsse breiter angelegt, länger dauernd, hochfrequenter und konzentriert auf inter- wie intrapersonelle Probleme sein.

Daß sowohl die multiple Persönlichkeit wie auch antisoziales Verhalten (antisoziale Persönlichkeit) dem Komplex der Borderline-Störungen zuzurechnen sind, wurde bereits zuvor dargelegt (s. Kap. 2.1.5.1 bzw. 2.1.11).

Im Zusammenhang mit Borderline-Störungen von einer Komorbidität zu sprechen, erscheint insgesamt wenig sinnvoll. Zwar gilt das Thema Komorbidität als ausgesprochen modern, steht aber hinsichtlich der Borderline-Störungen im krassen Gegensatz zu der alten, aber deswegen nicht schlechten Medizinerregel, daß zunächst einmal alle Symptome einer einzigen Erkrankung zuzuordnen seien. Nur wenn dies nicht möglich ist, kann von dem parallelen Vorliegen zweier Krankheitsbilder, also einer Komorbidität ausgegangen werden.

Bei den Borderline-Störungen sind eine Fülle von Symptomen bekannt (s. Kap. 2.1). Aus einzelnen Symptomen jeweils eine eigene Krankheit (morbus) machen zu wollen, ignoriert die Symptomatologie der Borderline-Störungen auf eindrucksvolle Weise und mag aus unterschiedlichen Motiven (unsaubere Diagnostik; Versuch, manche Patienten dem eigenen Spezialgebiet zuzuordnen; Verharren auf rein deskriptiven Aspekten und somit Ignorierung intrapsychischer Strukturen und psychoanalytischer Erkenntnisse aufgrund von wie auch immer zu begründenden Widerständen gegen Psychotherapie) geschehen, ist aber selbst mit den unstrittigen deskriptiven Anteilen einer Borderline-Störung, also mit der diesbezüglichen Lehrmeinung nicht in Einklang zu bringen.

Gar nicht so selten gibt es Borderline-Patienten mit mehr als zehn Symptomen – deshalb liegen aber noch keine zehn Erkrankungen vor, sondern nur eine einzige: eine Borderline-Störung. Bei einem Diabetes mellitus mit Polyneuropathie und entsprechenden Schmerzen sowie Erblindung, bei einem Tumor mit multiplen Metastasen und daraus resultierenden multiplen Symptomen käme ja auch niemand auf die Idee, eine Komorbidität zu postulieren, sondern allenfalls eine einzige Grunderkrankung mit entsprechenden Folgen. Bei einer Borderline-Störung in diesem Sinne von Komorbidität zu sprechen ist ebensowenig angebracht. Angebracht wäre allenfalls der Begriff einer Kosymptomatik. Dies betrifft insbesondere auch die Versuche, eine Komorbidität anzunehmen bei einer Borderline-Störung mit Drogenproblematik, Eßstörungen, psychotischen Symptomen und depressiven Affekten (die häufig noch nicht einmal depressiv im eigentlichen Sinne sind).

Heterogen sind also allein die Symptome. Bei einer tiefergehenden Betrachtung – von Analyse soll hier gar nicht einmal gesprochen werden – der für die Diagnose relevanten strukturellen Ebene ist vielmehr eine ausgesprochene Homogenität festzustellen.

Bei der Borderline-Störung handelt es sich – so Ermann (1985; S. 244) – „um den Zustand der dekompensierten Borderline-Struktur“ – diese ist von Kernberg Borderline-Persönlichkeitsorganisation genannt worden. Kernberg (1971) differenziert zwar zwischen hysterischer, infantiler, narzißtischer und antisozialer Persönlichkeit, aber eben im Rahmen der Borderline-Persönlichkeitsorganisation.

Die Richtigkeit dieser Sichtweise läßt sich offenbar selbst bei Verharren auf deskriptiven Merkmalen empirisch nachweisen. Samuels, Nestadt et al. (1994) konnten Korrelationen feststellen zwischen Borderline-Störung und antisozialer Persönlichkeitsstörung, Borderline-Störung und histrionischer Persönlichkeitsstörung, Borderline-Störung und narzißtischer sowie vermeidender (avoidant) Persönlichkeitsstörung. Ferner seien bei Persönlichkeitsstörungen im Vergleich zu Personen ohne eine Persönlichkeitsstörung deutlich vermehrt Phobien, Alkohol- und Drogenmißbrauch, Angststörungen, sexuelle Dysfunktionen und zwangsneurotische Störungen zu finden.

Volkan und Ast (1992; S. 33) betrachten demzufolge die Borderline-Persönlichkeitsorganisation auf einer Skala, „an deren einem Ende wir die Patienten sehen, die sich fast immer wie Neurotiker verhalten, außer in emotional intimen Situationen, am anderen Ende der Skala jene, die zu psychotischen Episoden neigen."

Auch Lohmer (1988; S. 10) betont, „daß verschiedene Persönlichkeitsstörungen auf einem Borderlineniveau gesehen werden können, und so dem klinischen Eindruck Rechnung getragen wird, daß es...auch sehr verschiedene Erscheinungsformen gibt. So wird etwa ein Patient mit infantiler Persönlichkeit auf Borderlineniveau mehr depressive Züge aufweisen und offener seine Abhängigkeitswünsche äußern, während bei einem Patienten mit paranoider Persönlichkeit Mißtrauen und aggressive Affekte überwiegen werden. Bei einem Patienten mit narzißtischer Persönlichkeitsstörung auf Borderlineniveau wird wiederum das Gefühl der Grandiosität und der Entwertung anderer Menschen eine große Rolle spielen."

Allerdings grenzt Lohmer (1988) die psychotische Persönlichkeitsorganisation ab. Er berücksichtigt nicht, daß es auch Borderline-Patienten gibt, deren Ich-Struktur so tiefgreifend gestört und fragil ist, daß diese – anders als für die sogenannte „Mini-Psychose" typisch – eine längerdauernde und durchaus nicht immer nur Ich-dystone psychotische Symptomatik entwickeln können, während sie gleichzeitig auf der für die Diagnose maßgeblichen Strukturebene deutliche Hinweise einer Borderline-Störung zeigen; dies läßt sich problemlos auch durch das „Diagnostische Interview für das Borderlinesyndrom" nachweisen (Dulz 1995).

Chopra und Beatson (1986) berichten über einen hohen Anteil an psychotischer Symptomatik wie Derealisationen, Depersonalisationen und Halluzinationen bei Borderline-Patienten. Allgemein muß darauf hingewiesen werden, daß eine halluzinatorische Symptomatik sich unter Umständen weniger quantitativ, sondern vielmehr qualitativ von der bei Schizophrenen unterscheidet: Es treten vermehrt optische Bilder auf – oft im wahrsten Sinne des Wortes blutiger Art und also als möglicher Ausdruck einer Traumaerfahrung – oder auch akustische Halluzinationen, die jedoch mehr einer inneren Stimme ähneln im Sinne einer Äußerung des bestrafenden Über-Ichs als einer Stimme von außen (Befehle und Kommentare bekannter und unbekannter Stimmen bei Schizophrenen). Deshalb ist in diesem Falle besser von Pseudohalluzinationen zu sprechen (s. Kap. 2.1.9).

Aufgrund der mannigfaltigen Symptomatik der Borderline-Störungen soll nun aus pragmatischen Gründen zur Orientierung in dem deskriptiven Wirrwarr, ähnlich wie bei der Schizophrenie („Psychose aus dem schizophrenen Formenkreis"), eine Klassifizierung von Untergruppen der Borderline-Störungen unter gleichzeitiger Abgrenzung gegen Neurosen und Psychosen entworfen werden. Borderline-Störungen können schließlich auf einem breiten, zwischen neurotischem und psychotischem angesiedeltem entwicklungspsychologischen Niveau entstehen (Schneider und Dulz 1993) und können deshalb hinsichtlich der Deskription ausgesprochen uneinheitlich erscheinen.

Nun sollen nicht schon wieder neue Begriffe eingeführt werden, dieses brächte nur noch mehr Verwirrung mit sich. Es ist unseres Erachtens angebracht, auf den bei uns etablierten Begriff eines Formenkreises zurückzugreifen, der schon deshalb stimmig erscheint, weil es sich um unterschiedliche Ausformungen bei derselben zugrundeliegenden Struktur handelt. Mit anderen Worten: Nach dem Nachweis einer Borderline-Struktur im Sinne von Kernbergs Borderline-Persönlichkeitsorganisation kann die Zuordnung zu einem spezifischen Niveau im Rahmen des Formenkreises der Borderline-Störungen auf deskriptiver Ebene erfolgen. Die Niveaus beziehen sich also ausschließlich auf die Ergebnisse der deskriptiven Analyse des jeweiligen Patienten und dienen allein der Beschreibung der aktuellen Symptomatik.

Formenkreis der Borderline-Störungen

- **Borderline-Störung auf hysterischem Niveau**
  Multiple, ausdifferenzierte oder bizarre Konversionssymptome; dissoziative Reaktionen wie Dämmerzustände, Tagträume bis hin zu einer multiplen Persönlichkeit; Dramatisierung; ausgeprägte Suggestibilität.

- **Borderline Störung auf phobischem Niveau**
  Multiple Phobien mit der Folge einer schwerwiegenden sozialen Beschränkung; neben Phobien bzgl. äußerer Objekte auch Phobien bzgl. des eigenen Körpers und der eigenen Person und somit eine Ausrichtung der Angst.

- **Borderline-Störung auf zwangsneurotischem Niveau**
  Sekundär Ich-synton gewordene Zwangssymptome von der Qualität einer überwertigen Idee; Spannungsreduktion über Zwangshandlungen.

- **Borderline-Störung auf depressivem Niveau**
  Depressiver Affekt mit ohnmächtiger Wut oder mit Gefühlen der Hilflosigkeit im Anschluß an den Zusammenbruch eines idealisierten Selbstbildes mit Autoaggression; deutliche Abhängigkeitswünsche; Anhedonie.

- **Borderline-Störung auf angstneurotischem Niveau**
  Chronische, frei flottierende und diffuse Angst mit im Vordergrund stehendem Abhängigkeits-Autonomie-Konflikt, Phantasie extremer Hilflosigkeit.

- **Borderline-Störung auf narzißtischem Niveau**
  Innere Leere; episodischer Verlust der Impulskontrolle als Versuch der Angstreduktion vorwiegend im Zusammenhang mit realen oder subjektiv empfundenen Kränkungen; Suizidalität (als Ausdruck einer narzißtischen Krise); Drogenabusus (Droge als narzißtische 'Plombe'); antisoziales Verhalten (einschl. Delinquenz).

- **Borderline-Störung auf psychosomatischem Niveau**
  Psychosomatische Störungen (und hierbei vorwiegend Eßstörungen), so daß Konflikte und diffuse Angst nicht mehr auf emotionaler Ebene zu existieren scheinen.

- **Borderline-Störung auf psychotischem Niveau**
  Psychotische Symptome, die zumeist (aber nicht immer) als Ich-dyston empfunden werden, wobei vor allem optische und akustische (Pseudo-)Halluzinationen bestehen, aber auch eine paranoide Symptomatik, durch welche die diffuse Angst in eine gerichtete Angst „umgewandelt" wird und dadurch „erträglicher" erscheint.

Eine Borderline-Störung mit den Zeichen nur eines einzigen Niveaus wird allenfalls ausnahmsweise zu finden sein. Das ist ja bei einer Psychose aus dem schizophrenen Formenkreis nicht anders, bei der neben eindeutig im Vordergrund stehenden paranoid-halluzinatorischen Symptomen auch hebephrene und katatone Symptome bestehen können. Im übrigen muß – wie stets in der Psychiatrie – von fließenden Übergängen (hier zwischen den Niveaus) ausgegangen werden, reines „Schubladendenken" ist eigentlich nie, am wenigsten aber bei Borderline-Störungen angebracht. Relevant für die Zuordnung zu einem Niveau des Formenkreises der Borderline-Störungen sollte jene Symptomatik sein, die klinisch besonders deutlich hervortritt und/oder die Lebensführung sowie -qualität des Patienten am deutlichsten einschränkt.

Hypothetisch kann vermutet werden, daß das vor Beginn der Therapie festgestellte Niveau der Borderline-Störung einen Hinweis zu geben vermag, zu welchem Zeitpunkt des Lebens des Patienten, also in welchem Alter, ein Trauma im Sinne eines sexuellen Mißbrauchs und/oder einer körperlichen Mißhandlung begonnen bzw. sich – etwa durch des Fehlen eines Schutzes durch andere Bezugspersonen – besonders gravierend auf die Entwicklung der Persönlichkeitsstruktur ausgewirkt haben kann. Vor vereinfachenden Zuordnungen muß jedoch gewarnt werden. Eine Borderline-Störung auf zwanghaftem Niveau läßt keinesfalls automatisch auf ein Trauma in der analen Phase schließen, denn ein nicht zeitlich festzumachender affektiver Anteil der Traumaerfahrung kann weit relevanter sein als das konkrete Trauma zu einem konkreten Zeitpunkt. Zu warnen ist jedoch auch davor, dieses gezielt explorieren zu wollen. Ein solches Vorgehen würde erneut traumatisierend wirken (s. Kap. 2.4.2).

Ganz abgesehen davon fehlen manchen Patienten mit einer Borderline-Störung völlig oder teilweise die Erinnerungen an ihre frühere Kindheit und insbesondere an traumatische Ereignisse: Wenn sich ein Trauma nicht explorieren läßt, lieferte dieses keinesfalls den Hinweis auf das Fehlen eines Traumas. Angemerkt werden kann hier, daß viele, aber durchaus nicht alle Patienten im Rahmen einer tragfähigen therapeutischen Beziehung, also während einer systematischen Psychotherapie, Zug um Zug Kindheitserinnerungen zurückgewinnen und auch Traumaerfahrungen nach einer gewissen Zeit dem Bewußtsein zugänglich werden können. Ein vorzeitiges Ansprechen eventueller Traumaerfahrungen wäre für die Entwicklung oder den Ausbau einer therapeutischen Beziehung ausgesprochen behindernd, der Patient fühlte sich von dem Frager ausgerechnet an der wundesten Stelle nicht genug geschützt und verstanden und dadurch seiner Autonomie erneut beraubt.

Die Benennung des jeweiligen Niveaus einer Borderline-Störung hat durchaus praktische Konsequenzen: Das Niveau gibt einen groben Hinweis auf die jeweils notwendigen therapeutischen Schwerpunkte. So ist bei einem Borderline-Patienten auf psychotischem Niveau ein weit größeres Maß an haltender Funktion erforderlich, denn er wäre bei Ansprüchen an eine innere Strukturiertheit überfordert – psychotische Angst läßt sich nicht durch Stationsregeln eingrenzen, wenngleich diese zur Orientierung notwendig sind. Bei einer Borderline-Störung auf narzißtischem Niveau mit antisozialer Tendenz muß hingegen ein größeres Maß an äußerer Struktur vorgegeben werden.

Auch im Rahmen einer Therapie schwankt bei den meisten Patienten die Symptomatik, teilweise geradezu heftig. Es läßt sich regelmäßig feststellen, daß während unterschiedlicher Therapiephasen jeweils unterschiedliche Niveaus bei demselben Borderline-Patienten bestehen. Im Idealfall ist ein sich innerhalb der Therapie entwickelnder Reifungsprozeß festzustellen. So haben wir in der Klinik mehrfach Patienten gesehen, die mit einer Borderline-Störung auf psychotischem Niveau in unsere Behandlung gekommen sind und dann in mehreren „Schritten" – hier ist der stets fließende Übergang zu betonen – gereift sind, also zum Beispiel zunächst ein frühes hysterisches Niveau und später ein reiferes narzißtisches Niveau erreicht haben. In diesen Fällen lassen sich die Niveauwechsel (= Symptomwechsel) geradezu als Parameter für die zunehmende Ich-Strukturierung des Patienten, also für dessen Reifung innerhalb der manchmal zwei Jahre dauernden stationären Therapie interpretieren (s. hierzu auch Sachsse 1994).

Wir haben es ebenfalls erlebt, daß ein Patient zu Beginn der Therapie „nur" an einer Borderline-Störung auf narzißtischem Niveau zu leiden schien, um dann durch das Zerbrechen seiner Fassade und den fortschreitenden Zugang zu eigenen Affekten und Ängsten zunächst auf ein psychotisches Maß hinabzugleiten, von wo aus dann ein langsames und den Patienten wie das Team belastendes „Hocharbeiten" beginnen mußte, um schließlich eine deutliche Reifung auch im Verhältnis zum Anfangsniveau erreichen zu können.

Ein gewünschter Nebeneffekt der vorgeschlagenen Bezeichnung des Formenkreises der Borderline-Störungen mit den unterschiedlichen Niveaus wäre es, wenn diese dazu beitragen könnte, die Borderline-Patienten von dem immer noch nicht ausgerotteten Nimbus „gestört bleibt gestört" zu befreien. Gelten sie doch vielfach als letztlich nichts anderes als Psychopathen, mit freilich wertfreierem Namen. Noch vor rund 80 Jahren führte Bleuler (1916; S. 426) aus: „Die Behandlung der psychopathischen Persönlichkeiten ist leider eine nicht sehr dankbare, denn zu ändern sind sie natürlich nicht; man muß sich mit ihnen abfinden.“ 67 Jahre später, in der 15. Auflage desselben Lehrbuches, findet sich dieser Satz nicht mehr. Im Gegenteil ist dort nunmehr zu lesen (1983; S. 573): „Grundsätzlich kann die aktive Gestaltung der Lebenserfahrung in der ärztlichen Psychotherapie bei Psychopathen dasselbe leisten wie bei gesund Veranlagten, die das Leben in eine neurotische Entwicklung gedrängt hat. Wenn trotzdem bei 'Psychopathen' therapeutische Erfolge seltener sind als bei Neurotikern, so schon deshalb, weil wir unwillkürlich unheilbare Persönlichkeitsstörungen gerne als 'Psychopathien', heilbare als Neurosen etikettieren!“

Statt von einem Formenkreis von einer Komorbidität auszugehen, brächte für den Patienten unter Umständen den „Nachteil“ mit sich, daß zwar der „Komorbus“ – etwa die Drogensucht – behandelt würde, nicht aber die zugrundeliegende Störung. Dies wäre zu vergleichen mit der Behandlung einer schweren Hautverletzung an einem Bein nach einem Unfall ohne Berücksichtigung der Fraktur desselben Beines – hier würde sich niemand wundern, wenn trotz abgeheilter Hautverletzung der Patient noch immer nicht gehen könnte. Da nimmt eine hohe Rückfallquote, zum Beispiel nach manchen Drogentherapien, nicht wunder. Sie wäre deutlich zu verringern, würde eine Psychotherapie mit dem Ziel der strukturellen Veränderung des Patienten durchgeführt. Jede Form der Therapie einer reinen Verhaltensänderung mag somit bei Borderline-Patienten von vielleicht kurzfristigem Erfolg gekrönt sein, eine dauerhafte Stabilisierung ist jedoch auf diesem Wege nicht erreichbar. Eine strukturelle Stabilisierung hingegen schließt die Auflösung der intrapsychischen Notwendigkeit einer Drogensucht oder Eßstörung mit ein.

In der Behandlung einer Drogenabhängigkeit auf dem Boden einer Borderline-Störung auf narzißtischem Niveau bedürfen die Patienten in der Regel weit mehr einer haltenden Funktion im Sinne Winnicotts (s. Kap. 3.1.2.4), als dies in einer klassischen und also primär mit soziotherapeutisch-pädagogischen Elementen arbeitenden Drogentherapie geschieht – diese schlägt deshalb auch häufig fehl. Gerade unter den Abbrechern einer Drogentherapie werden sich überzufällig viele Patienten mit einer Borderline-Störung finden, die sich nicht verstanden und gehalten fühlen und sich deshalb zu der eigentlichen Problematik nicht vorarbeiten können. Wir behandeln solche Patienten nicht anders als andere Borderline-Patienten (s. Kap. 3) und machen immer wieder die Erfahrung, daß mit Fortschreiten einer Therapie der Drogenkonsum zunächst deutlich zurückgeht und schließlich keine Relevanz mehr besitzt. Kernberg (1978, 1990; S. 256) geht davon aus, daß die Prognose für die Behandlung einer Sucht bei narzißtischen Persönlichkeiten (also die „klassischen“ Drogenabhängigen) wesentlich schlechter sei „als bei süchtigen Borderline-Patienten ohne narzißtische Züge...“ und sieht somit das Suchtproblem eher im Narzißmus angesiedelt als in der übergeordneten Borderline-Struktur.

2.5.1 Zusammenfassung

Eine Borderline-Störung entwickelt sich in einem bestimmten Familienklima, innerhalb dessen es jedenfalls sehr häufig zu einem konkreten Trauma wie sexuellem Mißbrauch und/oder körperlicher Mißhandlung kommt. Daß weitere Faktoren, beispielsweise die primäre Persönlichkeitsstruktur des Patienten, eine Rolle spielen, kann ebenfalls angenommen werden. Die Ebene der Ursachen kann als „genetische Ebene“ (Genese wird hier in der Bedeutung von „Entstehung, Ursache“ verwendet und weist nicht auf eine Vererbbarkeit hin) bezeichnet werden.

Aufgrund der Bedingungen der genetischen Ebene kann sich jene innerpsychische Struktur entwickeln, die Kernberg Borderline-Persönlichkeitsorganisation nennt. Diese strukturelle Ebene beinhaltet die Ich-Schwäche des Patienten und als deren Folge den Abwehrmechanismus der Spaltung mit deren Hilfsmechanismen wie projektiver Identifizierung, primitiver Idealisierung, Entwertung, Verleugnung und Omnipotenzgefühl.

Wenn auf der strukturellen Ebene eine Borderline-Persönlichkeitsorganisation besteht, so äußert sich diese unter Umständen – insbesondere in subjektiv erlebten Krisen welcher Art auch immer – in einem Anschoppen der diffusen und frei flottierenden Angst als Zentralsymptom sowie in den zahlreichen anderen Symptomen; dieses wäre dann als die deskriptive Ebene zu bezeichnen. Zu den drei Ebenen und deren Zusammenhängen siehe auch die Abbildung 1.

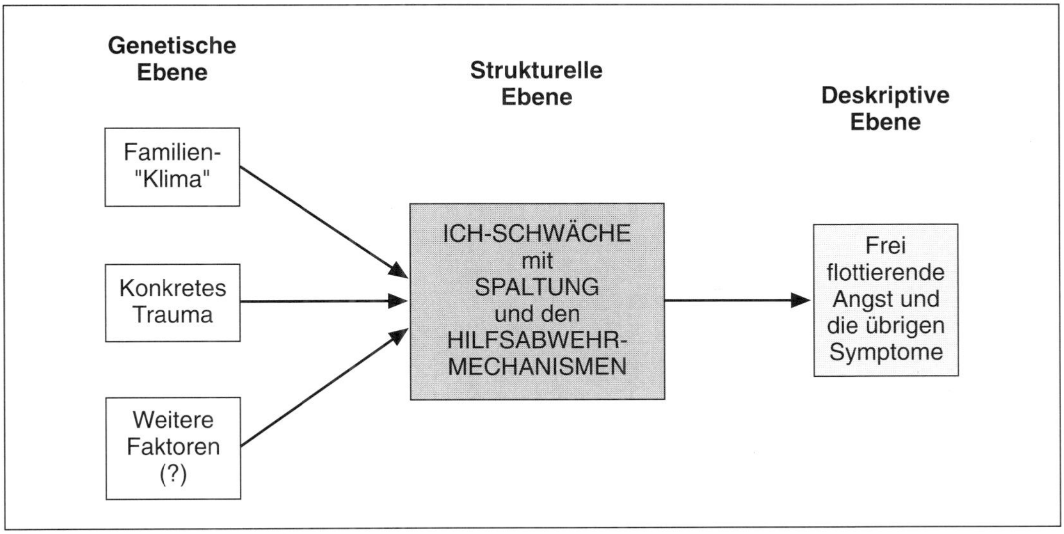

Abb. 1 Entwicklung einer Borderline-Störung

Die diffuse Angst muß nicht unbedingt als solche von dem Patienten wahrgenommen werden. Vielmehr wird unbewußt alles versucht, um dieser Angst Herr zu werden bzw. sie nicht zu spüren, ist sie doch eine Wiederbelebung früher Vernichtungsängste und Ausdruck massivster subjektiver Bedrohung und Hilflosigkeit.

Dieser Vorgang der Angstvermeidung ist in der Abbildung 2 dargestellt. Die Reduktion der Angst, die aus der Ich-Schwäche erwächst, kann auf zwei Ebenen vor sich gehen: auf der deskriptiven wie der strukturellen.

Auf der deskriptiven Ebene zeigen sich diverse Symptome mit dem Ziel, von der Angst „abzulenken". Am deutlichsten wird dies bei dem Drogenmißbrauch – Borderline-Patienten geben fast regelmäßig an, Drogen genommen zu haben, um zu versuchen, Angst zu reduzieren. Aber auch über zum Beispiel „Schnippeln", delinquentes Verhalten, Sexualität und Zwänge „suchen" die Patienten Enlastung hinsichtlich der Angst. Schon die Entwicklung einer Richtung der eigentlich ungerichteten, eben diffusen Angst dient der Erleichterung. Deshalb ist eine psychotische Symptomatik paranoider Ausprägung auch ein Weg, der diffusen Angst zu entfliehen. Gleiches gilt für Phobien. Wenn man zu wissen glaubt, worin die Ursache der Angst zu finden ist, so belastet die nunmehr gerichtete Angst weniger, als es bei einer diffusen und scheinbar unerklärlichen Angst der Fall wäre.

Nun zu der strukturellen Ebene. Nach gelungenen Spaltungsversuchen verspürt der Borderline-Patient ebenfalls eine Entlastung. Die Welt ist wieder „in Ordnung", also leicht überschaubar – hier können die „Guten", dort die „Bösen" geortet werden. Wenn eine solche Orientierung entstanden ist, der Patient also jenes seit Kindheit beibehaltene und folglich altbekannte Schema herstellen konnte, sinkt die diffuse Angst. Eine vertraute Situation macht nun einmal weniger Angst.

Die Spaltung wird ermöglicht und unterstützt über ihre Hilfsmechanismen (projektive Identifizierung, primitive Idealisierung, Verleugnung, Allmacht und Entwertung). Über sie kann die Spaltung aufgebaut und forciert, gewissermaßen gefüttert werden. Wenn der eine Teil des Teams entwertet, der andere idealisiert wird und dieser Prozeß sich den Teammitgliedern nonverbal mitteilt oder ihnen konkret vor Augen und Ohren geführt wird, so entwickeln Personen des Teams ohne ausreichende technische Neutralität (s. Kap. 3.1.2.4) als Reaktion entsprechende spezifische Verhaltensweisen – die einen werden böse, die anderen sind geschmeichelt und setzen sich für den Patienten ein. Nunmehr ist die Spaltung gelungen, der Patient fühlt sich sicherer, der Angstpegel sinkt. Wenn der „Krieg außerhalb des eige-

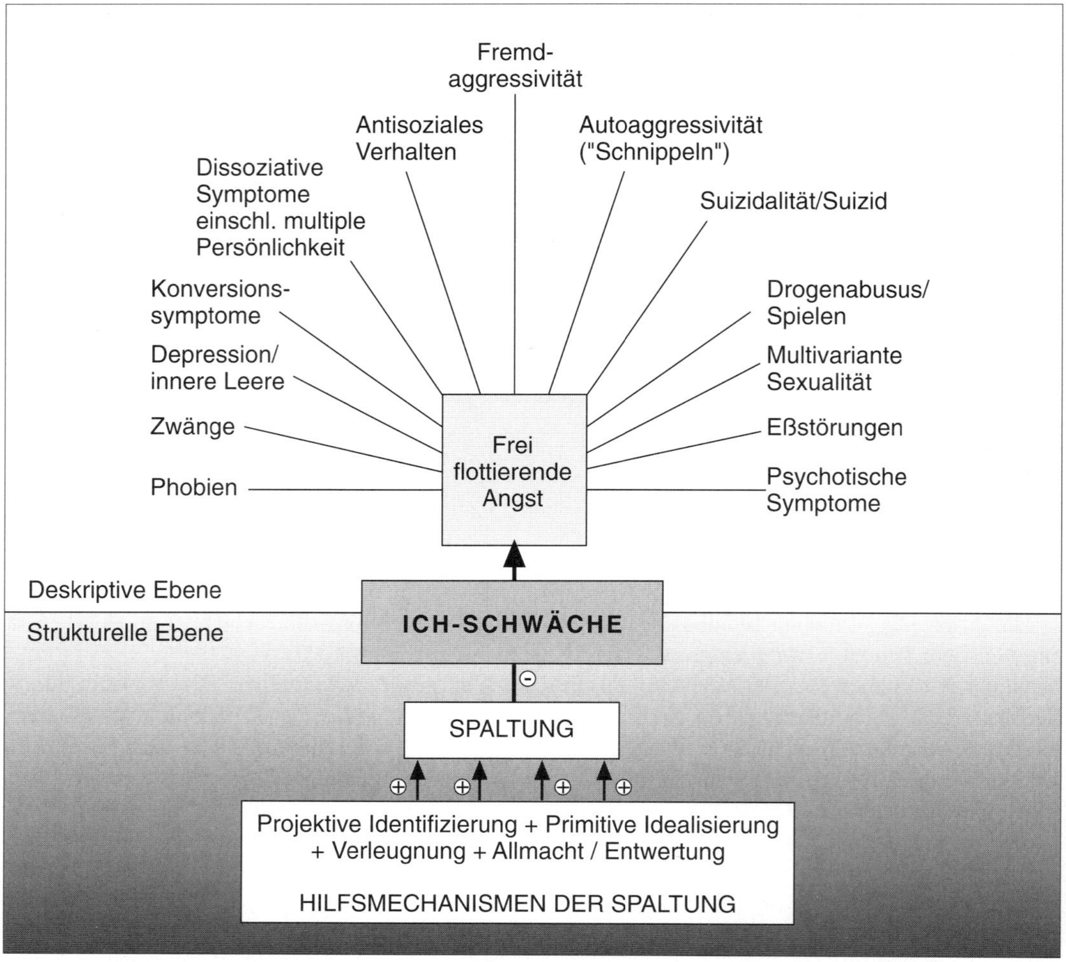

Abb. 2 Mechanismen zur Reduzierung der frei flottierenden, diffusen Angst bei Borderline-Patienten

nen Territoriums“ (d.h. der eigenen Person) stattfindet, so ist dies weniger bedrohlich als ein „Krieg“ auf eigenem „Terrain“ (d.h. zwischen den eigenen intrapsychischen Strukturen und Anteilen): Der Patient empfindet sich als stabil, selbst wenn andere Personen eine gravierende psychische Störung wahrnehmen. Entsprechend oft beginnen Patienten eine Therapie nur deshalb, weil „merkwürdigerweise“ immer neue „Schwierigkeiten“ mit der Umwelt aufgetreten sind. Erst im Verlauf der Therapie und also bei zunehmender Wahrnehmung der eigenen intrapsychischen Aspekte nehmen sie ihre diffuse Angst in jenem Maße verstärkt wahr, in dem die anderen Symptome und die Spaltung zurückgehen.

2.6 „Diagnostisches Interview für das Borderlinesyndrom“

Für wissenschaftliche Zwecke ist es üblich, eine Diagnose über Tests, also über psychodiagnostische Meßinstrumente zur Überprüfung der Einschätzung durchzuführen. Auch in der klinischen Praxis bringt ein solches Vorgehen gerade bei der ohnehin nicht eben simplen Diagnostik einer

Borderline-Störung dann einen Vorteil, wenn der Patient ein klinisches Bild bietet, das eine eindeutige klinische Einschätzung nicht zuläßt. Da die Feststellung einer Borderline-Störung unter Umständen gravierende therapeutische Konsequenzen nach sich zieht, ist eine exakte Diagnostik unverzichtbar – etwa bei der Frage, ob ein Patient mit einer psychotischen Symptomatik, die über eine sogenannte Mini-Psychose hinausgeht, aufgrund seiner Struktur nicht doch eher als Borderline-Patient auf psychotischem Niveau einzuschätzen ist. Dieses hätte dann ein anderes psychopharmakologisches und psychotherapeutisches Vorgehen im Vergleich zu einem an einer schizophrenen Psychose Erkrankten zur Folge. Gleiches gilt zum Beispiel auch bei (scheinbar) im Vordergrund stehendem Drogenabusus oder einer psychosomatischen Störung.

Wir verwenden zur Diagnosesicherung das „Diagnostische Interview für das Borderlinesyndrom" von Gunderson (1985), abgekürzt „DIB". Es handelt sich dabei um ein halbstrukturiertes Interview mit fünf Skalen (Soziale Anpassung; Impulsive Handlungsmuster; Affektivität; Psychose; Interpersonale Beziehungen). Auf jeder Skala erhält man bei der Auswertung des Fragebogens einen „Section Score", aus dem sich der „Scaled Section Score" ergibt. Dieser „Scaled Section Score" beträgt pro Skala maximal den Wert „2", so daß bei Addition der abschließende „Total Section Score" maximal 10 betragen kann; bei einem Wert von 7 bis 10 liegt nach Testkonstruktion eine Borderline-Störung vor.

Das DIB enthält sowohl Fragen, die an den zu Untersuchenden gestellt werden, als auch die Notwendigkeit der Einschätzung des Probanden durch den Untersucher aufgrund von Beobachtungen und Bewertungen der Antworten und des Verhaltens während des Interviews. Dies läßt zwar einerseits zu, daß die Einschätzung des Probanden durch die Erwartungshaltung des Untersuchers beeinflußt wird, andererseits werden so viele „harte" Daten von dem Probanden abgefragt, daß eine übermäßige „Manipulation" schwer möglich ist. Insgesamt ist davon auszugehen, daß ohne eine gewisse klinische Erfahrung auch mit Hilfe des DIB eine exakte Diagnostik von Borderline-Störungen nicht möglich ist, obwohl das DIB mehr auf Erfassung deskriptiver Aspekte denn der intrapsychischen Struktur angelegt ist.

Hier die Themenbereiche der einzelnen Skalen:

- Soziale Anpassung: Leistungsstand, spezielle Fähigkeiten, soziale Aktivitäten, soziale Erscheinung
- Impulsive Handlungsmuster: Selbstzerstörung/Selbstbeschädigung, zerstörerisches Verhalten gegenüber anderen
- Affektivität: vom Untersucher beobachtete Gefühle/Affekte, Angaben des Untersuchten zu Affekten wie Depression, Ärger, Panik, innere Leere und Langeweile
- Psychose: Depersonalisationserlebnisse, Derealisationserlebnisse, psychotische Erlebnisse, frühere psychiatrische Kontakte
- Interpersonale Beziehungen: Anzahl der Beziehungen, Qualität der Beziehungen (z.B. Probleme innerhalb von Beziehungen) und die diesbezügliche Wirkung des Untersuchten auf den Untersucher

Von dem Probanden werden Selbsteinschätzungen erfragt, aber auch konkrete Erfahrungen innerhalb eines zurückliegenden und jeweils konkret vorgegebenen Lebensabschnittes (z.B. innerhalb der letzten zwei Jahre). Zur Verlaufskontrolle im Rahmen einer Therapie ist das DIB deshalb nicht geeignet.

Wenn wir aus klinischen Gründen einen Patienten möglichst nicht mit einem direkten DIB-Interview beeinträchtigen möchten, füllen wir die eigentlich an den Patienten zu richtenden Fragen aufgrund bereits erhaltener Daten und anamnestischer Angaben im Laufe der Therapie aus. Dieses ist zwar von den Konstrukteuren des DIB so nicht vorgesehen worden, führt aber in der Regel zu einer sogar exakteren Einschätzung, da Patienten viele – insbesondere ihnen peinlich erscheinende oder sie aus ihrer Sicht im Ansehen mindernde – Fakten und Gefühle erst nach Entstehen einer tragfähigen Beziehung zu berichten bereit sind. So wird beispielsweise gefragt „Wie verhalten Sie sich im sexuellen Bereich? Gibt es etwas Ungewöhnliches?" und „Sind Sie schon einmal mit dem Gesetz in Konflikt gekommen?". Derartige intime Themen sind mit einer ausreichend großen Ehrlichkeit wohl kaum ohne zuvor entstandenes Vertrauen zu besprechen – gerade bei Borderline-

Patienten (s. hierzu auch Kap. 3.1.1; Kategorie 2, Regel 2: zunächst Konzentration auf die am wenigsten konflikthaften Bereiche). Es ist im übrigen aufgrund derartig persönlicher Fragen anzunehmen, daß ein – zur raschen Diagnosebestätigung theoretisch wünschenswertes – frühzeitiges Vorlegen des DIB die Ausbildung einer tragfähigen therapeutischen Beziehung verhindern oder jedenfalls herauszögern kann. Der Patient würde einem primär wissenschaftlich orientierten Untersucher ohne patientenorientierte innere Haltung bloße Neugier unterstellen und ihn entwerten.

Wir halten also unsere Art der DIB-Erhebung bei schwierigen Patienten aus nicht nur klinischen Gründen für sinnvoll, sondern auch im Ergebnis für exakter als die bloße Durchführung eines Interviews im eigentlichen Sinne. Noch anders gingen Armelius, Kullgren und Renberg (1985) vor. Sie führten das DIB ausschließlich aufgrund von Angaben in Krankenakten durch und folgerten, daß das DIB für eine retrospektive Diagnostik geeignet sei. Hier sind denn doch methodische Zweifel angebracht, da jede Beobachtungsmöglichkeit des zu Untersuchenden und damit ein für das DIB-Ergebnis relevanter Faktor entfällt. Bei unserem oben skizzierten Vorgehen hingegen besteht die Chance einer sogar noch fundierteren Einbeziehung des Übertragungs- und Gegenübertragungserlebens als bei einem reinen und einmaligen DIB-Interview, so daß auch im Sinne Pütterichs (1985) ein besonders hohes Maß an korrekten Ergebnissen zu vermuten ist.

Im übrigen ist es für das Ergebnis des DIB allein relevant, ob der „Total Section Score" in dem Bereich von 7 bis 10 liegt oder nicht – theoretisch könnte das DIB abgebrochen werden, sobald dieser Bereich erreicht wurde oder nicht mehr erreichbar ist. Hierin liegt ein grundlegender Unterschied zu jenen Tests, bei denen es auf einen möglichst exakten Wert ankommt, beispielsweise bei Leistungs- und vielen Persönlichkeitstests.

Eine deutsche Untersuchung zur Güte des DIB ergab, daß nach dem DIB weniger Patienten als Borderline-Patienten eingeschätzt wurden als nach den Kriterien des DSM-III. Dies, so folgert Pütterich (1985), dürfte in erster Linie in einem großzügigeren Umgang mit den Kriterien des DSM-III liegen, da dieses hierzulande als Diagnosesystem nicht üblich sei. In den USA hatte McGlashan (1983) zuvor eine hohe Übereinstimmung zwischen DIB und DSM-III nachgewiesen.

Pütterich (1985) weist aber auch darauf hin, daß die letzte Gewißheit, ob eine Borderline-Persönlichkeit vorliegt, nur durch ein intensives Übertragungs- und Gegenübertragungserleben im therapeutischen Setting gewonnen werden könne: eine Aussage, die als Bestätigung unserer Art der Anwendung des DIB angesehen werden kann. Das DIB sei zwar geeignet, eine Vorentscheidung zu treffen. Deren Richtigkeit könnte dann in mehreren tiefenpsychologischen Interviews überprüft werden. Hierbei könne das von Kernberg (1977) – s. auch Kernberg, Goldstein et al. (1981) – entwickelte „Strukturelle Interview" herangezogen werden. Eine genaue Beschreibung des strukturellen Interviews findet sich bei Kernberg (1988, 1991; S. 48 ff).

Zu diesem Testinstrument ist jedoch anzumerken, daß es ausgesprochen differenziert ist und sinnvollerweise auf die Interaktion zwischen Interviewer und Patient abhebt – schließlich kommt es bei der Diagnose einer Borderline-Störung weniger auf die Symptome, sondern auf die Struktur und damit die Beziehungsgestaltung des Patienten an. Allerdings sind hohe fachliche, klinisch-psychoanalytische Erfahrungen des Interviewers eine Voraussetzung für die korrekte Anwendung des „Strukturellen Interviews", was den Anwendungsmöglichkeiten im allgemeinpsychiatrischen klinischen Alltag „vermutlich gewisse Grenzen setzt" (Rohde-Dachser 1979, 1989; S. 246).

3 Die Therapie

In diesem Kapitel sollen nicht Ablauf und psychoanalytische Interventionen im Rahmen ambulanter Therapien von Borderline-Patienten beschrieben werden – diesbezügliche psychoanalytische Literatur gibt es zahlreich. Hier geht es vielmehr darum, neben Ärzten in psychotherapeutischer Weiterbildung, Psychosomatikern und niedergelassenen Psychotherapeuten gerade jenen Kollegen, die auf allgemeinpsychiatrischen Stationen – oft aufgrund des Versorgungsauftrages und unabhängig davon, ob Ärzte, Psychologen, Pflegepersonal und die Patienten wollen oder nicht – mit Borderline-Patienten konfrontiert sind, neben Grundinformationen auch weitergehende Betrachtungen und vielleicht Anregungen für die eigene Arbeit an die Hand zu geben. Denn diese Kollegen erleben es immer wieder, daß Borderline-Patienten sie und das ganze Team bis an die Grenze des Machbaren und darüber hinaus belasten.

Borderline-Patienten gehören auf den typischen psychiatrischen Stationen zu den am wenigsten gern gesehenen Patienten. Sie können auch auf den zweiten Blick sehr viel gesünder wirken als Patienten mit einer „klassischen" Psychose, die aufgrund der imponierenden und deshalb unübersehbaren Symptome viel leichter Hilfsbereitschaft auslösen. „Borderliner" hingegen werden in ihren Fähigkeiten und Handlungsspielräumen regelmäßig überschätzt. Die daraus resultierende Verkennung der Schwere des Krankheitsbildes kann – unter dem Einfluß einer unreflektierten Gegenübertragung (s. Kap. 2.3) – leicht zu der ebenso irrigen wie entwertenden Annahme verführen, ein „Borderliner" simuliere und sei lediglich faul, bedürfe einer intensiven Therapie gar nicht und solle sich statt dessen einmal zusammenreißen. Zudem ist bekannt, daß um Menschen mit Borderline-Störungen in nicht speziell geschulten Teams regelmäßig Streit und Wut entstehen.

Übersehen wird dabei, daß die Störung als schwer und unter Umständen sogar lebensbedrohlich (s. Kap. 2.1.12) bezeichnet werden muß und eine Therapie oft nur unter stationären Bedingungen begonnen werden kann. Die im Team ausgelösten Affekte müssen bereits als Zeichen der Psychopathologie der Patienten sowie der Brisanz der Störung gesehen werden und sind keineswegs ein Beleg für die psychische Stabilität der Borderline-Patienten. Schon deshalb, weil diese Patienten oft „möglichst früh" – und dies ist meistens zu früh – entlassen werden, besteht nicht mehr die Chance, zu sehen, wie sehr sich Menschen mit einer Borderline-Störung im Rahmen einer Therapie entwickeln und positiv verändern können. Die nicht nur oberflächliche Behandlung einer Borderline-Störung ist eine (für den Patienten wie für das Team) anstrengende, aber ausgesprochen lebendige und häufig erfolgreiche Behandlung, sofern eine spezielle Therapie unter spezifischen Rahmenbedingungen angewendet wird. Die Entwicklung dieser Rahmenbedingungen bei uns – auf einer allgemeinpsychiatrischen und ursprünglich kostudial ausgerichteten Station – wurde an anderer Stelle ausführlich dargestellt (Dulz, Schneider und Lanzoni 1995).

Zu erwähnen ist noch, daß sich in unserer stationären Behandlung jene Borderline-Patienten befinden, deren Störung so ausgeprägt ist, daß eine ambulante Therapie aus unterschiedlichen Gründen noch nicht möglich ist: wegen zu gewärtigender heftiger Impulsdurchbrüche, erheblicher Suizidalität oder wiederholter schwer beherrschbarer Selbstverletzungen, ausgeprägter Anorexie, wegen Drogenabusus, massiver dissoziativer oder psychotischer Symptome oder auch deshalb, weil die Persönlichkeitsstruktur ganz allgemein so instabil ist, daß eine ambulante Psychotherapie von dem Patienten von vorneherein noch nicht durchzuhalten ist und in ambulantem Rahmen sogar mit einer Entwicklung bzw. Verstärkung bedrohlicher Symptome zu rechnen wäre. Der Versuch einer zu raschen Anbindung an eine ambulante Therapie läßt sich häufig als Ausdruck einer Verleugnung der Schwere des Krankheitsbildes und als Hinweis auf eine unreflektierte Abwehr aggressiver Gegenübertragungsgefühle verstehen.

Mit anderen Worten: Wir beginnen unsere (stationäre) Arbeit meistens vor dem Entstehen einer Therapiefähigkeit und hören mit der Behandlung dort auf, wo viele Borderline-Therapeuten – auf ambulanter Basis – anfangen. Deshalb bedürfen wir eines anderen, eines aufgrund der Schwere der Störung unserer Patienten modifizierten Konzeptes mit geringeren Anforderungen an die Patienten und einem höheren Maß an haltender Funktion (s. Kap. 3.1.2.4).

Kernberg, Selzer et al. (1993; S. 166) nennen mehrere Indikationen für eine stationäre Behandlung, wobei sie zwischen kurzzeitiger und langfristiger Hospitalisierung unterscheiden. Gründe für eine kurzzeitige Klinikbehandlung im Sinne einer Krisenintervention seien gegeben, wenn „der Patient stark dekompensiert, einen Suizidversuch unternommen hat, sich auf Drogen- oder Alkoholmißbrauch einläßt, eine schwere Übertragungsregression (Anm.: während einer ambulanten Therapie) zeigt oder emotional so aufgewühlt ist, daß ein Überleben des Patienten in seiner sozialen Umgebung gefährdet ist." Weiter sei eine kurzfristige stationäre Behandlung angezeigt, wenn Arbeitsverlust drohe, das System familiärer Unterstützung zusammenbreche, aber auch bei psychotischer Regression oder Eintreten von Mißtrauen, Impulsivität, Gleichgültigkeit, Unerreichbarkeit und Unehrlichkeit, die ein zuverlässiges Urteil über Suizidgefahr oder andere Risiken nicht erlaubten.

Eine Langzeithospitalisierung hingegen sei auf Patienten beschränkt, deren Persönlichkeitszüge gegen eine ambulante Behandlung sprächen, „die aber von einer dynamischen Therapie profitieren können, wenn sie in einem Setting stattfindet, das es ihnen ermöglicht, die Therapie auch durchzustehen." Dies seien „Patienten mit einer geringen Motivation für Veränderungen, geringer Fähigkeit für die erforderliche Kooperation bei der Behandlung, unkontrollierbarer, generalisierter Impulsivität, minimaler Introspektionsfähigkeit trotz normaler Intelligenz...". Aber auch Patienten mit deutlichem sekundären Krankheitsgewinn, der außerhalb einer Klinik nicht kontrolliert werden könne, sowie jene, die bei dem Versuch einer intensiven therapeutischen Beziehung schwere negative therapeutische Reaktionen entwickelten, benötigen eine Langzeithospitalisierung: „Diese Indikationen schließen...auch Patienten mit ein, die eine gewöhnliche therapeutische Strukturierung nicht akzeptieren können und die keine Verantwortung für die Kontrolle von Drogenmißbrauch, Alkoholismus, Selbstverstümmelungen, Anorexia nervosa oder Bulimia nervosa übernehmen können." Solche Patienten sehen wir in der Klinik, oft unter unterschiedlichsten und bei Mehrfachaufnahmen wechselnden Diagnosen.

3.1 Nichtmedikamentöse Therapie

3.1.1 Psychotherapeutische Grundprinzipien

Einige wichtige Grundregeln hat Rohde-Dachser (1979, 1989) zusammengestellt, auf deren Basis – ergänzt und mit Beispielen veranschaulicht – die folgenden Prinzipien formuliert werden. Vorab ein Hinweis: Nicht alle Prinzipien der zweiten Kategorie, also der für ein konkretes psychotherapeutisches Setting etwa im Rahmen einer Einzel- oder Gruppensitzung, sind jederzeit gültig. Hier muß auf die erste Regel der ersten Kategorie (s. weiter unten: Nötig ist ein variables Setting, das den jeweiligen Bedürfnissen des Patienten angepaßt werden muß) hingewiesen werden: Beispielsweise kann man nicht deuten, wenn ein Patient sich in einer Phase psychotischer Symptomatik befindet, sondern sollte zunächst die haltende Funktion anstelle jeder Deutung an- und aufbieten.

Noch eine Vorbemerkung: Die Sicherheit des Personals muß oberste Priorität haben. Wenn – etwa durch fehlendes konsequentes Schützen durch den therapeutischen Leiter der Station (Chef- und/oder Oberarzt), aber auch die Leitung im pflegerischen Bereich sowie äußere Rahmenbedingungen im Sinne eines institutionellen Schutzes – diese nicht soweit wie möglich garantiert ist, schlägt nicht nur die Behandlung eines einzelnen gerade aggressiven Patienten fehl, sondern die eines jeden auf der Station befindlichen Borderline-Patienten. Auch wenn es auf den ersten Blick paradox anmutet: Die Sicherheit des Personals muß höher angesiedelt sein als die Sicherheit des Patienten. Das hat keinesfalls etwas mit Egoismus oder Angst zu tun, sondern ist ein wesentliches Fundament für das Gelingen einer jeden Therapie der gesamten Patientenschaft der Station, denn in einer allgemeinen Atmosphäre der Unsicherheit wird sich niemals ein Vertrauen der Patienten in die haltende Funktion des Teams entwickeln können.

Sehr problematisch wird dies in den seltenen, aber doch denkbaren Situationen, wenn ein (auto- oder fremd-)aggressiver Impulsdurchbruch durch persönliche und/oder fachliche Inkompetenz eines Teammitgliedes provoziert wurde. In diesem Fall muß die Situation in interner und externer Supervision aufgearbeitet werden; Wiederholungen in Verbindung mit der Unfähigkeit zur Reflektion sollten zu einer Versetzung des betreffenden Teammitglieds führen können. Die Aufklärung solcher Ereignisse wird erschwert dadurch, daß Borderline-Patienten zwar lügen können, aber durchaus nicht immer diejenigen sind, die lügen. Hier ein Patentrezept anbieten zu wollen, erscheint jedoch schlechterdings unmöglich. In jedem derartigen Fall sind Flexibilität, fachliche und persönliche Integrität sowie Kompetenz der disziplinarischen Vorgesetzten gefordert.

Bei den folgenden Grundsätzen handelt es sich um wichtige Orientierungspunkte, die nicht immer und für alle Therapeuten in gleicher Weise gelten: Es gibt keine zwei gleichen Therapeuten, wobei hier weniger die fachlichen Kompetenzen als vielmehr Unterschiede in der Persönlichkeitsstruktur der Therapeuten angesprochen sind. Ebenso wichtig wie eine fachlich korrekte Therapieform und -durchführung ist ein therapeutisches Verhalten, das der Borderline-Patient als authentisch und zu der Person des Therapeuten passend, also als kongruent erlebt. Eine technisch einwandfreie Therapie kann völlig ineffektiv verlaufen, wenn der Patient die Interventionen des Therapeuten als aufgesetzt und somit unehrlich empfindet. Ein Therapeut sollte seine Schwächen und Stärken kennen, zu ihnen (vor sich selbst) stehen und sich seine Stärken nutzbar machen, in schwachen Bereichen hingegen zurückhaltend sein. Er muß einen persönlichen Stil entwickeln, der vom Patienten als mit der Therapeutenpersönlichkeit harmonisierend empfunden werden kann. Ein teamseitiges rein technisches Orientieren an Regeln und Vorbildern führt dazu, daß der Patient sich nicht wirklich einzulassen vermag, was jedoch eine Vorbedingung für jede Psychotherapie darstellt.

Die meisten der folgenden Parameter sind teils an Rohde-Dachser (1979, 1989; S. 196-197) orientiert, teils wörtlich übernommen (und dann als Zitat gekennzeichnet).

1. Kategorie (allgemeines Setting)

1. Variables Setting

Als oberstes Prinzip jeder Borderline-Therapie wird ein variables Setting angesehen, das den jeweiligen Bedürfnissen, Fähigkeiten und Grenzen des Patienten angepaßt werden muß. Gemeint sind nicht die bei genauer Hinterfragung letztlich nur wenigen Basisregeln der Stationsordnung, wie „kein Rauchen im Bettenzimmer“ oder „nachts kein ruhestörender Lärm“, sondern die (manchmal banal erscheinenden) Bedürfnisse, die jedoch aus der inneren Situation des Patienten resultieren. Zu unterscheiden ist das flexible Handeln von einem (unreflektierten) Mitagieren. Und zu betonen ist, daß – anders als bei der psychoanalytischen Therapie sogenannter später Störungen, in der das Deuten anstelle eines Handelns steht – in der Behandlung von Borderline-Patienten Handeln nicht nur erlaubt, sondern sogar erforderlich ist.

So gab es bei uns zwar die Regel, daß in Therapiesitzungen nicht geraucht werden soll. Diese war jedoch nicht einzuhalten, wenn die innere Spannung aufgrund des bearbeiteten Themas in den Patienten so angestiegen war, daß sie einer Entspannung bedurften. Durch Rauchen können sie eine geringe Entlastung erfahren, wobei wir aber deutlich machen, daß es einen inneren Grund für das Bedürfnis nach Rauchen gibt. Aber auch das Anschaffen eines Sandsackes, nachdem mehrere Handverletzungen durch Schlagen gegen Wände aufgetreten waren, gehört in diese Kategorie – seitdem sind ernstere Handverletzungen nicht mehr vorgekommen. Weiter dürfen Patienten Sitzungen versäumen, wenn sie zu dem Termin so fragil sind, daß eine Symptomverschärfung zu befürchten ist. Auch die Frequenz und Dauer der Einzelsitzungen sowie die Art der sog. begleitenden Therapien (s. Kap. 3.1.2.3) muß jeweils auf die innerpsychische Situation des Patienten abgestimmt sein.

2. Technische Neutralität des Therapeuten
Durch sie werden Patient wie Therapeut vor kontraproduktiven Verstrickungen geschützt. Ohne sie würde der Patient weniger auf der Basis therapeutischer Notwendigkeiten „behandelt", sondern aufgrund unreflektierter Therapeutenreaktionen auf Inszenierungen des Patienten oder gar aufgrund unreflektierter Persönlichkeitsaspekte des Therapeuten selbst (s. Kap. 3.1.2.4).

3. „Haltende Funktion" im Sinne Winnicotts
Eine therapeutische Beziehung zu einem Borderline-Patienten ist nur dann herstellbar und tragfähig, wenn der Patient sich gehalten und geschützt fühlt. Neben der Technik sind die innere Einstellung des Therapeuten und dessen Bereitschaft zum Halten zentrale Voraussetzungen für einen Behandlungserfolg (s. Kap. 3.1.2.4).

4. „Kontrolle des Agierens des Patienten, gegebenenfalls durch strikte Grenzsetzungen"

> Herrn A. war als Bedingung für eine Wiederaufnahme genannt worden, daß er nicht wieder das Pflegepersonal mit personenbezogenen Drohungen und Tätlichkeiten unter Druck setzen dürfe. Als dieses massive Agieren erneut auftrat, mußten wir ihn zur Wahrung unserer Integrität entlassen. Wir besprachen mit ihm die unumgängliche Entlassung, stellten ihm aber die Möglichkeit der Wiederaufnahme der Behandlung in Aussicht, wenn er die Situation mit der von ihm bedrohten Krankenschwester klären könne. Ohne jedes weitere Agieren verließ er die Station. Herr A. entschuldigte sich bei der Krankenschwester – was durchaus als eine große Leistung zu sehen war – und konnte eine Woche später wieder aufgenommen werden, ohne daß er in dieser Sache – nach allerdings bereits einjähriger stationärer Therapie – entwerten oder spalten mußte. Dieser Vorfall hat erheblich zur Reifung beigetragen. Vermieden werden müssen jedoch als „Grenzsetzungen" kaschierte Bestrafungen, die primär den Sinn haben, den Patienten zu maßregeln, oder Stationsregeln, deren Existenz in Überlieferungen wurzeln, statt therapeutisch gerechtfertigt zu sein.

5. Informierung des Patienten
Der Patient soll über das gewählte Therapiesetting und die psychodynamischen Zusammenhänge informiert werden.

> Frau A. erkundigte sich sehr geschickt, welche Bücher ihre Ärztin über Borderline-Störungen gelesen hatte und besorgte sich eines davon. Daraufhin boten wir an, in der Gruppe über aus der Literatur sich ergebende Fragen zu Symptomen und Psychodynamik der Erkrankung zu sprechen. Natürlich ging es hier um Information, aber auch darum, daß bestimmte Fachtermini (z.B. „polymorph-perverse Sexualität") nicht mißverstanden würden. So entwickelte sich eine Sitzung, die nach Ansicht der Patienten „noch ewig" hätte weitergehen können, aber auch besonders anstrengend gewesen sei. Befürchtungen, das Krankheitsbild sei den Patienten nicht nahezubringen, sind grundsätzlich nicht berechtigt. Über Wirkung wie Nebenwirkungen von Medikamenten und die Gründe ihrer Verordnung ist der Patient ebenso zu informieren wie über Art und Sinn der vorgeschlagenen begleitenden Therapien.

2. Kategorie (psychotherapeutisches Setting)

1. Verbesserung des Realitätsbezuges
„Steuerung der inhaltlichen Mitteilungen des Patienten in Richtung eines verbesserten Realitätsbezuges anstelle der Aufforderung zur freien Assoziation".

Während Personen mit einer neurotischen Störung in der Sitzung alles sagen sollen, was ihnen gerade einfällt (freie Assoziation), ohne daß der Therapeut direktiv eingreift, ist es bei Borderline-Patienten wichtig, immer wieder das Gespräch zu strukturieren. Der banale Satz „heute war es alles ziemlich langweilig" kann dazu veranlassen, nachzuhaken und zu erfragen, was konkret langweilig gewesen ist, in welchen Situationen dieses Gefühl aufkam. In der Regel handelt es sich nämlich nicht um Langeweile, sondern darum, ein brisantes Thema zu entschärfen, indem einfach keine innere Anteilnahme zugelassen wird. Wenn sich dann das brisante Thema herauskristallisiert, muß der Therapeut entscheiden, ob und wie intensiv dieses bearbeitet wird – diese Entscheidung hängt primär von der aktuellen Verfassung und Belastbarkeit des Patienten ab. Auch in Gruppen ist es notwendig, immer wieder Themenbereiche herauszustellen, zwischen den bisherigen Äußerungen der Gruppenmitglieder inhaltliche Verbindungen zu verdeutlichen und ein oft genug verborgenes gemeinsames Thema zu klarifizieren. Als eine Patientin wort- und gestenreich beschrieb, wie sie durch hysterisches Agieren um Aufmerksamkeit zu ringen pflegt (was ihr aber nicht deutlich war), und ein anderer Patient wortkarg mitteilte, er sei ganz anders und äußere sich lieber gar nicht, als daß er zuviel Beachtung auf sich zöge, löste die Interpretation, beide würden dasselbe Ziel mit lediglich unterschiedlichen Mitteln verfolgen, größte Überraschung aus. Jetzt wurde die Bearbeitung der Themen Sehnsucht nach Gesehenwerden, Angst vor Nähe und die Wahrnehmung eigener Anteile bei Ablehnung durch andere Personen plötzlich möglich. Die subjektive Einschätzung der Kommunikationsarten und deren Wirkungen nach außen war zuvor eine völlig andere gewesen. Eine Deutung der Gründe für die Formen der Beziehungsgestaltung wurde wegen der Fragilität mehrerer Gruppenmitglieder zu diesem Zeitpunkt nicht vorgenommen.

2. Konzentration auf wenig konflikthafte Persönlichkeitsbereiche

„Sorgfältiges Aufspüren der am wenigsten konflikthaften Persönlichkeitsbereiche des Patienten, und Konzentration der Deutungen zunächst auf diese Peripherie". Zumindest diskutabel ist, ob weniger konflikthafte Persönlichkeitsbereiche tatsächlich als peripher zu bezeichnen sind, oder ob sie nicht eine ebenso große therapeutische Relevanz haben wie die problematischeren Aspekte und ob ihr Verstärken für das Gelingen einer Behandlung nicht unabdingbar ist.

Die Selbstentwertung der Borderline-Patienten ist regelhaft so ausgeprägt, daß eine zu frühzeitige Bearbeitung von Defiziten leicht zu einer Symptomverstärkung führen kann. Deshalb stellen wir zunächst gerade jene Bereiche heraus, in denen der Patient sich verhältnismäßig sicher fühlt und als kompetent einschätzt. Auch im Verlauf der Therapie ist es vielfach wichtig, gerade bei den Patienten selbst belastenden Verhaltensweisen deren kreative Aspekte im Sinne einer Konfliktlösung herauszustellen und erst später die konflikthafteren und deshalb mehr mit Angst verbundenen Anteile zu bearbeiten. Themen wie sexueller Mißbrauch oder Mißhandlung lassen wir in den ersten Therapiephasen meistens auch dann nicht zu, wenn diese von den Patienten selbst angeboten werden. Wir teilen mit, zu einem späteren Zeitpunkt auf diese Themen zurückzukommen, zunächst aber z.B. auf die aktuelle Beziehungsproblematik mit dem Partner zu sprechen kommen zu wollen. Ganz allgemein ist das Abpassen des richtigen Zeitpunktes für die Bearbeitung eines Themas wichtig – so sollte die Bearbeitung zentraler und besonders belastender Themen weder zu Beginn noch kurz vor der Entlassung stattfinden. Rechtzeitig vor der Entlassung sollte grundsätzlich der Abschied vorbereitet und bearbeitet werden.

3. Vermeidung genetischer Deutungen

Statt genetischer Deutungen werden überwiegend solche vorgenommen, „die den Realitätsbezug des Patienten verbessern, insbesondere Deutung der pathologischen Abwehrmechanismen in ihrer destruktiven Auswirkung auf diesen Realitätsbezug."

Frau B. kam wiederholt zu uns mit dem Wunsch nach Entlassung zu den Eltern. Diese hatten sich während der jahrelangen Erkrankung nicht nur nicht um die Patientin gekümmert, sondern dezidiert mitgeteilt, sie möchten weder im Zusammenhang mit der Tochter angerufen noch von dieser je wieder aufgesucht werden. Frau B. war sich hingegen sicher, daß die Eltern sie gerne aufnähmen. Sie verleugnete, daß die Eltern sie nicht sehen wollten. Wir zeigten ihr ihren langen Leidensweg auf, wobei sie sich stets auf die Suche nach der Liebe der Eltern gemacht hatte, hierin aufgrund ihrer Verleugnung der Realität stets erneut enttäuscht wurde und jedesmal in desolatem psychischen Zustand wieder stationär aufgenommen werden mußte. Sie konnte sehen, daß ihr Zustand derzeit so stabil wie nie war und ein erneuter Abbruch der therapeutischen Beziehung aufgrund der illusionären Suche nach Elternliebe diese Stabilität gefährdet hätte. Frau B. weinte und stimmte einer weiteren Behandlung zu. Ein weiteres Beispiel ist in Kapitel 2.1.11 zu finden (Herr F.).

4. Konfrontation des Patienten

„Notfalls massive Konfrontation des Patienten mit hartnäckig verleugneten Inhalten, insbesondere mit verleugneten realen Gefahren".

Herr B. hatte wiederholt die stationäre Behandlung vorzeitig abgebrochen, weil er sich stets erneut sicher war, nun das Leben allein meistern zu können. Aufnahmen erfolgten danach jedesmal aufgrund akuter Suizidalität. Nun waren wir in der Therapie so weit fortgeschritten, daß Herr B. sich für eine therapeutische Wohngemeinschaft entschieden hatte. Plötzlich aber bot sich ihm die „Chance", eine Wohnung zu bekommen. Ohne Rücksprache mit uns leitete er alle entsprechenden Schritte zu deren Anmietung in die Wege. Erst nach massiver und wiederholter Konfrontation mit den bisherigen Erfahrungen bei den vergangenen Entlassungen konnte sich Herr B. entschließen, den ursprünglichen Weg der kleinen Schritte fortzusetzen: Seine Grandiositätsphantasien hatten weiter abgenommen, die Entwertung einer „Kleine-Schritte-Therapie" war als Abwehrverhalten nun nicht mehr vonnöten.

5. „Schnelles Unterbrechen von Schweigepausen"

Vor allem auch in Gruppen wird eine Phase des Schweigens selbst von reiferen Persönlichkeiten mit einem erheblichen Anstieg der inneren Spannung beantwortet. Da die innere Spannung bei Borderline-Patienten ohnehin schon sehr hoch ist, würde hier ein Anstieg zu einer für den Patienten unerträglichen Situation führen, die zu einem Abbruch der Behandlung führen kann. Deshalb greifen wir immer wieder ein und geben unter Umständen Themen, die ohnehin „in der Luft" liegen, konkret vor. Insofern erfordert die Therapie von Borderline-Patienten – ob im Einzelgespräch oder in der Gruppe – einen weit aktiveren Therapeuten als jene von Neurotikern.

6. „Verbesserung des Arbeitsbündnisses durch Forcierung der positiven Übertragung"

Nachdem Frau C. mitgeteilt hatte, ihr Vater sehe die Ursache ihrer Erkrankung allein in ihrer Lebensweise, bat sie den Therapeuten, doch mit ihrem Vater möglichst rasch zu sprechen und ihm zu erklären, woher denn eine Borderline-Störung komme. Wenige Minuten später rief – was die Patientin wußte und dem Therapeuten mitgeteilt hatte – der Vater auf der Station an. Der Therapeut nahm das Gespräch an, obwohl wir üblicherweise nicht am Telefon über Patienten mit deren Angehörigen sprechen. Er erklärte in groben Umrissen den Begriff Borderline-Störung und wies ausdrücklich darauf hin, daß es keine Suchterkrankung sei. Dieses eher unorthodoxe Verhalten, das sorgfältig überlegt und kein Mitagieren war, führte zu einer deutlichen Verbesserung der Übertragung und damit des Arbeitsbündnisses.

7. „Keine Interpretation der positiven Übertragung"

Negative Übertragungen müssen Borderline-Therapeuten mit „schöner" Regelmäßigkeit ertragen. Um so verführerischer ist es, den Patienten auf eine positive Übertragung hinzuweisen, um so selbst jedenfalls kurzzeitig Entlastung zu erfahren. Natürlich stellt eine positive Übertragung eine für den Therapeuten weit angenehmere Form der therapeutischen Beziehung dar als das Bestehen negativer Übertragungen. Aber ein Borderline-Patient erlebt sich im Rahmen einer positiven Übertragung viel verletzlicher. Dieses auch noch (durch eine Interpretation der positiven Übertragung) zu verdeutlichen, kann leicht kontraproduktiv wirken: Der Patient bekäme Angst und müßte sich und seine (Pseudo-)Autonomie verstärkt schützen. Im Extremfall mündet eine solche Gegenreaktion in einen Abbruch der Therapie. Selbst scheinbar harmlose Bemerkungen des Therapeuten wie „Ich habe den Eindruck, daß Sie mir jetzt zu vertrauen beginnen" sollten also in der Regel unterbleiben, da sie mehr der Selbstbestätigung des Therapeuten dienen als dem Fortgang der Therapie und mehr eine Floskel als eine therapeutische Intervention darstellen.

8. Aufspüren der negativen Übertragung
„Aufspüren der abgespaltenen und außerhalb der Therapie agierten negativen Übertragung".

> Das gravierendste Beispiel war wohl jenes, als ich (Dulz) von einer Patientin (Frau P., s. Kap. 2.2.1) verdächtigt wurde, Jungen sexuell zu mißbrauchen. Dieses hatte sie – was sie einzelnen Teammitgliedern berichtet hatte – mit dem Mitpatienten X. besprochen, der darauf von seiner Therapeutin angesprochen wurde: Die Brisanz der Situation machte ein solches Vorgehen erforderlich. Ich selbst hatte zu keinem Zeitpunkt eine entsprechende Übertragung seitens Herrn X. gespürt. Herr X. wurde nun in der Einzelsitzung mit dieser negativen Übertragung konfrontiert. Er teilte mit, er habe dieses Gerücht über mich zwar auch gehört, aber niemals angenommen, daß die Vorwürfe stimmten. Wäre diese negative Übertragung nicht aufgespürt worden, wäre vermutlich jede meiner therapeutischen Interventionen bezüglich Herrn X. unwirksam geblieben, ohne daß uns der Grund für das Scheitern hätte deutlich werden können. Gleiches galt für die negative Übertragung der Patientin.

9. Entteufelung und Entidealisierung
„Entzerren der Bilder von den frühen Bezugspersonen (Entteufelung und Entidealisierung) zu realen Menschen mit Vorzügen und Schwächen".

> Herr D. teilte uns immer wieder mit, wie widerlich seine Mutter sei und wie sehr er sie verabscheue, weil sie ihn verstoßen habe. Unter ausdrücklichem Ausschluß jeder Diskussion über Schuld war es möglich, ihm aufgrund seiner eigenen und uns mitgeteilten Erinnerungen aufzuzeigen, daß wir sein Leid zwar verstünden, daß seine Mutter aber auch ihrerseits viel Leid hatte ertragen müssen und für sich offenbar keine anderen Handlungsmöglichkeiten als die realisierten sehen konnte. Mittlerweile hat Herr D. sogar Weihnachten bei seiner Mutter verbracht und sich versöhnt, ohne zu übersehen, daß ihm in der Tat viel Schlimmes widerfahren ist.

Zu Beginn einer Therapie erleben wir es ebenso oft, daß die Eltern unter – wie sich später herausstellt – Verleugnung von Realitäten idealisiert werden. Auch dieses ist zu klarifizieren, wobei die Regel 2 (Konzentration auf zunächst die am wenigsten konflikthaften Bereiche) zu berücksichtigen ist.

10. Herausarbeiten der unbewußten Identifikationsphantasie
„Herausarbeiten der unbewußten Identifikationsphantasie, nach der ein Patient seine „Schicksalsneurose" gestaltet, mit dem Ziel, die Fremdbestimmung durch eine sichere eigene Identität zu ersetzen".

> Der Mutter von Frau D. sei es schon immer schlecht gegangen, wie sie die Familie ständig fühlen ließ. Frau D. hatte schon als kleines Kind auf ihre Mutter Rücksicht nehmen müssen. Wenn es ihr schlecht gegangen war, hatte die Mutter ihr von eigener Bedürftigkeit bestimmtes Verhalten stets noch gesteigert – bis hin zum massiven suizidalen Agieren. Die Mutter wäre letztlich mit ihrer eigenen Situation konfrontiert worden, wenn sie sich um Frau D. aufgrund eines Therapieerfolges keine Sorgen mehr machen müßte und Frau D. sich auf das Agieren ihrer Mutter nicht mehr eingelassen hätte. Die Einschätzung von Frau D., daß weitgehend nur von ihrem Schlechtgehen das Wohlergehen der Mutter abhänge, sahen wir nicht als Omnipotenzphantasie der Patientin, sondern hielten sie für durchaus realistisch. Die intensive Bearbeitung erwies sich als der problematischste Themenbereich, als der hartnäckigste Störungsanteil.

11. Bestätigung der Liebesfähigkeit
„Wiederkehrende Bestätigung der grundsätzlichen Liebesfähigkeit des Patienten...; Deutung der Verzerrungen, in denen sich diese Liebesbedürfnisse manifestieren, und Aufzeigen befriedigenderer Möglichkeiten für die Verwirklichung dieser Bedürfnisse".

Borderline-Patienten erleben sich als weder liebenswert noch liebesfähig. Sie selbst stellen aber auch immer wieder im Rahmen von Partnerschaften Situationen her, die zu einer so großen Belastung des Partners führen, daß ein Scheitern der Beziehung fast zwangsläufig folgt. Zu bearbeiten sind also die Formen der Beziehungsgestaltung, das Suchen nach Lösungsmöglichkeiten in konfliktträchtigen Momenten und der Bezug zur Lebensgeschichte mit der daraus resultierenden Folge verzerrter Sichtweisen von anderen Personen und sich selbst (Idealisierung und Entwertung) – hierfür schaffen stationäre Rahmenbedingungen ideale Voraussetzungen. Es kann den Patienten nicht oft genug verdeutlicht werden, daß die erlebten Beziehungsdilemmata kein unveränderlicher Fakt sind, sondern daß im Gegenteil eine grundsätzliche Fähigkeit zum Lieben und Geliebtwerden vorhanden ist, sofern ihre mit Lieben und Geliebtwerden verbundenen Ängste reduziert werden können. Dazu gehört auch die Verdeutlichung der Rolle eines Partners hinsichtlich der – mittels Symbiose kurzzeitig reduzierbaren – Angst, also die Aufdeckung der pathologischen Beziehungsmuster.

12. Technische Neutralität: keine Ablehnung
Dem Patienten muß immer wieder versichert werden, daß technische Neutralität und Abstinenz des Therapeuten keine Ablehnung des Patienten bedeuten, sondern durch sie (auch) die Integrität des Patienten im Rahmen der Therapie respektiert wird.

Patienten versuchen mit allen Mitteln, möglichst viel vom Therapeuten in Erfahrung zu bringen und ihn mit allen Mitteln aus der Reserve zu locken. Auf diese Weise streben sie eine Entschärfung des als mächtig erlebten Therapeuten an, suchen sie unbewußt die stets auch mit Angst verbundene Übertragung zu unterminieren. Wir weisen in der Regel einerseits selbst scheinbar banale Fragen zu unserem Privatleben zurück und auf die unterschiedlichen Rollen von Patient und Therapeut hin, ohne jedoch so weit zu gehen, als Mensch nicht mehr „greifbar“ zu sein. Andererseits deuten wir das Verhalten des Patienten und fragen, was sich ändern würde, wenn er wüßte, wie wir privat leben. Schließlich teilen wir mit, daß wir einerseits mit einer Person, die wir ablehnen, grundsätzlich nicht auf diese intensive Weise arbeiten würden und andererseits eine therapeutische Arbeit mit einem Freund nicht möglich ist – letzteres hat ja jeder Patient schon erfahren müssen, wenn er von einem vermeintlichen Freund ein Zuviel an Nähe (Symbiose) und Beiseitestehen verlangt hat. In den meisten Fällen erkennen Patienten, daß therapeutische Beziehungen deshalb tragfähig sind, weil es weniger um die Gefühle und die Situation des Therapeuten geht, sondern das Erleben des Patienten im Mittelpunkt steht. Selbst wenn der Patient diesen Schritt hat vollziehen können, so wird er doch immer wieder eine private Nähe herzustellen versuchen; frühere Erklärungen scheinen in kürzester Zeit wie eliminiert zu sein, und der Patient bedarf immer wieder derselben Bestätigung, daß technische Neutralität keine Ablehnung bedeutet, sondern vielmehr vor ihr schützt. Gleichermaßen muß der Patient immer wieder und wieder erfahren, daß er selbst mit seinen körperlichen und seelischen Grenzen respektiert wird und kein Mißbrauch auf der Station erfolgt. Der Patient muß Schutz erfahren und kann das Gefühl, daß es Schutz überhaupt gibt, erst internalisieren, wenn er in ausreichendem Maße entsprechende Erfahrungen innerhalb der Therapie gemacht hat.

13. Umgang mit Gegenübertragungsgefühlen
„Freimütiges Mitteilen von Gegenübertragungsgefühlen, durch die der Analytiker für den Patienten als eigenständiges Individuum erlebbar wird; sofortige Richtigstellung der verzerrten, oft paranoid getönten Wahrnehmungen der Person des Analytikers (auch durch Beantwortung von Fragen)“ – diese Regel gilt jedoch nicht nur für Psychoanalytiker, sondern für jedes Teammitglied und ist deshalb mit Einschränkung auch zur Kategorie 1 gehörig.

Wir teilen einem Patienten durchaus mit, wenn er uns aufgrund seines Agierens hilflos oder wütend macht. Die jeweils nötigen Strukturierungen werden nicht spontan vorgenommen, sondern erst nach der Vergewisserung, daß die technische Neutralität (s. Kap. 3.1.2.4) vorhanden ist. Somit können wir dem Patienten vermitteln, daß unser Handeln auch dann kein Zeichen von einem Schwinden positiver Gefühle des Annehmens ist, wenn wir den Patienten sehr deutlich zurechtweisen müssen. Besonders die Mitteilungen positiver Gegenübertragungsgefühle werden häufig als unangenehm empfunden (s. auch Regel 7: keine Interpretation der positiven Übertragung), wobei die Patienten dies ebenso verbalisieren können wie die Tatsache, daß sie mit ihnen entgegengebrachten negativen Gefühlen besser umgehen könnten. Wenn wir uns völlig indifferent und also bezüglich unserer Emotionen nicht echt verhielten, böten wir dem Patienten die Möglichkeit, uns zu introjizieren – eine ohnehin von diesem erstrebte und hoch pathologische Art der Beziehungswahrnehmung mit der Folge der Aufgabe einer eigenen Identität durch den Patienten. Äußerungen von Patienten mit paranoiden Inhalten – beispielsweise „Sie wissen doch sowieso alles von mir", aber auch „Sie führen irgendetwas gegen mich im Schilde" – werden niemals stehengelassen, sondern unmittelbar und unzweideutig korrigiert.

Resumée

Zu betonen ist erneut, daß nicht jedes therapeutische Prinzip bei jedem Patienten und zu jeder Zeit anzuwenden ist. Vielmehr sind – entsprechend der Notwendigkeit eines variablen Settings – stets und immer aufs Neue die aktuelle Befindlichkeit und Stabilität des Patienten zu berücksichtigen. So wird man tunlichst nicht mit einem Patienten mit psychosenaher Symptomatik Identifikationsphantasien herausarbeiten, sondern ihn zunächst über Halten und fürsorgliches Schützen soweit stabilisieren, daß sich die psychotische Symptomatik auflöst.

Wichtig ist ein weiteres Prinzip: Um mit einem Borderline-Patienten eine Therapie durchzuführen, bedarf es – insbesondere bezüglich des Einzel- und der Gruppentherapeuten – einer hohen personellen Konstanz. Jeder Wechsel in der Person der Therapeuten führt zu einer tiefgreifenden Irritation mit der Gefahr eines Rückschrittes oder Therapieabbruches. Das Rotationsprinzip von Ärzten, wie es in vielen Kliniken durchgeführt wird und aufgrund der Facharztweiterbildung durchgeführt werden muß, stellt somit ein kaum überwindbares Hindernis in der Behandlung von Borderline-Patienten dar – hier wäre die jeweilige Klinikleitung gefordert, günstigere äußere Rahmenbedingungen zu schaffen.

3.1.2 Aspekte der Borderline-Therapie auf einer spezialisierten Station

Es gilt als sehr schwierig, eine konsequente Borderline-Therapie auf einer allgemeinpsychiatrischen Station durchzuführen. Üblicherweise wird dort erwartet, daß innerhalb eines überschaubaren Zeitraumes ein sichtbarer Erfolg zu bewirken ist. Genau dies aber stellt sich bei einer Borderline-Therapie oft als nicht praktikabel heraus. Zunächst einmal dauert die Eingewöhnungsphase, die Zeit bis zum Fassen eines vorsichtigen Vertrauens, deutlich länger als bei psychotischen Patienten. Und schließlich sind die ersten Erfolge der Behandlung manchmal nur daran zu sehen, daß sogar eine Verstärkung von Symptomen, also eine scheinbare Verschlechterung des Zustandes eintritt.

Ein Vorteil der stationären Therapie liegt darin, daß der Patient innerhalb des stationären Rahmens, also der therapeutischen Gemeinschaft, nicht so leicht, wie er es sonst in bestimmten Phasen gemacht hat, einer Beziehung entfliehen und den mit ihr verbundenen Komplikationen aus dem Weg gehen kann. Eine Fassade läßt sich nun einmal während einer einzelnen Sitzung leichter aufrecht erhalten als über Wochen oder Monate 24 Stunden am Tag. Somit werden (dem Patienten wie den Therapeuten) in der stationären Psychotherapie auch verdeckte Beziehungsmuster fast zwangsläufig deutlicher. Eine Flucht wäre nur durch Abbruch der Therapie und aller mit ihr verbundenen Beziehungen sowie der Aufgabe des momentanen Lebensumfeldes möglich, nicht mehr durch bloßes Abbrechen einer einzelnen Beziehung zu einem Bekannten oder „Freund" mit alsbaldigem Eingehen einer nächsten „Freundschaft".

Frau E. lebte scheinbar in einem Idyll von Familie und Bekanntenkreis. Sie zeigte sich auch bei uns auf der Station weitgehend angepaßt und problemfrei – von einer anfangs geradezu lebensbedrohlichen Anorexie einmal abgesehen. Sie nahm rasch Kontakt zu vielen der Mitpatienten auf und wirkte auf alle freundlich und auffällig hilfsbereit. Plötzlich, innerhalb weniger Tage, entstand jedoch die Situation, daß mehrere Patienten wütend auf Frau E. waren. Es stellte sich heraus, daß sie ihre Mitpatienten „chronisch" belogen hatte. So wollte sie mit Frau X. in den Tagesurlaub gehen, die ihrerseits Herrn Y. fragte, ob dieser nicht mitwollte. Herr Y. aber mußte zuvor mit seiner Therapeutin die Beurlaubung abklären. Noch während dieses Gespräches teilte Frau E. Frau X. mit, Herr Y. dürfe nicht mit in den Urlaub, die Therapeutin habe es verboten: Die beiden Patientinnen verließen die Station. Herr Y. fand sich zurückgelassen und zweifelte an der Freundschaft zu und von Frau E. Natürlich flog das Verhalten von Frau E. – gerade im stationären Rahmen – rasch auf, und sie geriet noch wegen anderer vergleichbarer Verhaltensweisen in die Isolierung. Es wurde ihr schließlich deutlich, daß sie derartige Lügen schon vor der stationären Behandlung eingesetzt hatte – stets, um mit einer Person allein zu sein, also eine exklusive Situation herzustellen, und dafür eine andere Person auszuschließen. Sie hatte auf diese Weise entweder Bekannte verprellt oder aber ihrerseits den Kontakt abgebrochen, wenn sie aufgrund ihres manipulativen Verhaltens zur Rede gestellt worden war. Entlastet hatte sie sich jeweils mit anschließenden Gedanken wie „Die ist ja doch total blöd". Erst durch die fehlende Fluchtmöglichkeit, durch die unmittelbare Konfrontation und auf diese Weise möglich und notwendig gewordene anschließende Klärung konnte bezüglich des Beziehungsverhaltens von Frau E. ein Fortschritt erzielt werden.

Durch den in der Therapie entstehenden Kontakt zu jenen eigenen Gefühlen, die zuvor abgespalten worden waren, können – unter Umständen erstmalig – neue Symptome auftreten. Diffuse Körperschmerzen sind geradezu üblich. Aber auch eine bislang verleugnete Angst kann plötzlich und für einen sich selbst als völlig angstfrei bezeichnenden Patienten unerklärlicherweise auftreten und bis hin zu einer akuten suizidalen Krise führen, so daß der Eindruck entsteht, daß die Therapie sogar schädlich sei. Besonders bedrohlich erscheinen neben der Angst pseudohalluzinatorische Symptome, da diese medikamentös oft nur unzureichend zu beeinflussen sind (s. Kap. 3.3). Hier hilft nur der Weg über eine haltende Funktion (s. Kap. 3.1.2.4) – ein allerdings langer und zuvorderst den Patienten, aber auch das Team belastender Weg.

Es sollte nicht verschwiegen werden, daß die heutigen Richtlinien zur personellen Ausstattung psychiatrischer Stationen (s. hierzu Kunze und Kaltenbach 1992) trotz allgemeiner Verbesserungen des Stellenschlüssels gerade für Borderline-Patienten völlig unzureichend sind. Es handelt sich hierbei um Patienten, die zwar einer systematischen Psychotherapie bedürfen. Eine Einschätzung als Psychotherapiepatienten zöge jedoch im Bereich der Pflege eine so geringe Zahl an Mitarbeitern nach sich, daß die regelhaft auftretenden Krisen der Patienten auf einer solchen Station nicht mehr aufzufangen wären. Eine Einstufung als allgemeinpsychiatrische Patienten mit Regelversorgung würde jedoch dem hohen psychotherapeutischen Aufwand nicht gerecht und führte zu einer zu geringen Besetzung im Bereich der Therapeuten im engeren Sinne. Aufgrund dieses personellen Dilemmas können wir nicht mehr als etwa 15 der 21 Patienten einigermaßen umfassend – d.h. einschließlich systematischer Einzeltherapie – behandeln.

Wir sind ein Team mit exakt der üblichen Besetzung, wie sie die Psychiatrie-Personalverordnung vorsieht, und haben für die spezielle Arbeit keine zusätzliche Stelle. Insofern unterscheiden wir uns also nicht von anderen offen geführten allgemeinpsychiatrischen Stationen.

Daß trotzdem ein spezielles Konzept entstehen konnte, ist dem Einsatz aller Teammitglieder zu verdanken. Derartiges Engagement erwächst nicht nur aus Ehrgeiz und Pflichtgefühl, sondern insbesondere daraus, daß die Teammitglieder selbst festgestellt haben, daß ihnen diese Art der Arbeit neben der Belastung auch ein mindestens ebenso großes Maß an Freude und Spaß bringt.

3.1.2.1 Das Team

Die offen geführte Station 19 B des Allgemeinen Krankenhauses Ochsenzoll hat 21 Betten, auf ihr arbeiten zwölf Pflegekräfte, eine Ärztin und eine Diplom-Psychologin (beide mit Psychotherapieausbildung) sowie ein Oberarzt. Mit einer halben Stelle steht eine Sozialpädagogin zur Verfügung, deren Arbeitszimmer sich im Haus befindet und die selbstverständlich an der wöchentlich stattfindenden Visite und allen relevanten Teambesprechungen teilnimmt. Hinzu kommen die Therapeuten der einzelnen „begleitenden Therapien" (s. hierzu Kap. 3.1.2.3), von denen einige weitgehend in das Team integriert sind. Das Kernteam wird 14tägig von einem in der Therapie von „Borderlinern" erfahrenen Psychoanalytiker supervidiert.

Jeden Morgen wird den Therapeuten vom Pflegepersonal ausführlich über jeden Patienten berichtet, was in den vergangenen Diensten aufgefallen ist. Gemeinsam werden konkrete „normale" Ereignisse sowie besondere Vorkommnisse und auch die psychodynamischen Zusammenhänge im Team besprochen, und es wird überlegt, wie mit den diskutierten Situationen am besten umzugehen ist. Auch wird Fortbildung in die morgendlichen Fallbesprechungen eingebunden.

Formale Regeln bezüglich der einzelnen Aufgabenbereiche sind zwar wichtig, aber sie reichen bei weitem nicht aus, um eine für die Patienten tragfähige therapeutische Atmosphäre zu schaffen.

Hierfür ist eine gezielte und nicht nur zufällige Auswahl der Mitarbeiter wichtig. Es wirkt sich sogar günstiger aus, eine Stelle solange unbesetzt zu lassen, bis ein wirklich geeigneter Bewerber gefunden werden kann: Die Einstellung einer vorhersehbar ungeeigneten Person nur wegen der Existenz einer „Stellenhülse" kann zu gravierenden Motivationsänderungen im Team führen, die das Klima so beeinflussen, daß Engagement, Freude bei der Arbeit, das über alle Berufsgruppen hinweg nötige gegenseitige Vertrauen und die wechselseitige Akzeptanz nachhaltig gestört werden. Natürlich geht es gerade nicht um eine Gleichschaltung der Teammitglieder, sondern um das Zulassen unterschiedlicher Fähigkeiten, Meinungen und Interessen, deren Unterbindung aufgrund hierarchischer Strukturen zu einem Kollaps des therapeutischen Systems führen würde.

Wir diskutieren über inhaltliche Differenzen, die geradezu eine Voraussetzung dafür darstellen, daß die Entwicklung der Station nicht stagniert. Manchmal (aber letztlich sehr selten) sind klare Anweisungen – innerhalb der nun einmal gegebenen Pflege- wie Therapeutenhierarchien, aber auch vom Therapeuten der Pflege gegenüber – notwendig, die dann jedoch keinesfalls kränkend formuliert werden dürfen. So lassen sich Individualität und Selbstachtung eines jedes einzelnen wahren. Eine von wem auch immer getroffene Anordnung darf nicht als Mißachtung oder Befehlshaberei mißverstanden werden können und darf nicht als Mittel der bloßen Machtdemonstration eingesetzt werden, sondern muß genau erklärt und begründet werden. Sich als Team einer Station zu erleben heißt nicht, „kopflos" zu sein.

Das gesamte Team bemüht sich darum, daß alle Mitarbeiter (auch) jene Aufgaben erhalten, die sie gerne übernehmen. Ein Krankenpfleger ist gelernter Koch und hatte Lust auf Durchführung einer Kochgruppe – also wurde diese ins Leben gerufen. Ein früher bei uns tätiger Arzt wollte gerne auch mit Angehörigen arbeiten – also begannen wir mit einer Angehörigengruppe. So entstand eine Atmosphäre im Team, die es jedem ermöglichte, seine Wünsche zu äußern und Anregungen einzubringen, völlig unabhängig von hierarchischen Positionen. Ein derartiges Vorgehen betrachten wir als Vorbedingung zum Erhalt der Motivation von uns allen.

Wir bemühen uns ferner gemeinsam, Entlastung dort zu schaffen, wo sich ein Mitglied des Teams überfordert fühlt – sei es durch ausführliche Gespräche über den Grund der Überlastung, sei es durch konkrete Entbindung von einzelnen Aufgaben. Allein diese Möglichkeit stellt bereits eine Entlastung dar.

Ursprünglich war es nicht möglich, ein System der Bezugspflege auch nur anzuregen. Die Gegenargumente reichten von „das machen wir doch sowieso" bis zu „das wollen die Patienten gar nicht" und „das geht vom Dienstplan her nicht". Nach Schaffung zwei kleinerer Einheiten (diese Station war ursprünglich ein Teil einer 40-Betten-Station auf zwei Ebenen) war die Bildung dieses Teams möglich. Mittlerweile hat jeder erfahren, daß Verantwortungsübernahme nicht heißt, keine Fehler mehr machen zu dürfen (denn die macht jeder, der arbeitet), und daß es im Gegenteil viel mehr Freude macht, eigene Bereiche zu bearbeiten und sich nicht mehr hinter der Gesamtgruppe „Pflege" zu verstecken. Plötzlich fielen auch ursprünglichen „Gegnern" eines Bezugssystems keine Argumente gegen eine Bezugspflege ein, sie wurde mittlerweile zur Zufriedenheit aller und mit unübersehbaren Verbesserungen der konkreten Kenntnisse über die Patienten sowie der therapeutischen Beziehungen eingerichtet. Bezugspflege setzt aber auch einen intensiven Austausch von Sachständen, Beobachtungen und Gegenübertragungsgefühlen zwischen Bezugspfleger/-schwester und Bezugstherapeuten voraus.

Genau dieser ständige Austausch und ein laufendes Absprechen therapeutischer Maßnahmen stellen die elementare Voraussetzung für die stationäre Therapie von Borderline-Patienten dar. Andernfalls müßte deren Behandlung allein schon deshalb scheitern, weil aufgrund der Spaltungsversuche der Patienten – die unter Bedingungen fernab maximaler Kooperation der Teammitglieder lange Zeit oder auf Dauer ganz oder weitgehend unaufgedeckt blieben – eine Uneinigkeit im „Pseudoteam" entstünde, welche die Pathologie des Patienten noch nähren würde. Starre Regeln bezüglich des Umgangs innerhalb des Teams und des Verhaltens der Patienten auf der Station, also jedes Beharren auf dem reinen Ordnungsprinzip sind für die Behandlung von Borderline-Patienten kontraindiziert. Der Patient würde sich in genau jener Art von System wiederfinden, die er in seinem Elternhaus kennen- und hassen gelernt hat und die als pathologisierend gilt.

3.1.2.2 Die Form der systematischen Psychotherapie

Wir bieten den Borderline-Patienten nach einer Eingewöhnungszeit mit therapeutischen Kurzkontakten ohne inhaltlichen Anspruch möglichst rasch eine Einzeltherapie an, die sitzend durchgeführt wird. Um Überforderungen der in der Regel schwer gestörten Patienten zu vermeiden, beginnen wir mit einer Sitzung pro Woche, deren Zeitdauer vor allem von der Befindlichkeit des Patienten bestimmt wird. Immer wieder begrenzen wir in Abhängigkeit vom psychischen Zustand des Patienten die ersten Sitzungen auf 15 Minuten und beschränken uns zunächst auf die Bearbeitung aktueller, konkreter Konflikte und weisen auf die besser funktionierenden Persönlichkeitsbereiche hin. Mit zunehmender Stabilität des Patienten wird die Sitzungsdauer auf jeweils meistens 30, selten maximal 45 Minuten und später unter Umständen die Frequenz auf zwei Sitzungen pro Woche gesteigert – hier erlegt uns die personelle Besetzung Grenzen auf, die auch durch ein Mehr an Engagement nicht aufzuweichen sind. Wir achten, soweit es der Stationsablauf zuläßt, auf strikte Einhaltung von Pünktlichkeit bezüglich Anfang und Ende einer jeden Sitzung, damit der Patient sich die Zeit der Therapiestunde selbst einteilen kann und nicht allzusehr in Versuchung gerät, wesentliche Themen kurz vor Ende der Sitzung anzusprechen in der Hoffnung, daß dieses hinausgezögert werden kann. Andererseits respektieren wir es, wenn uns ein Patient mitteilt, er fühle sich überhaupt nicht zu einer Sitzung in der Lage oder wolle diese vorzeitig beenden. Spätestens in der folgenden Sitzung kommen wir hierauf zurück und besprechen den Grund für die schlechte Befindlichkeit beim letzten Mal.

Erst wenn eine gewisse Stabilität, ein Mindestmaß an Affektkontinenz deutlich geworden ist, bieten wir dem Patienten die Teilnahme an einer speziell für „Borderliner" konzipierten Psychotherapiegruppe an, die zweimal pro Woche für jeweils 60 Minuten stattfindet. Als Akutklinik sind wir nicht in der Lage, geschlossene Gruppen anzubieten, bemühen uns jedoch um eine möglichst behutsame Veränderung in der personellen Gruppenzusammensetzung und ziehen eine Verkleinerung der Gruppe nach Entlassung eines Patienten einer voreiligen Hinzunahme eines neuen Gruppenmitgliedes vor. Die Gruppe besteht aus maximal sechs Patienten. Wir haben die Erfahrung gemacht, daß bei mehr als sechs Patienten diese schwerer in der Lage sind, jeden einzelnen Anwesenden im Auge zu behalten – ein für die Patienten wichtiger Vorgang zur Reduzierung von Verunsicherungen und daraus resultierender Angst. Bei einer durch eine zu hohe Teilnehmerzahl entstandenen „Unübersichtlichkeit" der Gruppe ist vielfach ein effektives Bearbeiten tieferer oder versteckter liegender Themen fast unmöglich gewesen.

Bei der Zusammensetzung der Gruppen achten wir darauf, daß nicht von vornherein Patienten gemeinsam in derselben Gruppe teilnehmen, zwischen denen kaum zu bearbeitende interpersonelle Konflikte oder sich anbahnende sexuelle Beziehungen zutage getreten sind. Sobald – und dies kommt immer wieder vor – zwischen zwei Gruppenmitgliedern eine sexuelle Beziehung nach deren Aufnahme in die Gruppe entstanden ist, überlegen wir uns, ob es vertretbar ist, beide Partner in derselben Gruppe zu belassen. Sofern wir – beispielsweise, weil eine längerfristige Behinderung in der Offenheit der Gruppenmitglieder zu erwarten ist – eine Trennung bezüglich der Gruppentherapie für unumgänglich halten, muß stets der von den beiden Betroffenen zuletzt in die Gruppe gekommene Partner die Gruppe verlassen. Auf diese Weise machen wir deutlich, daß unsere Wahl weder mit Bevorzugung des einen noch mit Benachteiligung des anderen Partners zusammenhängt, sondern allein mit einem Vorrecht des zuerst Anwesenden.

Eine Gruppensitzung wird dadurch eingeleitet, daß jeder Patient kurz seine Befindlichkeit mitteilt. Wir respektieren es, wenn ein Patient sich – selbst über die gesamte Stunde oder auch über mehrere Sitzungen hinweg – aus Angst nicht äußern möchte, sprechen diesen aber immer wieder an und teilen ihm gegebenenfalls erneut mit, daß er die Freiheit habe, sich nicht zu äußern, und wir auch im Falle des Schweigens seine Anwesenheit schätzen. Schweigen als Ausdruck des Agierens deuten wir hingegen und stellen bei ständiger Fortsetzung des Verhaltens durchaus auch die Frage nach dem Grund für die Anwesenheit in der Gruppe und damit der Therapiemotivation. Aus den Äußerungen der Patienten zu Beginn ergibt sich fast stets ein „Oberthema", das wir Therapeuten formulieren.

Im Falle einer mehr als nur kurzen Phase allgemeiner Schweigsamkeit wird diese von uns unterbrochen, und zumeist entsteht danach völlig unkompliziert ein Gespräch zu dem ersten oder auch zu einem neuen Thema. Mangelnde Ernsthaftigkeit der Patienten oder banale Themen für länger als 15 Minuten haben wir kaum je erlebt. Gelegentlich fördern wir eine lockere, weniger ernsthafte Atmosphäre, um eine Entlastung herbeizuführen und die Therapiemotivation nicht unnötig zu strapazieren, wenn die Patienten z.B. aufgrund der vorherigen Stunde unter hoher innerer Anspannung stehen.

Zumeist wird ein Thema ernsten Inhalts sehr ausführlich und ehrlich durchgearbeitet, wobei es immer wieder seitens der Therapeuten nötig ist, zu klarifizieren, zu verbinden oder auch zu entschärfen (wenn beispielsweise Beleidigungen eingeworfen werden). Die Rolle der Therapeuten ist eine aktiv strukturierende und erfordert die ständige Beobachtung aller Gruppenmitglieder, die nicht immer ihre Betroffenheit äußern können, sondern diese oft durch nicht mehr als ein Ballen der Fäuste oder ein nervöses Fußwippen mitteilen können.

Auch scheinbar banale Themen oder auch nur Bemerkungen können in einem oder mehreren Patienten eine Krise auslösen.

> Während der Bearbeitung des Themas „Angst vor Nähe" in der Gruppe wurde von einem Patienten geäußert, er habe Angst vor dem Therapeuten. Dieser sei der Chef, der Chef habe Macht. Und Macht sei ihm, dem Patienten, gegenüber stets auf das Schrecklichste ausgeübt worden bis hin zu Mißhandlungen. Der allgemein gehaltene Einwurf, Macht sei nicht automatisch etwas Schlechtes, sondern könne auch zum Schutz von anderen Personen eingesetzt werden, führte bei allen sechs (in der Kindheit mißbrauchten und/oder mißhandelten) Patienten zu einem sofortigen und kompletten Entgleisen der Gesichtszüge. Die auch nur theoretische Vorstellung, sie könnten (z.B. vom Therapeuten, einer „machtausübenden" männlichen Person) geschützt werden, bereitete jedenfalls zu diesem Zeitpunkt und in dieser Situation offenkundig panische Angst – vermutlich weil sie in der Gruppe mit Therapeutin und Therapeuten jenes Gefühl des Ausgeliefertseins und der Ungeschütztheit überfiel, das sie aufgrund früher Erfahrungen mit der Mutter bzw. Mutterfiguren und dem Vater bzw. Vaterfiguren entwickelt hatten. Die Folgen dieser Intervention ließen sich zwar in der Gruppensituation selbst noch auffangen. Nach der Sitzung aber benötigten die Patienten anxiolytisch wirkende Medikamente. Es gehört nicht viel Phantasie zu der Vermutung, daß der eine oder die andere sonst autoaggressiv hätte reagieren müssen.

Dieses Beispiel zeigt die Fragilität von Borderline-Patienten und die Notwendigkeit eines ständigen Mitschwingens durch den Therapeuten, um nicht aus Unaufmerksamkeit oder Unkenntnis den Patienten zu schaden.

3.1.2.2.1 Träume und Bilder

In diesem Kapitel werden einige Patiententräume, die Inhalte von Therapien gewesen sind, kurz geschildert. Außer kurzen Ergänzungen wird jedoch auf eine umfassende Traumdeutung, also auf eine regelrechte Interpretation weitgehend verzichtet, da diese lediglich in der konkreten therapeutischen Arbeit erfolgen kann und hier der Eindruck vermieden werden soll, daß eine Trauminterpretation auch nur ansatzweise „allgemeingültigen" Charakter haben könnte. Vielmehr kann nicht genug betont werden, daß (theoretisch) derselbe Traum von zwei unterschiedlichen Patienten oder sogar von demselben Patienten in unterschiedlichen Situationen unterschiedliche Bedeutungen haben kann.

Es geht also viel weniger um ein „Rezept" zum Umgang mit Träumen, der ohnehin höchst behutsam erfolgen sollte, als um die Anregung, auch den in Träumen deutlich werdenden und oft noch unbewußten Themen Aufmerksamkeit zu schenken. Dieses kann wichtige Hinweise liefern, aber auch den Patienten entlasten, der jedenfalls zu Beginn einer Therapie oft nicht in der Lage ist, seine Affekte anders zu äußern oder zu empfinden als in Träumen und diese dann als extrem belastend erlebt: Wir hören von Patienten häufig, daß sie deshalb Angst vor dem Einschlafen haben, weil die immer aufs Neue erwarteten Alpträume kaum ertragbar erscheinen.

Träume dienen jedoch nicht nur als Mittel zur Aufdeckung zunächst noch verborgener Themen. Über Träume ist auch viel über die aktuelle Befindlichkeit des Patienten zu erfahren. Daneben stellen der Traum und seine Erzählung ein wichtiges Medium dar, durch das die Beziehung zwischen Patient und Therapeut geknüpft bzw. gefördert werden kann (s. auch Schwabel 1989).

Gleiches gilt für die Deutung von Patientenbildern, von denen einige hier wiedergegeben sind (Abb. 3 bis 21). Träume wie Bilder sollen primär zur Illustrierung der Affekte und Gedanken dienen und dem Leser einen in erster Linie atmosphärischen Eindruck geben.

Frau F. berichtete nach der Entlassung, daß sie mit den Metaphern und Bildern, mit denen sie während der stationären Therapie gearbeitet hatte, in der nun stattfindenden ambulanten Therapie weiterarbeite. Sie schrieb uns auf der Station, sie habe regelmäßig einen „Rucksacktraum, der mir erklärt, wie die Sache nun liegt. Auch ein paar Mal, als ich zu traurig war, habe ich Gott um einen Rucksacktraum gebeten. Ich träumte, daß ich eine Prüfung über Metaphysik schreiben mußte, und Du (Anm.: die Therapeutin) warst die Lehrerin. Du hast mir eine Eins gegeben, und danach hast Du alle Leute, die eine Eins bekommen hatten, auf eine gefährliche Reise mitgenommen, die durch Wüste, Gebirge und Dschungel führte. Im Dschungel fanden wir eine verfallene, von üppiger Vegetation überwachsene Zitadelle. Wir sind hineingegangen und Du sagtest: 'Wer keine Wurzeln schlägt, der hat Beine, Klauen und Pranken, hat scharfe Zähne und entwickelt einen scharfen Blick.' Dann trat ein riesig schöner Tiger (Anm.: Tiger = Therapeutin) aus der Dunkelheit heraus. Ich hatte schreckliche Angst, aber er war der allerschönste Tiger, den ich je gesehen habe. Ich streckte die Hand aus und dachte, entweder beißt er mir die Hand ab oder wir sind einander verwandt. Der Tiger war fast zahm, aber ich mußte lernen, ihn so zu streicheln, daß er es mochte. Die anderen Leute packten ihre Rucksäcke, aber ich warf meinen in den Dschungel, denn der Tiger war das Wichtigste, was mir zuteil wurde, und der Rucksack war nur eine Last. Ich sagte Dir, daß ich einen eigenen Weg gehen mußte, und Du warst nicht böse. Du bist mit den anderen einen Pfad entlang gegangen, und ich bin fort in den Dschungel gegangen. Ich hatte keine Angst, von Dir wegzugehen, weil ich wußte, daß Du bei den vielen anderen sein mußtest, und wenn ich Dich bräuchte, wärest Du wieder bei mir."

Die Therapeutin hatte Frau F. während der Therapie bei uns gesagt, daß Frau F. alles für ihre Lebensreise Relevante in einem Rucksack habe, so z.B. ihre Talente, und daß sie sich eben hin und wieder Zeit nehmen müsse, in den Rucksack zu sehen und alles zu sortieren. Aus Träumen sind für die Therapie immer wieder wichtige Anregungen zu bekommen, wobei der Traum als Mittel zum Themafinden zu nutzen ist, ohne als Traum umfassend gedeutet werden zu müssen.

Frau G., eine Borderline-Patientin mit Eßstörungen, eröffnete eine Sitzung mit der Bemerkung, daß die vergangene Stunde sehr unzufriedenstellend verlaufen sei. In dieser war es darum gegangen, daß die innere Unzufriedenheit mehr eine mit sich selbst ist und nicht allein mit äußeren Bedingungen zusammenhänge. Seitdem habe sie mehrfach hintereinander denselben Traum gehabt: Ihre Eltern hätten ihr eine Kellerwohnung geschenkt, die dunkel und tropffeucht sei und in der es vor Spinnen nur so wimmele; „überall Spinnen, und überall brüten die Spinnen, vermehren sich wie verrückt. Alle Bemühungen, sie wegzuwischen, klappen nicht. Nicht wegwischen, wegspülen, nicht mal wegbrennen. Das Ekelhafteste an den Spinnen ist, daß sie sich so irre schnell vermehren. Kaum sind sie ausgeschlüpft, vermehren sie sich schon wieder." Mit Spinnen assoziierte Frau G. „Ekel, Angst, Vogelspinne". Nun fiel ihr ein, daß ihr Vater eine in Harz eingegossene Vogelspinne gehabt habe, mit der er sie oft geärgert habe. So habe er diese Vogelspinne heimlich in ihr Bett gelegt, und sie habe vor der Spinne eine furchtbare Angst gehabt. Der Vater habe, wie sie dann weiter berichtete, auch sonst scheußliche Sachen gemacht. Er habe sie in Achter- und Geisterbahnen mitgenommen, obwohl sie Angst gehabt habe; starr vor Entsetzen habe sie sich nicht gewehrt. Am schlimmsten sei es gewesen, als er sie in einen Spiegelirrgarten gesteckt habe und sie voller Verzweiflung nicht herausgefunden habe. Besonders grauenvoll sei gewesen, daß vor dem Spiegelirrgarten immer ein Clown gestanden habe, der die Herumirrenden ausgelacht habe: So wie der Clown seien ihr ihre Eltern immer vorgekommen. Zur „nassen Wohnung" assoziierte Frau G.: Sie und ihre Geschwister seien früher am Wochenende bei den Großeltern gewesen. Bei denen habe es strenge Eßrituale gegeben. Die Speisen seien ekelhaft fett gewesen, so daß sie keiner gemocht habe, jedoch hätte sie alles aufessen müssen. Sie habe es immer wieder versucht, aber es sei ihr alles wieder hochgekommen. Dann sei sie in das Bad gesteckt worden, das alt und naß gewesen sei. Der Großvater habe dann auch noch das Licht ausgemacht und sie habe schreckliche Angst ausgestanden. Ihre Eltern hätten diese Eßveranstaltungen ebenfalls schrecklich gefunden, sie aber nicht beschützt, hätten sich ja ebenfalls den Ritualen unterwerfen müssen. Ihre Eltern hätten sich immer nur an den eigenen Kindern ausgelassen. So habe die Schwester häufig viele Schläge bekommen und sei anschließend mit Schokolade verwöhnt worden. Frau G. habe alles mit ansehen müssen und sich manchmal auch Schläge gewünscht, um Schokolade zu bekommen. Aber sie sei immer wie unsichtbar gewesen.

Herr E. berichtete von einem Traum, in dem ihm in einem düsteren Raum von einem düsteren Arzt erklärt wurde, sein Penis müsse amputiert werden. Denn der Penis sei von Viren befallen. Herr E. habe sich erst dagegen gewehrt, dann aber die Notwendigkeit eingesehen und die Operation über sich ergehen lassen. Der Alte habe ohne Narkose operiert, Herr E. habe alles bei vollem Bewußtsein mitbekommen. Dann sei seine Therapeutin als Gutachterin erschienen und habe angeordnet, daß Herr E. eine Prothese bekommen solle. Damit sei Herr E. im Traum ganz zufrieden gewesen. Herr E. deutete den Traum selbst so, daß er in seiner Männlichkeit, also an ganz zentraler Stelle verletzt worden sei, konnte jedoch konkreter auf das Bild nicht eingehen. Er fand auch keine Figur, die mit dem kastrierenden Arzt (eine Vaterfigur – s. Kap. 2.4.2) übereinstimmen könnte. Der emotionale Zugang gelang über die Figur der Therapeutin, denn, so Herr E., „das, was Sie anbieten können, ist ja nur Ersatz. Der (Anm.: gemeint ist die Penisprothese) kann zwar die Funktion übernehmen, aber keine Gefühle haben." Im weiteren Gespräch konnte Herr E. erstmals sagen, daß er Angst habe, daß ihn – nach Rilke – mit seinen Dämonen auch seine Engel verlassen würden. Er werde in der Therapie hoffentlich seine Ängste verlieren, aber er fürchte, dann ebenfalls seine Gefühle und Sensibilität aufgeben zu müssen und mithin unwesentlicher zu werden. Neben dieser Sorge drückte der Patient aus, daß er Hoffnung in die Therapeutin (Mutter) und ihren Einfluß auf partielle Aufhebung der Kastration habe, daß er über die Beziehung zur Therapeutin immerhin funktionieren könne und künftig weniger Ängste haben müsse. Insgesamt schätzten wir diese Ansicht des Patienten hinsichtlich seiner Prognose als jedenfalls mittelfristig richtig ein.

Frau H.s Entlassung stand nach gut einem Jahr stationärer Therapie bei uns bevor. Sie hatte große Schwierigkeiten mit dem Abschied und nahm – rational – nur die positiven Seiten davon wahr, nicht jedoch das Gefühl des Abschiedsschmerzes, des Verlassens, der Trauer. Folglich war „Abschied" seit längerem Thema in den Einzelsitzungen. In einer Stunde berichtete sie, daß sie mit Entsetzen bemerkt habe, über ihren Abschied nur zu reden, jedes Spüren von mit Abschied verbundenen Gefühlen hingegen zu vermeiden. Sie habe in der letzten Zeit eine eigenartige Traumreihe, die sich um das Thema Einkaufen drehe. In diesen ständig wiederkehrenden Träumen würde sie – immer kurz vor Toresschluß – in unterschiedliche Geschäfte rennen und dringend noch etwas kaufen müssen. Aber irgendwie wisse sie immer nie genau, was sie eigentlich noch erwerben müsse, folglich bekomme sie dies auch nicht. Sie wache dann immer voller Angst und innerem Chaos auf. Den Zusammenhang zwischen Traum und Abschiedsthema sah Frau H. zunächst nicht. Erst auf die Frage, in welchem Bereich ihres Lebens denn bald „Toresschluß" sei, erkannte sie den Zusammenhang und fragte sich ungläubig zweifelnd, ob hinter dem Traum tatsächlich die gemiedenen Gefühle des Abschiedsschmerzes stecken könnten. Zunehmend begann Frau H., zu den angstbesetzten und also vermiedenen Gefühlen im Zusammenhang mit Abschied und Trauer Zugang zu bekommen, so daß dieses Thema weiter bearbeitet werden konnte.

Nun zu den Bildern, die weniger nach rein optischen Gesichtspunkten ausgewählt wurden, sondern primär danach, was die Darstellungen im Zusammenhang mit Borderline-Störungen ausdrücken könnten. Bei der Beschreibung der Bilder gilt das für die Träume Gesagte: Eine umfassende Deutung kann nur in der Therapie selbst aufgrund der Assoziationen des Patienten erfolgen und soll hier nicht vorgenommen werden. Vielmehr soll die Wiedergabe der Bilder samt kurzer Erklärung nicht mehr sein als ein Hinweis darauf, daß manche Patienten gestalterisch ihr innerpsychisches Erleben nicht selten zu einem früheren Zeitpunkt ausdrücken können als verbal.

Frau I., eine US-Amerikanerin, hatte sich bereits als Zwölfjährige über kleine comicartige Bilder mitzuteilen versucht. Damals zeichnete sie Figuren, die sie ebenfalls während des Aufenthaltes bei uns einsetzte: den Hasen Albert als Symbol für sich selbst sowie einen Hund, der Albert immer die Meinung sagt und dabei sehr frech ist – man kann dies als Hinweis auf frühe dissoziative Phänomene, auf Spaltungsprozesse sehen. Auf der Station zeichnete sie sich oft auch als Maus und unterschrieb viele Briefe mit „Mouse" – so lautete in der Kindheit ihr Spitzname, den sie von ihrem Vater bekommen hatte. Ihr erstes Bild, das sie auf der Station malte, war ein Haus (Abb. 3). Die Skizze war kaum mehr als daumennagelgroß und Frau I. schrieb dazu: „In Dunnanball (Irland) sind die Häuser meistens...weiß gestrichen... Viele Häuser sind verfallen... Da können Mäuse für Jahrtausende ungestört wohnen, mit nur dem Klang des Windes über der Heide... Wenn ich überlebe, dann werde ich in Dunnanball wohnen und mein mausmäßiges Leben fortsetzen. Wenn nicht, habe ich immer noch meine Träume davon." Frau I. teilte ihrer Therapeutin bildlich, aber auch konkret Probleme und Fortschritte mit. Abbildung 4 ist ein Beispiel dafür: Die Patientin berichtete mit Wort und Bild, daß sie den Grund für ihr vorheriges Agieren gefunden und begonnen habe, das „Problemknäuel" zu entwirren. Mit Captain N. redete sie zu der Zeit ihre Therapeutin an. Für lange Zeit jedoch schienen Frau I. die Ziele unerreichbar zu sein, wie die Höhe des Basketballkorbes zeigt – der Werfer ist „Albert" (Abb. 5). Teilweise überfiel Frau I. panische Angst, wobei ihr in derartigen Phasen ihr Humor half. Abbildung 6 zeigt „Albert" am Trapez, während Sigmund Freud das Sicherheitsnetz wegträgt („Bring' das Sicherheitsnetz wieder hierher, Sigmund"). Mit Abbildung 7 drückte Frau I. die häusliche Atmosphäre während ihrer Kindheit aus. Sie schrieb dazu: „Es gab Zeiten während meiner Kindheit, in denen ich äußerst selten gesprochen habe, in denen ich überhaupt nicht gesprochen habe.... Ich kann es meinen Eltern nicht vorwerfen, denn es gelang ihnen nur, mich aus den Augenwinkeln anzublicken, wie man ein gefährliches Tier oder

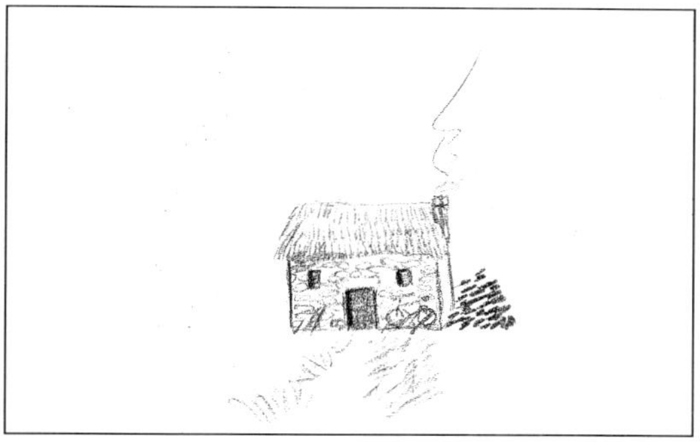

Abb. 3

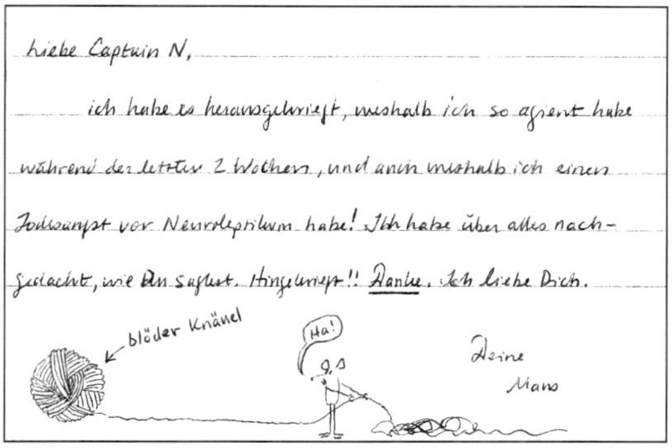

Abb. 4

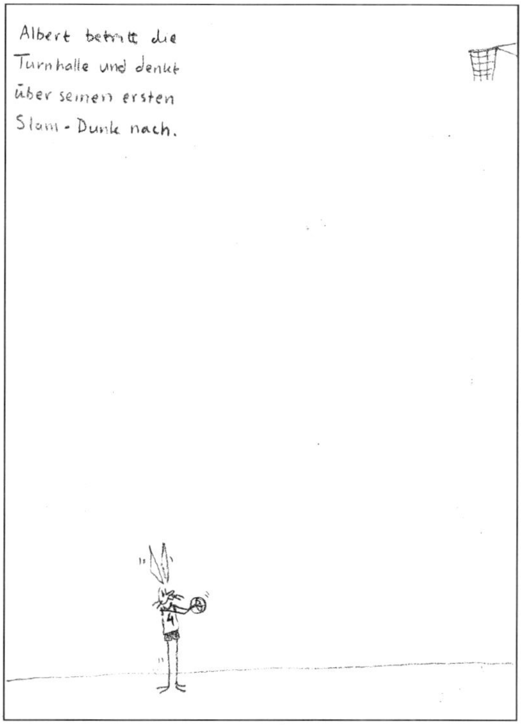

Abb. 5

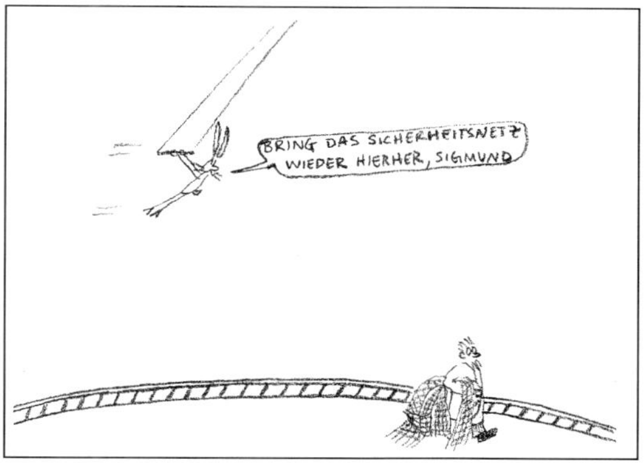

Abb. 6

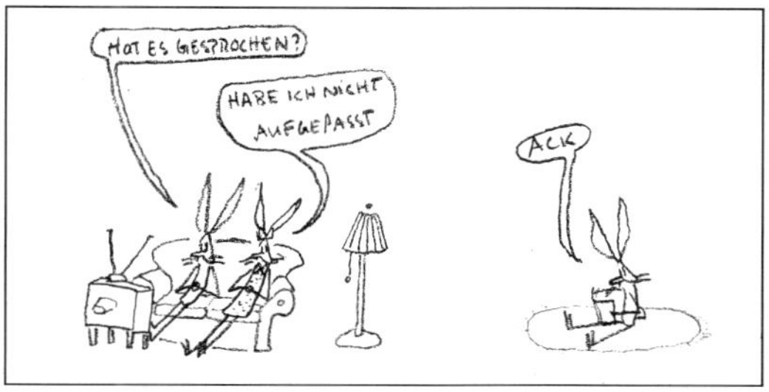

Abb. 7

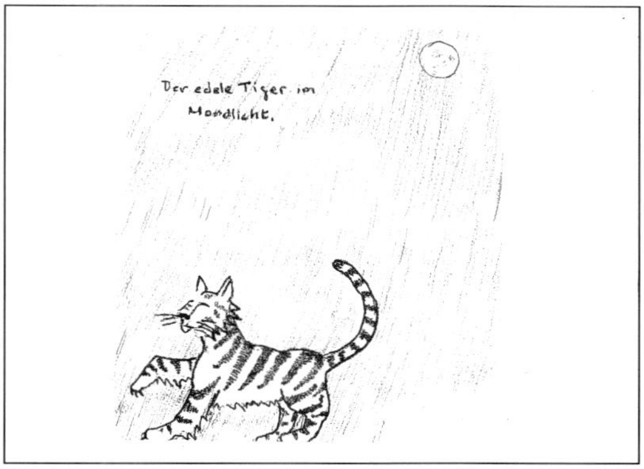

Abb. 8

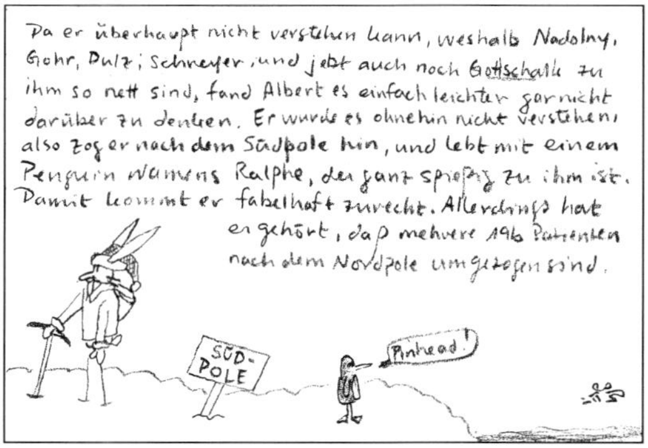

Abb. 9

einen tollwütigen Hund im Auge behält...." Auch die Beziehung zur Therapeutin (hier insbesondere die primitive Idealisierung) wurde bildlich dargestellt – auf Abbildung 8 („Der edle Tiger im Mondlicht") stellte sie ihre Therapeutin dar, die sie zu dieser Zeit als Tiger symbolisierte, während sie sich selbst als Panther empfand. Immer wieder verstand sie nicht, warum ihr Empathie und haltende Funktion entgegengebracht wurden (Abb. 9: „Da er („Albert") überhaupt nicht verstehen kann, weshalb Nadolny, Gohr, Dulz, Schreyer und jetzt auch noch Gottschalk (Anm.: Therapeuten der Station 19 B) zu ihm so nett sind, fand Albert es einfach leichter, gar nicht darüber zu denken. Er würde es ohnehin nicht verstehen, also zog er nach dem Südpole hin, und lebt mit einem Pinguin namens Ralphe, der ganz spießig zu ihm ist. Damit kommt er fabelhaft zurecht. Allerdings hat er gehört, daß mehrere 19-B-Patienten nach dem Nordpole umgezogen sind.") Trotz der offenbar gespürten haltenden Funktion blieb die Last für Frau I. schwer, so daß sie „Albert" – mit einem Eisengewicht an den Füßen – an einem Abgrund zeichnete (Abb. 10), wobei „Albert" selbst das Gewicht den Abgrund herunterzustoßen versucht. Dieser Suizid indes muß mißlingen, denn gleichermaßen will „Albert" den Selbstmord und verhindert er ihn aufgrund der physikalischen Anordnung. Immer wieder fühlte sie sich sprachlos (Abb. 11: „Albert hat fuck-all zu sagen. D.h. gar nichts"), wobei in diesem Bild „Albert" kaum erkennbar in der Ecke hockt. Immer wieder ging die Stimmung auf und ab (Abb. 12: „...wie eine Achterbahn..."). Zur Erinnerung: Das erste bei uns gemalte Bild (Abb. 3) war winzig. Gegen Ende der Therapie zeichnete Frau I. die Abbildung 13: Zu sehen sind der Kampf mit einem Drachen (als Symbol für die Borderline-Störung), ein ganzes Mäuseorchester, ein Dudelsackspieler (Frau I. hatte einen Heiratsantrag von einem Iren bekommen und ein Dudelsackspieler zieht in der irischen Neujahrsnacht über die dortige Heide) als Hinweis auf eine positive Zukunft und der Sensenmann als Symbol für die negative Vergangenheit, aber auch der Panther (sie selbst) auf den Spuren der jetzt guten Mutter (Tiger = Therapeutin). Die Burgmauern stehen für das Haus 19, die beiden Figuren („Maria" und der „Teufel") für die „beiden Seiten" der Krankheit. Der gegen den Drachen kämpfende Ritter stellt eine Krankenschwester des Teams dar. Zum Verlauf der Therapie wird auch auf das Kapitel 3.4 (Frau T.) verwiesen.

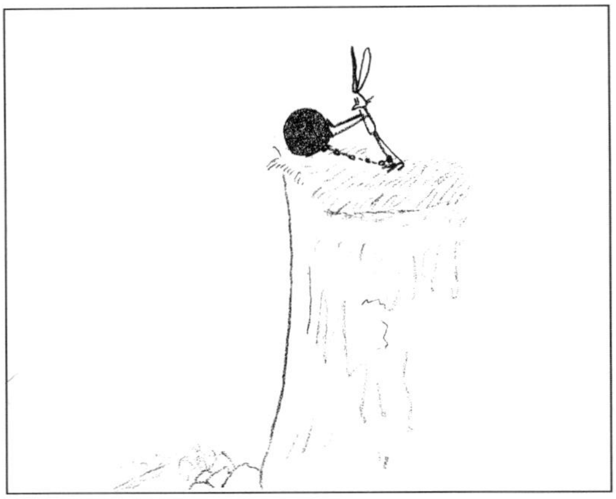

Abb. 10

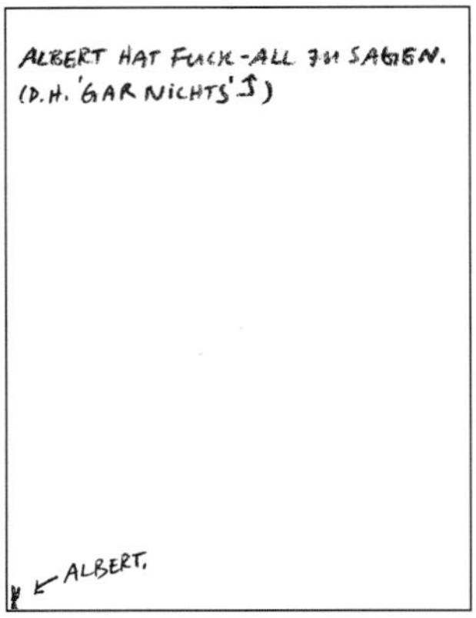

Abb. 11

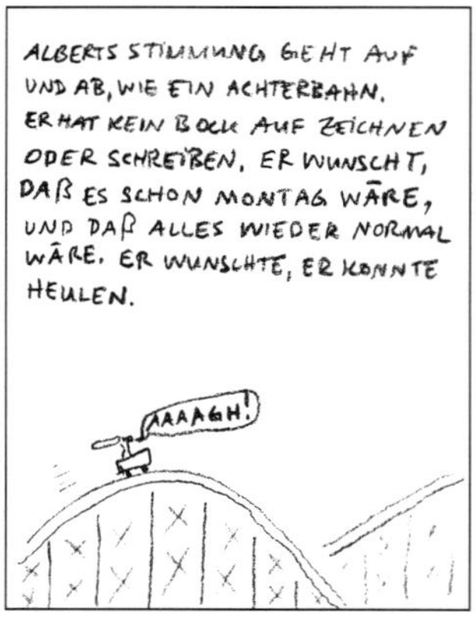

Abb. 12

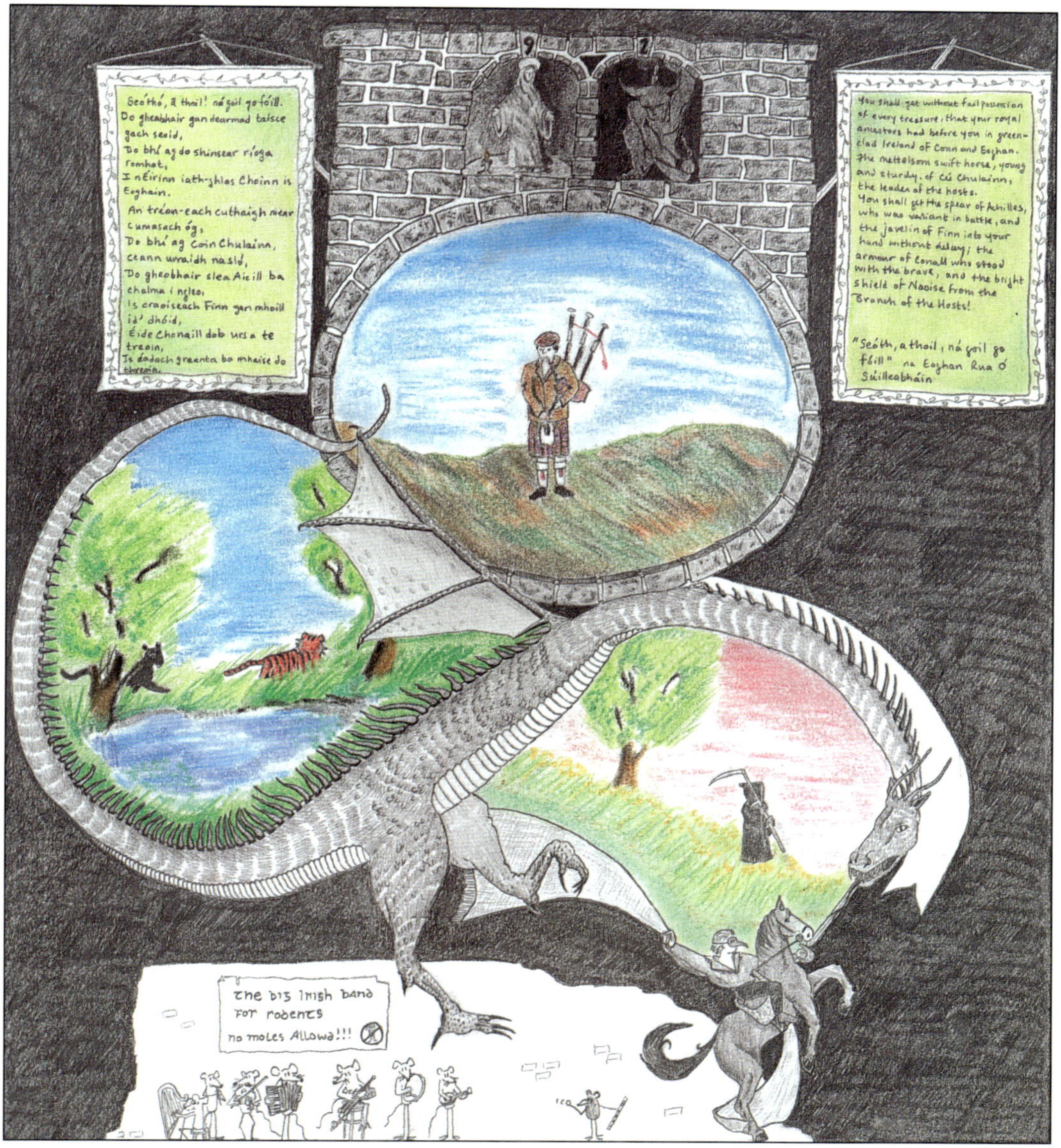

Abb. 13

Ein Paradebeispiel der Provokation lieferte Frau J., als sie ihrer Therapeutin ein Blatt übergab, dessen Vorderseite sie mit den Namen einer Vielzahl alkoholischer Getränke sowie weiterer Drogen beschrieben hatte: „Tequila, Whisky, Vodka, Bacardi,....Asti (kotz), Sangria, Bowle, Hasch, Gras (Hawaiian), schwarzer Afghane,...Ecstasy, Muskatnuß, Metaxa. Ich liebe alle Drogen, ich will saufen, koksen, rauchen und dann umfallen. Jawoll. Anabolika". Auf der Rückseite stand ein Gedicht, dem keine Erläuterungen mehr über die Funktion der Drogen bei Borderline-Patienten hinzugefügt werden müssen:

„Koka, Koka, oh Du Liebe,
weckst in mir ganz prima Triebe.
Alkohol, oh Baby Blue,
kotz' ich mir bald über'n Schuh.
Haschisch, Haschisch, meine Geile,
vertreibst mir meine Langeweile.
Pille, Pille, kleine runde,
verkleb' mir bitte meine Wunde."

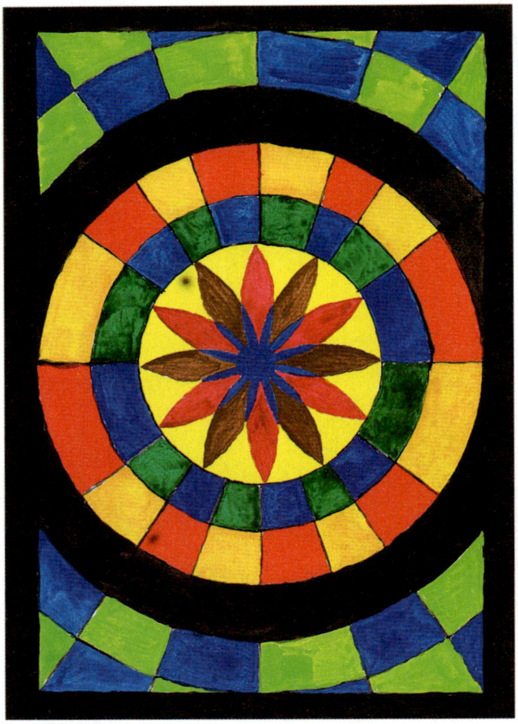

Abb. 14 Herr F. nannte sein Bild „ICH". Das „Ich" besteht aus zahlreichen völlig voneinander mittels schwarzer Linien abgegrenzten streng geometrischen Figuren, die in weit geringerer grafischer Vielfalt vorhanden sind als die kräftigen und sehr unterschiedlichen Farben. Das Bild drückt sehr plastisch die Fragmentation des Ichs aus und symbolisiert die Dissoziation des Erlebens der eigenen Person. Daneben erscheint die Strenge der Figuren als Ausdruck des Wunsches und Ringens nach innerer Struktur, wobei die Starre der Geometrie für die Unflexibilität des inneren Erlebens stehen könnte. Immerhin findet sich jedoch auch ein organisches, blumenähnliches Gebilde, so daß es zum Zentrum hin zunehmend lebendiger wird.

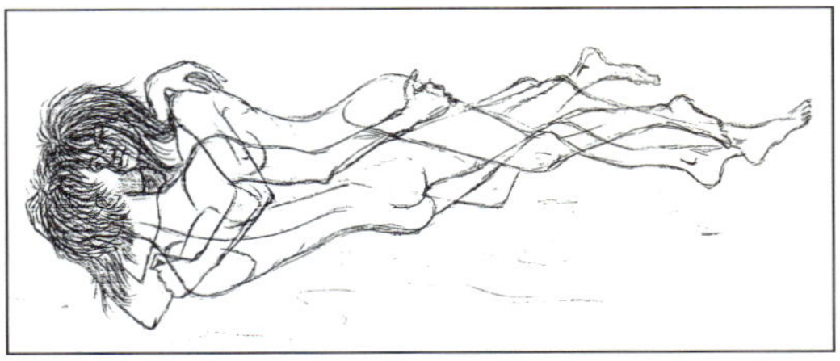

Abb. 15 „Das nackte Paar". Bei Frau K. fiel eine große Tendenz zur Symbiose, verbunden mit erheblich mangelhafter Fähigkeit zur Abgrenzung, auf. Von ihrer Fassade her erschien sie jedoch sehr distanziert, intellektualisierend und durchaus auch abgegrenzt. Das letztlich aber doch sehr fragile Ich findet seinen Niederschlag in diesem Bild eines nackten Paares in inniger Umarmung. Die zu geringen Ich-Grenzen zeigen sich in der Durchscheinbarkeit der Körper.

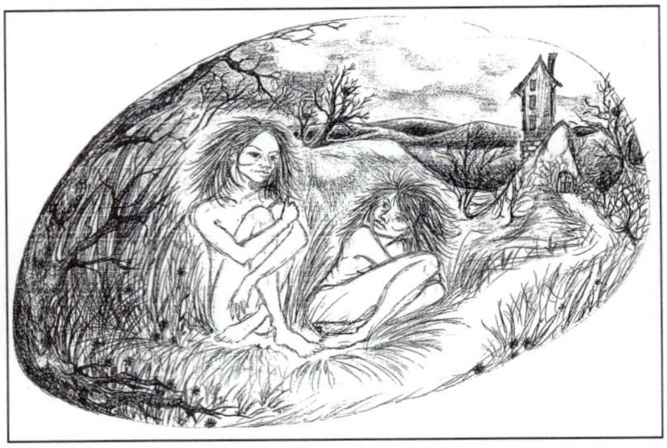

Abb. 16 Vermutlich dasselbe Paar – wobei die Patientin betonte, es handele sich um keine bestimmten Personen, sie habe das nur einfach so gezeichnet, ohne sich dabei viel zu denken – zeichnete Frau K. in einer Umgebung, die sie als Paradies sah. Indes: Die einzige Geborgenheit und Wärme, den einzigen Schutz vermag die Erdmulde zu bieten, in der das Paar sitzt, wobei eine Person die andere anschaut, diese aber den Blick nicht erwidert. Keine der beiden Figuren ist eindeutig als männlich bzw. weiblich zu identifizieren, sie sehen sich ausgesprochen ähnlich und es deutet nichts auf eine Individualität hin – wie bei Abbildung 15 geht es also mehr um Verschmelzung, um Symbiose. Die gesamte Umgebung wirkt eher antiparadiesisch, besteht sie doch aus überwiegend kahlem Boden, etwas Gras, wenig Blumen und vor allem auch Bäumen ohne Blätter. Wenn man daraus schließen will, daß es Winterzeit sei, so bedeutete dies bei der Nacktheit des Paares ein großes Frieren, wenn nicht den Kältetod. In der Ferne sind noch ein windschiefes Hexenhaus und eine Höhle im Erdhügel zu sehen, wobei diese – vielleicht handelt es sich um das (ersehnte?) Terrain der Eltern – wohl weniger als Schutz erlebt werden als die Mulde.

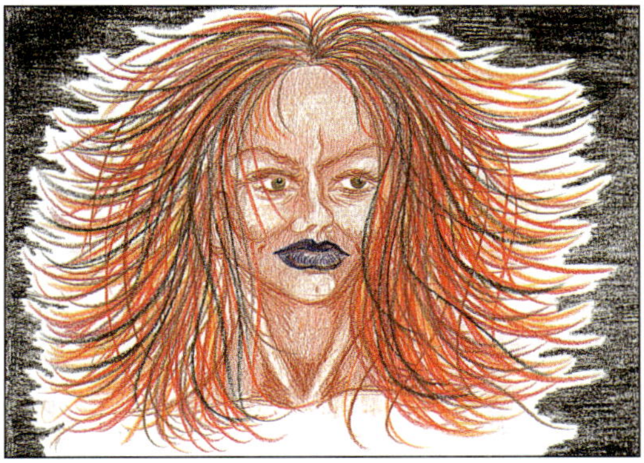

Abb. 17 Frau K. zeichnete ein Gesicht, das auf den ersten Blick sinnlich-verrucht-erotisch wirken kann. Bei näherem Betrachten ist jedoch eindrücklich, wie intensiv die Starre des Blickes, das Stechen der Augen, das in das Nichts Blicken sind. Die Haare wirken wie abwehrende Igel-Stacheln, auch fällt die Zornesfalte auf der Stirn auf. Die Lippen sind zwar voll und insofern Sinnbild von Sexualität, der Mund wirkt jedoch eher hart und verbittert. Die Haut wurde fast durchscheinend dargestellt, so als ob sie keinen Schutz gegen Einflüsse von außen, gegen die feindliche Umwelt bieten könnte. Besser lassen sich die Begriffe „Dünnhäutigkeit" und „Angespanntheit" kaum optisch umsetzen.

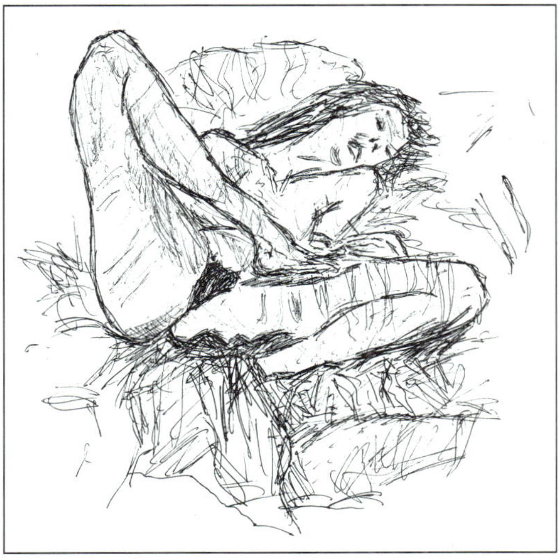

Abb. 18 Dieses Bild hängte Herr G. in den Aufenthaltsraum der Patienten, unter denen sich etliche Opfer sexueller Gewalt befanden. Wir im Team überlegten, wie wir auf diese Provokation am besten reagieren sollten und hatten die Wahl zwischen Skylla (sofortiges Abnehmen zum Schutz der mißbrauchten Patientinnen, von denen sich keine beschwerte oder auch nur irritiert zeigte) und Charybdis (Hängenlassen des Bildes, um uns nicht provozieren zu lassen). Wir entschieden uns voller Unentschiedenheit für einen Kompromiß und entfernten das Bild nach einigen Tagen. Retrospektiv meinten wir zunächst, selbst mehr Probleme mit der Art der Darstellung gehabt zu haben als die Patientinnen, die wir glaubten schützen zu müssen. Dieses stellte sich als Irrtum heraus. Einige Monate später hing eine vergleichbare Zeichnung eines anderen Patienten (eine Domina) an der Wand. Der Aufforderung zur Diskussion darüber wurde nicht gefolgt. Mehrere Frauen gaben jedoch in Gesprächen in kleinem Kreis an, sich durch die Darstellung durchaus belästigt zu fühlen. Daraufhin wurde dies zweite Bild alsbald von uns entfernt.

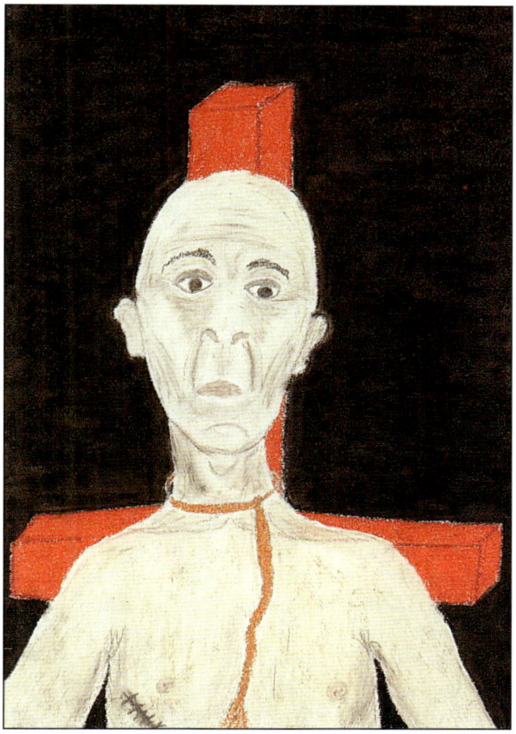

Abb. 19 Dieses Bild schenkte Frau L. ihrem Therapeuten zum Abschied anläßlich ihrer Entlassung mit einer Notiz: „Lieber 'Papa', dieses Bild brauche ich nicht mehr. Es ist zwar schrecklich, aber ich möchte es Ihnen doch schenken. Ciao Ihre...". Wir deuteten dieses Präsent als deutlichen Hinweis, Suizidalität, Verzweiflung und Qualen nicht nur hinter sich lassen zu wollen, sondern auch teilwei-

se gelassen zu haben. Symbolisch gab Frau L. also beim Abschied von der Station ihr Leid an den ursprünglich entwerteten Vater zurück, der in der Person des Therapeuten nun als stark genug gesehen wurde, ihr dieses Leid abzunehmen.

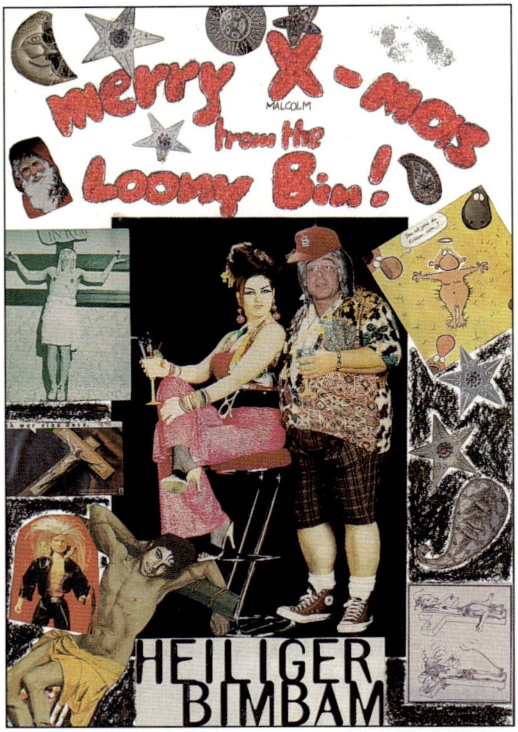

Abb. 20 Frau M. schenkte mir (Dulz) diese Collage zu genau jener Zeit, als sie mir vorwarf, kleine Jungen sexuell zu mißbrauchen. Auf der Collage hat sie ein – bewußt nicht eben schmeichelhaftes – Photo von mir auf einen feisten Männerkörper im Hawaiihemd montiert. Es handelt sich wohl um eine Entidealisierung, besser: Verteufelung, dargestellt auch mittels der Jesusdarstellungen („Das soll jetzt der Erlöser sein...?" bzw. „Heiliger Bimbam") und also um einen Ausdruck hoher Aggressivität dem Vater gegenüber. Nahe der Vaterfigur ist die laszive Frau zu sehen, mittels der die bei mißbrauchten Mädchen/Frauen typischerweise parallel zur Aggression vorkommenden und auf den Vater gerichteten sexuellen Wünsche verkörpert werden (s. Kap. 2.4.2). Eine Übersetzungshilfe: „Loony bin" bedeutet „Klapsmühle". Auch hier zeigt sich die Vaterübertragung, hatte doch der Vater von Frau M. die Psychiatrie lange entwertet und damit seine sich darin befindliche Tochter.

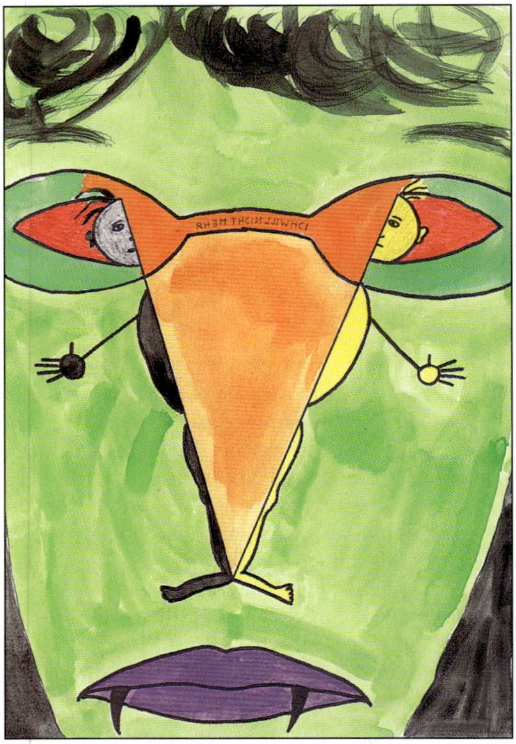

Abb. 21 Das Gesicht ist von Frau N. in grellen Farben gemalt, die Nase wirkt wie ein Keil zwischen den brillenähnlichen Augen, trotzdem scheinen diese Sinnesorgane verschmolzen. Dabei findet sich in dem Gesamtgesicht eine geteilte Person, also ein Symbol der Spaltung, der Dissoziation – entsprechende Symptome traten auch während der Therapie noch lange Zeit auf (s. Kap. 2.1.5). Der Mund symbolisiert vermutlich eine Bösartigkeit (Vampirzähne zum Blutsaugen), die auf der Nasenwurzel befindliche Inschrift („Ich will nicht mehr", weitgehend in Spiegelschrift) deutet auf eine gleichzeitig vorhandene große innere Verzweiflung und Hoffnungslosigkeit hin.

3.1.2.3 Die begleitenden Therapien

Bei der Auswahl dieser Therapien, also bei der Erstellung eines auf jeden Patienten zugeschnittenen Therapiekonzeptes, sind wir zwar insofern eingeschränkt, als das Platzangebot jeder Gruppe begrenzt ist und nicht jeder Patient zu einem beliebigen Zeitpunkt an der bevorzugten Gruppe teilnehmen kann, sondern unter Umständen auf einen frei werdenden Platz warten muß. Dies besprechen wir aber ganz offen und ermutigen die Patienten, sich trotzdem mit dem jeweiligen

Gruppenleiter in Verbindung zu setzen und gleichzeitig nach Alternativgruppen Ausschau zu halten, wobei wir selbstverständlich auch Vorschläge machen. Wir achten darauf, daß kein Patient sich ein ihn überforderndes Programm zusammenstellt, was ebenso häufig vorkommt wie ein unterforderndes. Das eine wie das andere ist stets als Hinweis für eine psychodynamische Problematik zu werten, über die wir mit dem Patienten sprechen, wonach er auch entgegen unseren Vorstellungen seine Ideen umsetzen und so seine eigenen Erfahrungen machen kann. Diese werden dann erneut Gegenstand therapeutischer Gespräche.

Vor allem fragen wir Patienten stets danach, welche Bereiche sie früher interessiert haben oder jetzt interessieren könnten. Ein bloßes Verteilen von Therapieplätzen ohne ernsthafte Berücksichtigung der jeweiligen individuellen Interessenlage führt zur Demotivation und in der Folge davon zur Gefahr der Ausübung von Druck seitens des Teams als Ersatz für intrinsische Motive des Patienten. Von innerer Akzeptanz kann dann sowieso keine Rede mehr sein, denn es entstünde jene aus der Familie bekannte Situation, daß die Eltern mit „Gewalt" ihre eigenen Interessen durchsetzen mit der Folge einer inneren Emigration des Patienten.

Das Angebot an „begleitenden", aber deshalb nicht unwichtigen Therapien beinhaltet zahlreiche Behandlungsformen, wobei manche Gruppen ausschließlich für unsere Patienten, andere für die aller psychiatrischer Stationen vorgehalten werden. Im folgenden werden etliche der Angebote kurz beschrieben.

Gestaltungstherapie

Hier geht es um den kreativen Umgang mit Materialien. Bilder und Tonarbeiten beispielsweise werden gemeinsam in der Gruppe besprochen und ihre psychodynamische Bedeutung erarbeitet. Zu beachten ist, daß dies bei sehr schwer gestörten Patienten insbesondere durch ein mögliches Unterlaufen mancher Abwehrstrategien des Patienten zu einer Zunahme der Pathologie führen kann. Keinesfalls darf bei Borderline-Patienten so vorgegangen werden, wie dies bei Neurotikern problemlos möglich ist. Es handelt sich bei der Gestaltungstherapie um ein Verfahren, das auf dem Boden der psychoanalytischen Theorie entstanden ist und auch in Einzelsitzungen durchgeführt wird.

Beschäftigungstherapie

Ebenfalls mit kreativen Medien werden in der Gruppe z.B. Bilder erstellt, wobei das Gruppenerlebnis gegenüber der Deutung der Bildinhalte im Vordergrund steht. Deshalb können hier auch schwerer gestörte Patienten teilnehmen.

Musiktherapie

Über diverse Musikinstrumente werden Gefühle in der Gruppe – oder auch einzeln – ausgedrückt, was zu einer Reduktion der inneren Spannung führen kann. Bei der Musiktherapie werden insbesondere Ausdrucksformen für jene Gefühle ermöglicht, die der verbalen Ebene nicht oder noch nicht zugänglich sind. Daneben ist die Musiktherapie eine Möglichkeit zur Förderung der Kommunikationsbereitschaft, wobei sich eine eigene Gruppendynamik ausbildet. Diese kann zwar völlig entgegengesetzt zu der in einer rein verbalen Therapie mit denselben Gruppenmitgliedern sein, ist aber trotzdem von den innerpsychischen Strukturen der Patienten abhängig – nur werden eben andere Anteile angesprochen und mobilisiert.

Trommelgruppe

Hier gilt dasselbe wie für die Musiktherapie, wobei die ausschließliche Verwendung von Schlaginstrumenten insbesondere dem Finden von Struktur sowie dem Spüren und dem Abbau von Aggressionen dient als auch eine spezielle Form der nonverbalen Kommunikation ermöglicht wird. Intra- und interpersonelle Aspekte werden also gleichermaßen bearbeitet.

Tanztherapie

Über den körperlichen Ausdruck von Affekten zu Musik (dies hat nichts mit Walzer oder Ballett zu tun) wird ein Zugang zu jenem Gefühlsbereich möglich, an den viele Patienten verbal noch nicht herankommen können. Es wird eine Verbindung zwischen Körper und Psyche geknüpft.

Sporttherapien/Bewegungstherapien

Während die Teilnahme am Frühsport in erster Linie der Strukturierung des Tagesablaufes dient, werden die anderen Therapien (Fußball, Badminton, Schwimmen, Tennis usw.) vor allem verwendet, um soziales Verhalten in der Gruppe zu erfahren und zusätzlich über eine körperliche Aktivität innere Spannungen und Unruhezustände abzubauen. Während es bei den Sporttherapien um das Körper- und Gruppenerleben geht, ohne daß therapeutische Interventionen im engeren Sinne vorgenommen werden, existieren auch Bewegungstherapien, in denen innerhalb der Gruppe zusätzlich Deutungen von Bewegungsabläufen und Verhaltensweisen durchgeführt werden.

Autogenes Training

Diese Entspannungstechnik bieten wir nicht für Patienten an, deren innere Unruhe so groß ist, daß ihnen längeres Stillsitzen große Anstrengung bereitet, oder die in Gefahr sind, psychotisch zu dekompensieren. Das Autogene Training besteht aus einer Reihe von Übungen, bei denen allein durch Konzentration auf bestimmte Vorsätze („Arme sind warm") körperliche Vorgänge entstehen, nach deren Ablauf sich eine allgemeine Entspannung entwickeln soll. Die Wirkung bei Borderline-Patienten ist sehr unterschiedlich. Manche Patienten sind nicht in der Lage, auch nur eine Übung auszuhalten, andere schlafen regelmäßig schon während einer der ersten Übungen ein. Insgesamt sollte Autogenes Training nicht besonders früh gestörten Borderline-Patienten angeboten werden, um durch die hohe Konzentration auf körperliche Empfindungen nicht eine Dekompensation sozusagen iatrogen zu erzeugen: Wenn Zweifel bezüglich der Stabilität eines Patienten bestehen, sollte von Autogenem Training abgeraten werden, selbst wenn der Patient die Technik früher erlernt und erfolgreich angewendet hat.

Werkstätten

Arbeitstherapien (Druckerei, Buchbinderei, Tischlerei, Metallwerkstatt, Elektrowerkstatt, Gärtnerei usw.) sind sehr sinnvoll zur Erprobung einer auch über eine längere Zeit des Tages reichenden kontinuierlichen Tätigkeit. Schwer gestörte Borderline-Patienten erfahren meistens eine Entlastung, wenn sie eine gewisse Zeit des Tages eine positive Beschäftigung ausüben können, wodurch sie dann weniger ihrem Selbstzweifel und anderen quälenden Gedanken ausgesetzt sind. Die Werkstätten können zudem als Vorbereitung einer beruflichen Tätigkeit eingesetzt werden.

Kochgruppe

Hier ist es möglich, Kenntnisse in der Selbstversorgung zu erlernen. Bei Borderline-Patienten, die in der Regel sozial kompetenter sind als etwa Schizophrene, erscheint jedoch therapeutisch die Möglichkeit wichtiger, eine Form der (oralen) Sinnlichkeit zu erfahren und Spaß daran zu bekommen, sich etwas zu gönnen, sich dadurch auch wertschätzen zu lernen.

Etwas genauer soll auf zwei Gruppen eingegangen werden: die Progressive Muskelrelaxation mit einem Beispiel eines problematischen Verlaufs und die eigens für Borderline-Patienten bei uns entwickelte Wutgruppe.

Progressive Muskelrelaxation nach Jacobson

Diese Entspannungstechnik wird zumeist selbst für Patienten, die als psychosenah eingeschätzt werden, jedoch keine schweren Wahrnehmungsstörungen des Körperbildes haben, als geeignet betrachtet. Nacheinander werden einzelne Muskelpartien von Kopf, Extremitäten und Rumpf kurzfristig angespannt und danach langsam gelockert, um schließlich völlig entspannt zu sein. Das Ziel ist, daß der Patient schließlich selbständig mit Hilfe der Übungen seine innere Spannung aktiv reduzieren kann, so etwa bei Einschlafstörungen.

Allerdings gibt es auch Hinweise dafür, daß Borderline-Patienten z.B. mit Negationen einzelner Körperteile die Progressive Muskelrelaxation als unbehaglich und resignationsfördernd empfinden. Nur wenn ein solcher Patient sehr reflektionsfähig ist, kann mit Hilfe der Progressiven Muskelrelaxation ein Eindruck des Körperbildes vermittelt werden, das dann der gezielteren Körperarbeit bedarf. Die Ausblendung eines Spürens von Körperteilen betrifft sehr häufig jene, die konkret oder symbolisch im Zusammenhang mit Mißbrauchs-/Mißhandlungserfahrungen stehen – an ihnen bringt der Patient sich Selbstverletzungen bei, wenn beispielsweise während der Therapie die mit dem früheren Trauma verbundenen Affekte wiedererlebt bzw. -belebt werden. Häufig wird während der Selbstverletzung Schmerz nicht oder als angenehm entlastend empfunden. Mit einem durch Mißbrauch/Mißhandlung traumatisierten und sich als Folge davon selbst traumatisierenden Patienten Körperarbeit zu leisten, setzt die Einbindung in ein therapeutisches Gesamtkonzept voraus.

Im folgenden wird die Kasuistik einer Borderline-Patientin wiedergegeben, die Frau Anke Henning, Krankengymnastin an der Psychiatrischen Klinik des Universitätskrankenhauses Hamburg-Eppendorf, zu verdanken ist.

Frau O. (30) war seit vier Jahren in ambulanter Psychotherapie und hatte bereits in der Körperarbeit Erfahrung. Sie beschrieb zu Beginn der Körpertherapie während eines stationären Aufenthaltes in der ersten Stunde, daß sie sich als einerseits sehr unter einem Druck stehend empfinde, der insbesondere als Verspannung im Schulter- und Nackenbereich wahrgenommen wurde. Andererseits fühle sie sich physisch schlapp. Sie wolle auf keinen Fall etwas körperlich „Anstrengendes" machen. Frau O. wurden Entspannungsübungen nach Jacobson angeboten. Als Ausgangsstellung wählte sie den Schneidersitz. Den Übungen, die besonders auf den Bereich Arme-Schulter-Nacken sowie die Atmung ausgerichtet waren, bemühte sie sich sichtlich zu folgen. Im anschließenden Gespräch berichtete sie, daß sie ihre Atmung sowie den Bereich zwischen Bauchnabel und Brust habe gut spüren können. Den Rest des Körpers habe sie als nicht existent, als selbst bei stärkster Anspannung ohne jede Sensibilität empfunden. Sie spüre zum Beispiel ihre Arme gar nicht, diese funktionierten nur mechanisch: „Wenn ich in die Arme spüre, spüre ich in ein Loch." Zu ergänzen ist, daß Frau O. sich an den Unterschenkeln, aber insbesondere an beiden Armen in der Vergangenheit schwerste Verletzungen einschließlich großflächiger Verbrennungen – mit einem Bügeleisen – zugefügt hatte. In einer späteren Sitzung beschrieb Frau O. ihr Körperbild präziser. Ihre Füße könne sie spüren, diese hätten Bodenkontakt und würden ihr (sie ist Karatekämpferin) Standfestigkeit geben; desweiteren spüre sie die Bauch- und Brustatmung, auch den Kopf. Mit anderen Worten: Hals, Arme und Hände, Beine und Unterleib waren von der in der Kindheit sexuell mißbrauchten Patientin nicht wahrnehmbar. Erst bei der Körperarbeit mit massivem Widerstand – insbesondere am Sandsack – gelang es Frau O., ihre Hände und Arme zu spüren. Über die Progressive Muskelrelaxation gelang es also, das Körperbild der Patientin zu ergründen, um dann mit gezielter Körperarbeit dieses jedenfalls partiell zu „komplettieren".

Wutgruppe

In der sog. Wutgruppe sollen die sich von der Station und anderen Gruppentherapien bereits recht gut kennenden Patienten spezielle Aspekte des Umgangs miteinander erfahren und korrigieren. Dies betrifft z.B. „gewinnen – verlieren", „nachgeben – durchsetzen", „zuwenden – ablehnen". Zunächst findet eine Vorbesprechung statt, in der die nicht mehr als vier bis fünf Patienten einige Grundregeln erfahren und ihre Assoziationen zu den Begriffen „Angst" und „Aggression" äußern. Es folgen fünf Stunden, in denen mit körpertherapeutischen Mitteln diese Assoziationen bearbeitet werden. Mit der abschließenden Nachbesprechung schließt sich der Kreis. Neben der im folgenden exemplarisch dargestellten Wutgruppe für Männer existiert eine solche für Frauen.

In der ersten Stunde stellte sich bei den fünf Patienten (Herr H, I, J, K und L) heraus, daß sie Angst als aus sich heraus kommend empfanden und diese Angst eine diffuse Benennung des in ihnen vorherrschenden Affektes darstellte. Aggression, so äußerten sie, würde hingegen eher von außen an sie herangetragen – die eigenen aggressiven Anteile wurden also abgespalten (Identifizierung mit dem Angreifer – s. Kap. 2.2.3). Trotzdem meinten die Patienten zunächst, beide Begriffe (Angst bzw. Aggression) beträfen exakt dieselben Themen; es stellte sich dann aber im Gespräch heraus, daß die Patienten sehr differenziert die beiden Ausdrücke verwendeten – so brachten sie Angst in Beziehung zu „Trauer, Streß, Hoffnungslosigkeit, Leben, Tod, Zukunftslosigkeit, Gefühle, Unterdrückung, Krankheit"; Aggression hingegen bezogen sie auf die Worte „Schläge, Haß, Kampf, Zerstörung, Angst, Personen, Polizei, Gericht, Eltern, Bruder, Heim, Berührung, Scheidung und Drogen". In der folgenden Stunde mit dem Thema „Ich suche mir einen Weg" wurden Reifen ungeordnet in der Halle verteilt, um die herum sich die Patienten einen Weg suchen sollten. Trotz geöffneter Augen versuchten die Gruppenmitglieder sich an anderen zu orientieren, rempelten sie sich an und übertraten die Reifen, selbst wenn genügend Raum vorhanden war. Die Bewegungen wurden immer hektischer und unkontrollierter. Bei geschlossenen Augen hingegen wurden Unsicherheit und Angst spürbar, es kam fast zum Stillstand jeder Bewegung, keiner der Patienten fand seinen Weg. Nach Angst entstand Wut darüber, daß die anderen die eigene Hilflosigkeit erlebten; Herr H. äußerte, daß „die anderen auch meine Angst sehen, wenn ich die ihre sehe." Als die Patienten eine Woche später zu zweit einen Weg durch die eine gerade Straße bildenden Reifen suchen sollten, traten sie sofort in Konkurrenz zueinander – sie pöbelten sich an und nur langsam gelang es, darauf hinzuwirken, daß die Patienten sich aufeinander einstellten. Resumée von Herrn I.: „Der Andere spürt mich so wie ich ihn. Das gibt Sicherheit und Vertrauen." Bei einer weiteren Übung in der nächsten Woche sollten die Patienten sich wechselseitig mit Hilfe eines Seiles durch den Raum führen. Herr J.: „Wenn ich selbst nicht weiß, wo ich mit mir hin soll, wie soll ich das dann für andere bestimmen?" Nur durch ständigen Blickkontakt gelang es den Patienten bei einer anderen Übung mit dem Seil, einen Kontakt zu halten – ohne Blickkontakt verloren sie das Gleichgewicht zwischen anspannen und nachgeben. Zwar beschrieben die Patienten das Gefühl, von anderen getragen zu werden, als angenehm; wenn aber nicht alles, was gegeben wurde, von einem anderen umfassend angenommen wurde, waren Kränkung und als direkte Folge Wut die vorherrschenden Emotionen. In einer weiteren Stunde sollten Aggressionen über Bälle an die anderen abgegeben werden. Der Ball wechselte fast 20 Minuten von Patient zu Patient, scheinbar ohne Mühe. Jedoch wurde der Blick der Patienten immer starrer; neben der rein motorischen und äußerlich nicht veränderten Bewegung lief intrapsychisch etwas anderes ab, das sich schließlich in einem Aufkommen von Angst äußerte: Herr K. sprang auf und verließ den Raum. Er berichtete wenig später, wie seine Angst zunehmend von Aggression abgelöst wurde. Der Zusammenhang zwischen Angst und Aggression wurde den Patienten deutlich, sie konnten schließlich akzeptieren, daß Aggression einen Teil menschlicher Gefühle darstellt. Fazit: Nur wenn man weiß, wodurch die Aggression ausgelöst wird und mit welchen weiteren Affekten sie in Verbindung steht, kann man mit ihr „umgehen". In der letzten „Runde" sollte der eine Patient bei dem anderen, der auf dem Rücken lag, dessen Körperhaltung korrigieren. Es entstand eine massive Wut über das fehlende Körpergefühl, die sich in einem unkontrollierten „Bolzen" mit den in der Halle befindlichen Bällen entäußerte. Langsam, aber dennoch war es den Patienten selbst – ohne aktives Eingreifen der Therapeutin – möglich, die angespannte Situation zu kontrollieren und schließlich im Gespräch ihre Angst und als Folge davon ihre Wut zu artikulieren. Die Patienten berichteten in der Abschlußrunde, viele sonst verdeckte Empfindungen in der Wutgruppe unmittelbar gespürt zu haben. Herr L. fand den ungeteilten Beifall der Mitpatienten, als er äußerte, er habe durch die Arbeit in der Wutgruppe die verlorene Hoffnung auf Änderung seiner Situation wiedergefunden.

Besonders wichtig ist in dieser Arbeit mit den oft hoch aggressiven Patienten die Herstellung einer Verbindung zwischen Körpersprache und damit kongruenten verbalen Äußerungen. Auch werden den Patienten Bezüge zwischen in der Gruppe aufgetretenen Prozessen und in ihrer Vergangenheit üblichen Verhaltensweisen – etwa innerhalb partnerschaftlicher Beziehungen – immer wieder verdeutlicht. Bei der Körperarbeit mit suizidalen Patienten treten Selbstmordgedanken fast immer in den Hintergrund: Suizidalität steht mit Bewegungslosigkeit in innerer Verbindung, Körperarbeit als lebendige und aktive Form der Problembearbeitung reduziert hingegen die innere Erstarrung. Gerade bei suizidalen Patienten mit also einer gegen sich selbst gerichteten Aggression lohnt deshalb der Versuch, diese Wut kontrolliert in nach außen gerichtete Handlungen umzusetzen, um Suizidgedanken zu entschärfen. Hinzuzufügen ist, daß ein weiteres Bearbeiten der oben genannten Themen in der Einzelpsychotherapie oder in einer Einzelkörpertherapie unter ständiger engmaschiger und präziser Abstimmung zwischen den Therapeuten erfolgen muß.

3.1.2.4 Die „haltende Funktion" als Basis aller therapeutischen Angebote – oder: ohne Sympathie keine Heilung

Während in dem Kapitel über die Therapie von Borderline-Störungen bisher von „Äußerlichkeiten" wie jedenfalls weitgehend erlernbaren Techniken und dem Setting auf der Station die Rede war, soll nun auf den schwierigeren und insbesondere von Beziehungen abhängigen Anteil dessen, was zu einer erfolgreichen Behandlung von Borderline-Patienten gehört, eingegangen werden. Es handelt sich um die innere Einstellung dem Patienten gegenüber. Falls diese eine rein technokratische oder (sich selbst wie dem Patienten gegenüber) unkritische oder auch eine überengagierte ist, kann ein anhaltender Erfolg in der und durch die Therapie nicht erwartet werden. Es ist vorauszuschicken, daß ein Patient aufgrund feinster „Antennen" die innere Haltung des Therapeuten – vielleicht ausgenommen in Situationen extremer Impulsdurchbrüche – unbewußt wahrzunehmen imstande ist, selbst bei größter „schauspielerischer" Leistung des Therapeuten.

Ferenczi (1988; S. 265) hat bereits gemeint: „Nur Sympathie heilt...Verständnis ist notwendig, uns die Sympathie an der richtigen Stelle (Analyse), in der richtigen Art anzuwenden. Ohne Sympathie keine Heilung. (Höchstens Einsichten in die Genese des Leidens)." Zunächst einmal hört sich dieses wie ein unlösbarer Widerspruch an zu dem nicht minder gültigen Grundsatz, daß eine therapeutische Neutralität gewahrt werden muß.

Unsere Erfahrung ist, daß zwar ohne Sympathie – diese muß nicht gleich zu Beginn einer Therapie vorhanden sein, ihr Entstehen sollte jedoch im Bereich des Möglichen sein – ein Therapieerfolg nicht zu erwarten ist, aber gleichermaßen ein gewisses Maß an Neutralität existieren muß. Eben diese Verbindung von Neutralität und haltender Funktion im Sinne Winnicotts (hierauf wird weiter unten noch eingegangen), von kontrolliertem Vorgehen und Sympathie ist die Grundvoraussetzung einer Psychotherapie.

Je früher die Störung des Patienten, je psychosenäher er einzuschätzen ist, desto wichtiger ist die Rolle der „haltenden Funktion" durch den Therapeuten und das gesamte Team. Je reifer er ist oder durch die Therapie wurde, desto mehr rückt die technische Neutralität in den Vordergrund, ohne haltende Funktion und Empathie verdrängen zu dürfen. Einem Borderline-Patienten mit psychotischer Symptomatik kann man seine Halluzinationen nicht „verbieten", sondern sie nur mittels der haltenden Funktion und der daraus resultierenden Angstreduzierung zu nehmen helfen. Einem reiferen „Borderliner" kann man dagegen sagen, daß er eine bestimmte Form des Agierens zu lassen hat, wenn er weiterhin behandelt werden will – sofern man es nicht bei dem bloßen Verbot beläßt, sondern dem Patienten bestätigt, daß man ihn nicht hinauswerfen will, sondern gerne in der Therapie fortfahren würde (haltende Funktion). Gleichzeitig sollte gedeutet werden, worin der psychodynamische Hintergrund für das Verhalten des Patienten liegt (etwa ein auf die Probe Stellen des Therapeuten, ein sich der haltenden Funktion Vergewissern).

Alleiniges Interesse hingegen reicht nicht aus, insbesondere wenn es von voyeuristischen Motiven bestimmt ist. Aber auch unabhängig davon droht bloßes Interesse leicht zu erlahmen: etwa im Falle eines scheinbar an der Therapie desinteressierten Patienten mit der Folge eines sich als Gegenübertragungsgefühl ebenfalls entwickelnden Desinteresses beim Therapeuten. Gegenübertragungsgefühle können sich so gravierend auswirken, daß sich der Patient zu Beginn der Sitzung schlecht, der Therapeut gut fühlt, aber am Ende der Stunde fühlt sich der Patient gut, und dem Therapeuten geht es schlecht. Bei einem reinen Interesse ist der Therapeut – selbst wenn er die Therapie mit Elan begonnen hat – nicht in der Lage, derartige Situationen über Monate durchzustehen. Statt dessen würde er den Patienten z.B. an einen Kollegen vermitteln, der dann als „viel kompetenter" angepriesen wird. Als Folge davon entwickelt sich ein Beziehungsabbruch, eine Wiederholung jenes Abschiebens, welches der Patient nur allzu gut kennt – in der Regel seit früher Kindheit.

Also ist Sympathie eine wichtige Voraussetzung für eine zuverlässige und lang genug durchgehaltene therapeutische Beziehung, für ein Aushalten der belastenden Übertragung und Gegenübertragung, ein Vermeiden des „die Flinte ins Korn werfen“ – etwa in Zeiten heftigster Vorwürfe seitens des Patienten nach Monaten großen therapeutischen Engagements. Mit anderen Worten: Bei Vorhandensein einer persönlichen Abneigung einem Patienten gegenüber wird weder bei dem Therapeuten noch dem Patienten eine psychotherapeutische Beziehung entstehen, sondern bestenfalls ein formal korrektes Umgehen miteinander.

Gerade in kritischen Momenten einer Borderline-Therapie bedarf es zusätzlich zur Sympathie eines beträchtlichen Maßes an Neutralität, um die therapeutische Haltung zu wahren, um weder zu verkünden „na, denn eben nicht“ noch von der Gegenübertragung im Sinne einer Fusion mit dem Patienten überflutet zu werden. Leicht einzusehen ist es, daß Neutralität gegenüber den individuellen Wertevorstellungen eines jeden Patienten – und dies geht über Werte z.B. in bezug auf sexuelle Präferenzen wie Homosexualität oder auf religiöse Vorstellungen deutlich hinaus – gewahrt werden muß. Sich an diese Einsicht zu halten ist freilich weit problematischer, als man vorher annimmt. Dieses kennt jeder Therapeut, jeder Arzt, jede Krankenschwester etwa im Umgang mit der Dynamik von Familien mit fremdem kulturell-religiösen Hintergrund, mit der darin eingebetteten Rolle der Frau usw.: Wir sind manchmal entsetzt und müssen uns dann um so gezielter bewußt machen, daß es hier um Respekt und Akzeptanz anderer Vorstellungen geht, die zu kritisieren uns meist nicht zusteht.

Neutralität im psychoanalytischen Sinne einer technischen Neutralität ist jedoch sehr viel komplexer und schwierig einzuhalten. Neutralität bedeutet, die Gegenübertragung (s. Kap. 2.3), also auch eigene Schwächen, wahrzunehmen und sie in der Therapie zu kontrollieren, also ihr nicht impulshaft nachzugeben. Nur hierdurch wird es möglich, daß der Therapeut oder die Krankenschwester sich nicht so verhalten, wie es der Vater oder die Mutter des Patienten getan haben. Denn: Die Patienten werden uns unbewußt hierzu stets zu bringen versuchen, indem sie

- den Therapeuten und die Krankenschwester durch Übertragung als Vater- bzw. Mutterfigur sehen und mit ihnen so umgehen, wie sie mit ihren Eltern umgegangen sind. Es würde einen Patienten nicht überraschen, wenn die Therapeuten genauso wie seine Eltern reagierten. Dies wäre jedoch als antitherapeutisches Verhalten abzulehnen;
- uns anzutun versuchen, was die Eltern ihnen „angetan“ haben. Hier geht es nun aber um etwas völlig anderes als um eine Schuldzuweisung in Richtung Eltern. Der entscheidende Maßstab ist das subjektive Erleben und Erinnern des Patienten, das durchaus anders als die Realität und auch anders als die Erinnerung der Eltern sein kann. So gibt es Eltern von Patienten, die von diesen offenkundig glaubhaft – auch sie selbst glauben sich – als wahre Horrorgestalten geschildert wurden, sich später allerdings als weitgehend unauffällige und nette Personen herausstellen. Ein Grund für diese negative Sicht der Eltern kann beispielsweise sein, daß diese zur Zeit des Säuglingsalters des Patienten lange nach einem Unfall in der Klinik gewesen sind und sich nicht um ihr Kind haben kümmern können, also keine haltende Funktion haben einnehmen können. Auch kann Todesgefahr von Kindern phantasiert werden, ohne daß diese real bestanden hat. Und trotzdem müssen wir die Phantasien unserer Patienten stets ernst nehmen, allerdings ohne uns darin zu verfangen, ohne unsere Neutralität zu verlieren.

Zur technischen Neutralität äußert sich auch Kernberg (1988, 1991) eindeutig. Diese sei eine unentbehrliche Voraussetzung für interpretative Arbeit – insbesondere wenn durch den Patienten im Therapeuten aggressive Gegenreaktionen ausgelöst würden – und schließe Empathie keineswegs aus. Gerade durch schweres Agieren, aber auch lebens- oder behandlungsbedrohende Situationen werde „die technische Neutralität ständig gestört, bedroht oder eingeschränkt, und ein erheblicher Teil der Bemühungen des Therapeuten wird sich darauf konzentrieren müssen, immer wieder zu ihr zurückzukehren“ (S. 154). Kernberg (a.a.O.; S. 182) geht noch einen Schritt weiter: „Um ein optimales Maß an innerer Freiheit zur Erforschung seiner eigenen emotionalen Reaktionen und Phantasiebildungen im Zusammenhang mit dem Material des Patienten zu behalten, muß der Therapeut, der Borderline-Patienten behandelt, besonders darauf achten, daß er nur interveniert, wenn er wieder zu einer technisch neutralen Haltung zurückgefunden hat."

Die therapeutisch unbedingte Notwendigkeit von sowohl Sympathie als auch Neutralität bringt eine Gratwanderung zwischen Sympathie und Verschmelzung mit dem Patienten einerseits und Neutralität und (aggressiver) Abwehr des Patienten andererseits mit sich. Die Sympathie als Voraussetzung für die stabile therapeutische Beziehung hilft bei der Vermeidung überzogener (sadistischer) Reglementierungen. Die Neutralität ist als Voraussetzung für die nicht minder existentielle Flexibilität im Umgang mit dem Patienten, für die Vermeidung eines Eingefangenwerdens, eines Befangenseins unverzichtbar, aber auch in der Grenzsetzung und Strukturierung.

Ein Setzen notwendiger Grenzen innerhalb einer Therapie ist unabdingbar. Diese Grenzen müssen unter Umständen auch wiederholt mit dem Patienten besprochen werden. Und diese Grenzen müssen immer wieder modifiziert werden. Im Grunde gibt es nur wenige Regeln, die für sämtliche Patienten einer Station gleichermaßen gelten, alle anderen müssen individuell erarbeitet und formuliert werden. Denn bei dem einen Patienten gilt eine intensive Frequentierung von Therapien als behandlungsbedürftiges Symptom (etwa Sporttherapie bei schwerer Anorexie), für den anderen ist eine intensive Teilnahme an Sporttherapien (etwa zur Vermeidung einer schweren Regression) unbedingt wünschenswert.

Die wenigen eindeutigen Grenzen betreffen im Rahmen einer stationären Behandlung vor allem die Gefahr für Leib und Leben des Patienten, anderer Patienten oder des Teams. Bezüglich aller anderen Regeln muß man sich immer fragen, ob es sich um eine Notwendigkeit handelt, um eine aggressive Gegenübertragung oder um Trägheit und Motivationslosigkeit des Teams („das war schon immer so bei uns"). Auch in der Frage einer akuten Gefährdung ist das reale Risiko als erstes gewissenhaft zu überprüfen, denn die Annahme einer Gefahr kann bereits Ausdruck einer unreflektierten Gegenübertragung sein. Selbst wenn nach Prüfung die Gefährdung weiterhin als real eingeschätzt wird, muß jede reglementierende Maßnahme auf ihre Zweckmäßigkeit abgeklopft werden. Hierfür vier Beispiele.

Frau P. war eine junge Frau aus der Neonazi-Szene. Eine Zeitschrift hatte über sie eine „Personality-Story" geschrieben, die uns bekannt war. Darin stand: „Neonazi mit 12, Kameradin von Michael Kühnen mit 17, Spionin für die Braunen mit 21". Diese ihre Vergangenheit führte bei uns zu negativen Gegenübertragungsgefühlen und -reaktionen. Weil wir uns dessen aber bewußt waren, gelang sehr rasch die Herstellung einer technisch neutralen Haltung, in deren Gefolge dann die Ausbildung einer haltenden Funktion gelang. Technische Neutralität wie haltende Funktion wurden zunächst immer wieder auf die Probe gestellt, als Frau P. von einem weiterhin aktiven und führenden Neonazi auf der Station besucht wurde. Einem Therapeuten entfuhr anfangs sogar die Bemerkung „dem gebe ich Stationsverbot" – eine sachlich nicht zu begründende und also unangemessene Maßnahme. Hier handelte es sich ausschließlich um eine Äußerung aufgrund einer persönlichen Abneigung, die in keinem Zusammenhang zu dem therapeutischen Setting und im Gegensatz zu therapeutischen Notwendigkeiten stand. Mehrere Teammitglieder – durchaus alles andere als Faschisten – wiesen den Therapeuten darauf hin. Und wir stellten fest, daß dieser ausgewiesene Faschist auf der Station ein völlig korrektes Verhalten zeigte und sich als freundlich und zuvorkommend erwies. Dies machte uns einmal mehr deutlich, daß wir keine politischen, sondern therapeutische Angestellte sind.

Frau Q. war eine zunächst aus Sicht einzelner Teammitglieder eher weniger liebenswerte Patientin, die bereits erhebliche Spielschulden angehäuft hatte. Zwar hatten wir die Vereinbarung getroffen, daß Frau Q. während der Behandlung auf unserer offenen Station nicht spielen sollte. Andererseits waren wir uns darüber einig, daß Regeln, deren Einhaltung unmöglich zu überprüfen ist, sich selten als sinnvoll erweisen und als willkommenes Agierfeld von Patienten genutzt werden können. Nach mehreren von der Patientin eingestandenen Rückfällen verfaßte sie von sich aus einen Behandlungsvertrag unter besonderer Berücksichtigung des Spielens. Dieser beinhaltete den Satz: „Wenn ich erneut spiele, werde ich unverzüglich entlassen." Diese zwar klare, aber auch wegen der zwangsläufig auf einen Rückfall folgenden Entlassung unflexible, ja sogar masochistische Regel redigierten wir von uns aus – vor allem, weil gerade auch jene des Teams, die wenig Sympathie für Frau Q. empfanden, sich ihrer Haltung der Patientin gegenüber bewußt waren und dies im Team äußern konnten. Ein anderes Teammitglied, das besonders viel Sympathie für Frau Q. hatte, begrüßte hingegen die klare Formulierung. Nach einer Diskussion über unsere Gegenübertragungsgefühle, über den Stand unserer technischen Neutralität und über machbare Begrenzungen änderten wir den Satz in „Wenn ich erneut spiele, kann ich nach einem Gespräch mit meiner Therapeutin hierüber entlassen werden." Dieses Vorgehen des Teams, getragen von sowohl Sympathie und haltender Funktion als auch technischer Neutralität, führte dazu, daß Frau Q. sich zunehmend öffnen und stabilisieren konnte.

Herr M. war ein junger Mann, dessen immer wieder auftretende Suizidalität uns in vollem Umfang bekannt war. Vor jeder Beurlaubung überlegten wir uns, ob es vielleicht zu riskant sei, ihm ein Verlassen der Station zu gestatten. Eines Montags berichtete Herr M., daß er eine eindeutig letale Dosis eines Antidepressivums gekauft und zu Hause gebunkert habe. Wir waren zunächst nicht sicher, welches Verhalten unsererseits geboten war. Das übliche Vorgehen wäre gewesen, die Herausgabe der Tabletten zu verlangen, wobei er sich diese allerdings problemlos hätte erneut beschaffen können. Entspräche es nicht gerade der haltenden Funktion, ihm diese Lebensbedrohung in Form von Tabletten zu nehmen? Oder liegt die Lebensbedrohung weniger in den Tabletten, als in einer zu geringen haltenden Funktion? Und dann unsere eigenen Gefühle der Angst um den Patienten, die zu überwinden die Voraussetzung der Rückgewinnung unserer technischen Neutralität war! Wir entschieden, Herrn M. die Tabletten zu lassen, ihn nicht einmal mehr darauf anzusprechen. So wollten wir vermeiden, ihn, der sich ohnehin auf alle mögliche Arten hätte suizidieren können, seiner Autonomie zu berauben, als deren Symbol wir die Tabletten deuteten. Nach wenigen Wochen war den meisten von uns entfallen, daß es diese Tabletten überhaupt in der Wohnung von Herrn M. gab – wenn er sie nicht bereits weggeworfen hatte. Es hat sich im Verlauf als richtig erwiesen, nicht das oft übliche psychiatrische Vorgehen zu wählen und Herrn M. per PsychKG (Gesetz über Hilfen und Schutzmaßnahmen bei psychisch Kranken, s. Kap. 5) auf eine geschlossene Station zu verlegen. Hierdurch wäre die Störung nur verstärkt worden: durch ein Fehlen der haltenden Funktion, ein Fehlen der technischen Neutralität (also eine übermäßige Reaktion auf die Angst des Teams), durch die daraus sich ergebende Strukturierung an der falschen Stelle.

Nach weitgehendem Verschwinden dissoziativer Phänomene bei Frau R. entstand eine Phase massiven suizidalen Agierens. Mehrfach teilte sie uns mit, sie wolle mit dem vom sterbenden Großvater geschenkten Fahrrad – also einem Vermächtnis – zur U-Bahn fahren und sich vor den Zug werfen. Frau R. befand sich noch in der Phase, in der die haltende Funktion im Vordergrund stehen mußte. Sie erhielt viel Zuwendung und Aufmerksamkeit, und wir verzichteten trotz massiver Belastung des Personals darauf, Frau R. auf eine geschlossene Station zu verlegen – ein Teammitglied hatte immer den Stationsausgang im Blickfeld. Wir wollten soweit wie möglich eine Unterbrechung der haltenden Funktion vermeiden. Nach einiger Zeit wurde Frau R. jedoch gesehen, wie sie sich an uns vorbeizustehlen und trotz der entgegengesetzten Vereinbarung die Station zu verlassen versuchte. Wir brachten sie unverzüglich auf eine geschlossene Station und beantragten eine Unterbringung gemäß PsychKG (s. Kap. 5), weil Frau R. auf dieser Station keinesfalls bleiben wollte. Auch auf der geschlossenen Station hielten wir engen Kontakt, erklärten den Grund für unser Vorgehen immer und immer wieder und konnten das Gefühl von Frau R., wir wollten sie fallenlassen und nichts mehr mit ihr zu tun haben, auflösen. Drei Tage später wurde Frau R. wieder auf ihre ursprüngliche Station zurück verlegt, und es zeigte sich eine Verstärkung des Bezuges zur

Realität, ein gewisses Maß an Integration von „die lassen mich fallen und schieben mich ab" und „die machen sich Sorge und wollen mich schützen". Wir haben in dieser Zeit manchmal mehrfach täglich unsere Gefühle im Team diskutiert und die möglichen Motivationen für – soweit wie möglich – jede unserer therapeutischen Interventionen besprochen. In uns war im Rahmen der Gegenübertragung als Folge von Übertragung und Projektionen der Patientin ein Gefühlschaos aus Angst, Sorge, Ohnmacht, Hoffnungslosigkeit, Hoffnung und Erschöpfung und angesichts des durchaus vorhandenen Reifungsprozesses im Sinne der Reduzierung der dissoziativen Phasen auch Erleichterung: Frau R. sprach endlich in bezug auf unterschiedlichste und konträre Gefühle, die vorher völlig voneinander abgespalten waren, davon, daß dies nun ihre eigenen Gefühle seien. Es hat sich retrospektiv herausgestellt, daß wir genau den richtigen Zeitpunkt gewählt hatten, um unter Beibehaltung der haltenden Funktion auf ein höheres Maß an äußerer Strukturierung „umzuschalten". Das Agieren von Frau R. hat seitdem abgenommen, es entwickelte sich eine deutliche Fähigkeit zur Objektkonstanz. Hätten wir zu früh mit der Strukturierung „angezogen", wären diese Schritte nicht gelungen und wäre die beginnende Reifung empfindlich gestört worden.

Die nicht nur unvermeidbare, sondern therapeutisch zu nutzende Gegenübertragung muß also von dem Therapeuten selbst und ständig überprüft werden. Ferner sind eine externe wie ständige interne Supervision – laut Psychiatrie-Personalverordnung (Kunze und Kaltenbach 1992) ohnehin vorgesehen – notwendig. Wenn chronische Probleme in der Gegenübertragung vorhanden sind, kann sich eine Therapie unter Umständen als nicht mehr möglich erweisen – so im Falle einer anhaltenden und auch in der Supervision nicht aufzulösenden aggressiven Gegenübertragung. Dieses würde der Patient unweigerlich spüren, und es entwickelte sich – beispielsweise – dieselbe Beziehungsgestaltung wie dem Vater gegenüber. Neue Erfahrungen könnte der Patient nicht machen, die alten und pathogenen Erfahrungen würden perpetuiert. In jeder Borderline-Therapie spürt der Therapeut ein massives Wechselbad eigener Gefühle (auch im Rahmen der Gegenübertragung). Dieses berührt die Angst (auch des Therapeuten) vor den eigenen Gefühlen, die deshalb zumeist verleugnet werden: Das findet dann seinen Ausdruck in falsch verstandener Neutralität und Abstinenz. Viel konstruktiver wäre es, wenn der Therapeut die Gegenübertragungsgefühle wahrnimmt, eingesteht und in der Supervision beleuchtet. Hierzu gehört natürlich eine Supervisions- und Teamatmosphäre des Vertrauens, der Offenheit und Authentizität. So erfahren sowohl Patienten als auch Teammitglieder einen nicht zu unterschätzenden Schutz.

In jedem Fall sollte der Therapeut sich bemühen, seine Gefühle gegenüber dem Patienten zu beherrschen und nicht zu entgleisen – wenn der Therapeut dies nicht kann, kann er Beherrschung von einem gestörten Patienten um so weniger erwarten. Dies bedeutet nicht, daß ein Therapeut keine Fehler machen darf – nur der untätige Therapeut kann keinen Fehler begehen. Der Therapeut sollte seinen Irrtum zugeben und sich dafür entschuldigen – hierdurch macht der Patient eine wahrscheinlich sogar völlig neue Erfahrung, der Fehler kann somit therapeutisch genutzt werden. Nach unseren Erfahrungen akzeptiert der Patient ein solches Verhalten, er fühlt sich ernstgenommen und lernt, nicht „perfekt" sein zu müssen. Was er niemals akzeptiert, ist hingegen das Belogenwerden. Denn auch dieses spürt er zumindest unbewußt und deshalb wirkt sich Lügen kontraproduktiv aus.

Es war Winnicott (1965, 1984), der das Halten des Säuglings für eine fundamentale Voraussetzung der gesunden psychischen Entwicklung eines Menschen hielt. Mit Halten ist hier nicht das rein physische Halten im Sinne eines Auf-dem-Arm-Haltens gemeint. Vielmehr betrifft das Halten die gesamte Umwelt, die konkrete Handlung ebenso wie die Motivation für diese Handlung. Füttern eines Säuglings kann einerseits Halten bedeuten, aber andererseits traumatisierend wirken, wenn es zum falschen Zeitpunkt und mit einer falschen „inneren Haltung" geschieht. Niemand könne – so Winnicott weiter – ein Baby halten, wenn er nicht in der Lage sei, sich mit dem Baby zu identifizieren. Halten schütze vor physischer Beschädigung und sei bei jedem Säugling anders, denn keiner gleiche dem anderen. Aber ohne ein Halten, besser ein Gehaltenwerden könne eine weitere Reifung des Säuglings nicht ausreichend stattfinden und insbesondere auch keine Fähigkeit zu Objektbeziehungen entstehen.

Nach Winnicott ist in dieser Phase des Lebens – etwa bei Fehlen einer haltenden Umgebung – die Angst des Kindes gleichzusetzen mit dem Gefühl einer drohenden Vernichtung. Dies ist eine Angst, als deren paralleles Gefühl im Erwachsenenalter die diffuse, frei flottierende Angst zu sehen ist. In beiden Fällen tritt die Angst unvermittelt auf, ist ihre Ursache nicht konkret zu ergründen. Der Säugling ist zu einem solchen Schritt natürlich nicht in der Lage, aber auch der Borderline-Patient vermag den Grund der Angst ebensowenig zu erkennen. So bekommt die Angst beim Säugling wie beim Borderline-Patienten jene unvorstellbaren Ausmaße, wie sie nur bei drohender Vernichtung des Individuums angemessen wären. Winnicott (1965, 1984; S. 74) nennt hinsichtlich dieser Angst mehrere ergänzende Beschreibungen, so „Zusammenbrechen", „unaufhörliches Fallen", „keine Beziehung zum Körper haben" und „keine Orientierung haben". An anderer Stelle ergänzt Winnicott (1978, 1992; S. 32) noch „das Gefühl, die äußere Realität sei zur Beruhigung nicht zu gebrauchen" und „andere Ängste, die gewöhnlich als 'psychotisch' bezeichnet werden". Eine fördernde Umwelt sei zunächst von absoluter, später von relativer Bedeutung; den „Fortgang der Entwicklung kann man beschreiben als absolute Abhängigkeit, relative Abhängigkeit und den Weg zur Unabhängigkeit" (a.a.O.; S. 33). Wenn die Mutter sich nicht gut genug den Bedürfnissen das Kind anpasse, wenn die Umwelt nicht zuverlässig sei, müsse der Säugling Abwehrmechanismen entwickeln, die den Vorgang verzerrten, „beschäftigt mit der doppelten Aufgabe, das wahre Selbst zu verbergen und sich den Forderungen zu fügen, die die Welt immerzu an es stellt" (a.a.O.; S. 211). Genau solche Verzerrungen zur Zeit der absoluten Abhängigkeit lägen bei Borderline-Patienten vor (Winnicott 1965, 1984) – gemeint sind etwa die Verzerrungen in der Sicht eines Borderline-Patienten von sich selbst wie den anderen, es gibt nur ein „absolut gut" oder ein „absolut schlecht", ein „alles können" oder ein „ein Nichts sein".

Gegen die mit der fehlenden Erfahrung eines Gehaltenwerdens verbundene Angst (Winnicott 1965, 1984; S. 79) werde die Abwehr mittels Desintegration (vergleichbar mit der Spaltung) eingesetzt. Das Chaos der Desintegration sei zwar nicht weniger schlimm für das Kind als die Angst aufgrund der nicht haltenden Umgebung, habe aber den Vorteil, vom Kind selbst hervorgebracht und deshalb analysierbar zu sein; somit sei sie konkret zuzuordnen – anders als die unvorstellbaren, diffusen Ängste. Integration hingegen sei „eng verknüpft mit der Umweltfunktion des Haltens. Das Ergebnis der Integrierung ist die Einheit." Und Einheit durch Integrierung – also ohne die frei flottierende Angst, ohne die Spaltung und deren Hilfsabwehrmechanismen – ist letztlich auch das Ziel einer jeden Borderline-Therapie. Insofern ist die haltende Funktion des Therapeuten bzw. bei stationärer Behandlung die haltende Funktion des gesamten Teams eine unverzichtbare Voraussetzung zur Integration, zur Minderung der Ich-Schwäche, zur Aufhebung der Spaltung usw. Ausdrücklich bezieht Winnicott selbst sein therapeutisches Verständnis von Halten auch auf die Behandlung von Borderline-Patienten.

Hinsichtlich der Funktion des Haltens durch den Therapeuten sagt Winnicott (1965, 1984; S. 317): „...dies nimmt oft die Form an, daß im richtigen Augenblick dem Patienten mit Worten etwas mitgeteilt wird, das zeigt, daß der Analytiker die tiefe Angst, die erlebt wird, oder deren Erleben erwartet wird, kennt und versteht. Gelegentlich muß das Halten auch physisch praktiziert werden...aber am Ende werden Verständnis und Einfühlungsvermögen gebraucht."

Die Wiederholungen des ursprünglichen Versagens der Umwelt, so Winnicott (1988, 1992; S. 315), „die während der Behandlung passieren und die damit verbundene Erfahrung von angemessener Wut bringen die Reifungsprozesse des Patienten wieder in Bewegung. Man muß dann im Auge behalten, daß der Patient sich in einem Zustand der Abhängigkeit befindet und für seine Behandlung einen verläßlichen Rahmen in Form von Ich-Stützung und Fürsorge durch seine Umwelt (Halten) braucht. Die nächste Phase wird eine Periode emotionalen Wachstums sein, in der sich der Charakter positiv aufbaut und seine Verformungen verliert."

Kernberg (1988) bezeichnet die haltende Funktion des Psychoanalytikers, also dessen kontinuierliche emotionale Verfügbarkeit im Sinne Winnicotts, als hilfreich, insbesondere wenn eine schwere Regression – und dies ist bei schwer gestörten und deshalb einer stationären Therapie bedürftigen Patienten regelmäßig der Fall – hinzukomme. Kernberg (1988; S. 195) nennt drei Aspekte bezüglich der haltenden Funktion:

- „Der Analytiker respektiert die Autonomie des Patienten; er 'dringt' an Stellen besonderer Verletzlichkeit, an denen das 'wahre Selbst' des Patienten zutage treten kann, nicht auf den Patienten ein (not 'impinging');
- das 'Überleben' des Analytikers angesichts der Aggression des Patienten, seiner 'Rücksichtslosigkeit' ('ruthlessness') vor der Integration guter und böser Selbst- und Objektrepräsentanzen ist gewährleistet;
- die empathische Verfügbarkeit des Analytikers, um an Stellen bedeutsamer Regression für eine emotional stützende Umgebung zu sorgen."

Weiterhin betont Kernberg (1988; S. 195-196), daß sowohl eine ausschließliche intellektuell-kognitive Haltung des Psychoanalytikers als auch ein rein auf das affektive Halten ausgerichtetes und also das Verstehen des Patienten vernachlässigendes Vorgehen nicht günstig seien: „Ich glaube, daß der Analytiker ein Gleichgewicht zwischen beidem aufrechterhalten sollte. Er muß eine echte Anteilnahme bewahren und sich fortwährend bemühen, den Patienten auch dann kognitiv zu verstehen, wenn die sprachliche Kommunikation zeitweise dem Grad der Beschränkung anzupassen ist, mit dem der Patient die Beiträge des Analytikers verstehen und aufnehmen kann. Wie schon erwähnt wurde, muß zur Einstellung des Analytikers auch die Empathie für das gehören, was der Patient bei sich selbst nicht ertragen kann – die Empathie für die dissoziierten Aspekte der Selbst- und Objektrepräsentanzen. Dies geht über die gewöhnliche Empathie für das zentrale subjektive Erleben einer anderen Person hinaus..."

Abschließend gestatte ich mir einen möglicherweise drastischen, aber dafür um so unmißverständlicheren Vergleich. Als Mitglied eines therapeutischen Teams einem Borderline-Patienten kontinuierlich – hier sind keine „Ausrutscher" gemeint, sondern eine permanente Grundhaltung – ohne Empathie und ohne technische Neutralität zu begegnen, erscheint mir sehr ähnlich dem Operieren eines Patienten bei einer ohnehin infektionsträchtigen Knochen-OP mit einem infizierten Skalpell. In dem einen (chirurgischen) Fall wäre die Infektion leicht nachzuweisen und wird deshalb peinlichst vermieden. In dem anderen, dem Borderline-Fall, ist ein Nachweis des Fehlers formal schwieriger durchzuführen, dieser hat jedoch meistens oder sogar immer zur Folge, daß die Störung durch den oder die „Antitherapeuten" eines Teams geradezu manifestiert wird – einem teilweise „infektiösen" Team können auch erfahrene Borderline-Therapeuten allenfalls mühsam entgegenwirken.

Immer noch zu wenig wird der Versuch gemacht, an alten Strukturen auf psychiatrischen Stationen, die von der Ausübung von Macht innerhalb des „Teams" und den Patienten gegenüber sowie der Entmündigung von Patienten geprägt sind, zu rütteln. Zu oft wird „Fehlverhalten" von Patienten noch schlicht bestraft, also auf eine Weise reagiert, die nicht mehr als ein Disziplinierungsversuch ist. Der Grund hierfür sind meistens Unsicherheit, Angst und Überlastung des Personals. Unter solchen Umständen läuft der Patient Gefahr, im wahrsten Sinne des Wortes vom Personal mißbraucht zu werden, indem sich ein oder mehrere Mitglieder des Teams zu Lasten des Patienten – zumeist über eine unangemessene Form der Machtausübung oder Moralisierung – selbst stabilisieren.

Natürlich wird von eben solchen Teammitgliedern – und zwar völlig zu recht – angeführt, gerade von Borderline-Patienten sehr gemocht zu werden. Aber dies letztlich nur, weil ein solcher Arzt oder eine solche Krankenschwester jene Art der Beziehung zu dem Patienten herstellt, die dieser von seinen Eltern her kennt: eine Beziehung mit Begrenzung, ohne Verstehen, mit Bestrafung und radikaler Beschneidung der Autonomie, mit Reduzierung auf Funktionieren ohne echtes Interesse an dem Patienten und dessen innerpsychischen Erleben, mit scheinbar klaren Regeln ohne tieferes Verständnis und ohne Empathie, ohne echte Sympathie.

Natürlich wird ein solches Teammitglied auf eine gewisse Weise geliebt: so, wie einst die unzureichenden Eltern, auch der mißbrauchende Vater oder die mißhandelnde Mutter geliebt wurden und oft genug weiterhin werden. Mithin findet für den Patienten keine Veränderung statt. Aber er fürchtet ja auch nichts so wie eine Veränderung gerade in den inneren Bildern der Eltern. Diese Furcht wird ihm von diesen Personen im Team genommen, denn er kann sich unbewußt gewiß sein, daß auf einer solchen Station eine Veränderung nicht stattfinden wird und alles so bleibt, wie es immer schon war.

Fürchtete der Patient eine solche Veränderung nicht, bräuchte er die typischen Borderline-Abwehrmechanismen nicht zum „Schutz“ vor eben diesen Veränderungen. Und hätte er diese Abwehrmechanismen nicht, wäre er schlicht kein Borderline-Patient und also gar nicht in der Klinik. Er befände sich dann auf einem deutlich reiferen Niveau, vielleicht auch auf einem reiferen Niveau als (psychisch) mißbrauchendes und mißhandelndes Klinikpersonal.

Hier sind therapeutische Leiter ebenso wie die Verantwortlichen im Bereich der Pflege aufgerufen, für eine Zunahme der fachlichen Kompetenz zu sorgen, die Möglichkeit interner wie externer Supervision zu garantieren, aber in besonderen Fällen auch personelle Veränderungen vorzunehmen.

Kernberg (1981, 1992; S. 271) formuliert mit allerdings neutraleren Worten dieselbe Forderung, wenn er meint, ein „neutrales“ Klinikmilieu sei notwendig, „d.h. eine Haltung des Personals, die prinzipiell gleichermaßen distanziert ist von den verschiedenen intrapsychischen wie den äußeren Kräften, die für die Konflikte des Patienten eine Rolle spielen. Sie erfordert zudem ganz allgemein eine Atmosphäre von Freundlichkeit, von relativer Toleranz, von Interesse und geistiger Wachsamkeit. Diese Atmosphäre steht im Gegensatz zu zwei Extremen: 1. zu der Klinik, die in der Art einer Kaserne geleitet wird, was die volle Entwicklung der pathologischen Objektbeziehungen des Patienten behindert, und 2. zu der Klinik, die so wenig strukturiert ist, daß eine vollständige Untersuchung des zwischenmenschlichen Bereichs des Patienten unmöglich gemacht wird. Außerdem fördert eine solche Atmosphäre die freie und offene Kommunikation und freie und offene Interaktionen zwischen dem Personal und dem Patienten und ermutigt zugleich die Mitglieder des Personals, ihre spezifischen technischen Fähigkeiten, ihr psychologisches Verständnis und ihre Persönlichkeit ganz einzusetzen, um dem Patienten optimale Möglichkeiten für sinnvolle menschliche Beziehungen in der Klinik zu verschaffen.“ Eine streng geregelte Klinikroutine könne pathologische Abhängigkeit und Apathie fördern. Der Patient bewirke eine Neuinszenierung seiner intrapsychischen Konflikte: „Kurz, die intrapsychischen Konflikte der Patienten und die potentiellen Spaltungen und Zwänge innerhalb des sozialen Systems der Klinik verstärken sich gegenseitig“ (Kernberg 1981, 1992; S. 269).

Zusammenfassend ist in der stationären Therapie von drei Phasen auszugehen:

- Die Phase der haltenden Funktion: Ohne sie wird die Aufnahme einer therapeutischen Beziehung zum Patienten nicht möglich. Und ohne eine in erster Linie haltende Funktion des Teams entsteht keine erste Ich-Strukturierung des Patienten, die jedoch notwendig ist, um beispielsweise psychotische oder dissoziative Symptomatiken zu überwinden. Diese Phase beginnt mit der unter Umständen einige Wochen dauernden Zeit des „Ankommens“ ohne systematische Psychotherapie und geht in die Monate der Therapie mit dem Schwerpunkt „haltende Funktion“ über.
- Die Phase der äußeren Strukturierung: Unter Beibehaltung der haltenden Funktion werden dem Patienten zunehmend Grenzen und Strukturen durch das Team gesetzt. Hierdurch wird der Beginn der Integration „guter“ und „böser“ Anteile ermöglicht.
- Die Phase der inneren Strukturierung: Die äußeren Strukturen werden gelockert, es werden höhere Anforderungen an die innere Struktur des Patienten gestellt. Bei den zu erwartenden Regelverstößen wird weniger mit Reglementierungen gearbeitet als vielmehr mit Deutungen, primär im Hier und Jetzt. Das Durchlaufen dieser Phase ist eine Voraussetzung für die Entwicklung der Fähigkeit, im Anschluß an die stationäre nun eine ambulante Therapie absolvieren zu können. Ihn aus einer primär strukturierten Umgebung (Phase 2) ohne Abschluß dieser dritten Phase zu entlassen, hieße,

ihn im Anschluß an den Klinikaufenthalt in der weniger strukturierten eigenen Umgebung bei weiterhin fehlender innerpsychischer Struktur der Überforderung auszusetzen. Das hätte eine Zunahme der Angst und der übrigen Symptome zur Folge, ein Rückfall wäre wenig überraschend.

3.2 Der Alltag auf der Station

Der Grundsatz auf der Station lautet: Die Patienten sollen so selbständig wie möglich werden oder bleiben. Selbstverständlich beziehen sie ihre Betten und bedienen sie die Waschmaschine selbst, erstellen sie ihren Wochenessensplan für die Krankenhausküche eigenständig, versorgen sie die Blumen auf der Station, decken sie den Essenstisch und halten sie die Aufenthaltsräume in Ordnung – alles wichtige Tätigkeiten, die von der rein kustodialen Psychiatrie wegführen und die Gefahr einer malignen Regression mindern sollen.

Wir haben zudem eine wöchentliche Patientenkonferenz eingerichtet, die vom jeweiligen demokratisch gewählten Patientensprecher geleitet wird, und auf der sowohl Wünsche wie Beschwerden an das sich weitestgehend zurückhaltende Personal (Ärztin, Psychologin, Pflegekräfte) gerichtet werden können, auf die nicht nur formal eingegangen wird. Mehr als einmal wurden zumeist althergebrachte Stationsgebräuche allein aufgrund von Patientenforderungen nicht nur von uns überdacht, sondern auch modifiziert oder abgeschafft.

Wichtiger noch ist die unausweichliche Notwendigkeit, daß die Patienten sich im Alltag wie in Krisen miteinander auseinandersetzen, eigene soziale Normen entwickeln und auf deren Einhaltung achten.

Frau S. und Herr N. begannen in einer Patientenkonferenz heftig zu streiten: Frau S. fühlte sich als neue Patientin besonders von Herrn N. abgelehnt und aus der Gruppe der Patientenschaft ausgeschlossen. Herr N. widersprach, und es entstand ein in einem heftigen Wortwechsel kumulierender Dialog, in den die anwesenden Teammitglieder nicht eingriffen. Dies taten statt dessen andere Patienten, die anregten, zu überlegen, wie künftig neue Patienten mit dem Stationsablauf und den Patienten bekannt gemacht werden könnten. Ein Patient brachte die Idee auf, es könne doch ein Gremium für die Begrüßung neuer Patienten gebildet werden. Ein anderer schlug vor, daß dies Gremium aus einem weiblichen und einem männlichen Mitglied bestehen sollte. Hierüber wurde abgestimmt, es erfolgte die Annahme ohne Gegenstimme. Frau S. und Herr N. erklärten sich bereit für eine Übernahme dieser „Posten" und fanden sich zu ihrer Überraschung prompt als gemeinsame Mitglieder in eben dieser neuen Kommission zur Einführung Neuankommender wieder, woraufhin sie sich ohne weitere ernsthafte Streitigkeiten miteinander arrangieren konnten. Das Team spielte hierbei nicht die mindeste aktive, sondern nur eine atmosphärische Rolle.

Die Patientensprecher vergeben turnusmäßig bestimmte Posten (Blumenpflege, Aschenbecher leeren, Essenstisch decken usw.) an Mitpatienten, haben die Durchführung dieser Aufgaben zu überwachen und im Notfall (z.B. bei schlechtem psychischen Zustand eines Patienten) einen Ersatzmann bzw. eine Ersatzfrau zu ernennen. Dies führt im Laufe der Zeit dazu, daß die Patienten soziales Verhalten lernen und Interesse an der Instandhaltung und aktiven Gestaltung der Station entwickeln, was insbesondere das Pflegepersonal der ohnehin selten als therapeutisch zu bezeichnenden Rolle als „Ordnungsmacht" weitgehend enthebt. Ein Zwang zu Regulierungen durch formale Grenzsetzungen unsererseits ist trotz der häufig zuvor stattgefundenen dissozialen Entwicklung der Patienten sehr selten geworden und erstreckt sich bezüglich des allgemeinen Stationsablaufes auf sporadische Interventionen, beispielsweise bei der Auswahl von Videofilmen (wir gestatten keine Horror- und Gewaltfilme, die wir für zu drastisch halten).

Regeln müssen natürlich eingehalten werden, aber deren konkrete Formulierungen erstrecken sich mittlerweile auf allgemeine Grundsätze wie eine Begrenzung von Beurlaubungen (aus therapeutischen, aber oft auch nur aus krankenkassenrechtlichen Gesichtspunkten) sowie die Vermeidung von Störungen anderer Patienten (Musik zu später Stunde in den beiden Aufenthaltsräumen in Zimmerlautstärke usw.). Reine Disziplinierungsmaßregelungen sind fast völlig unnötig geworden. Früher wurden das Versäumen von Therapien, das tagsüber im Bett Liegen, das Trinken von Alkohol und die Einnahme von Drogen mit dem Verbot eines Verlassens der Station (außer zu Therapien) über einen starr und grundsätzlich vorbestimmten Zeitraum (Alkoholtrinken = sieben Tage „Parksperre") belegt, wobei ein nicht „freiwilliges" Einhalten der Parksperre mit sofortiger Entlassung bedroht wurde. Solche Reglementierungen konnten abgeschafft werden, ohne daß eine Zunahme etwa des Drogenkonsums zu verzeichnen gewesen wäre.

Statt althergebrachter Regulierungsversuche mit Mitteln der bloßen Disziplinierung wird nunmehr mit den Patienten bei „Verstößen" über deren Gründe gesprochen, wobei diese Gespräche durchaus auch von dem Verständnis getragen sind, daß beispielsweise ein Alkoholmißbrauch aus innerer Not entstanden sein kann, die dann bearbeitet wird. Dieses wenn man so will liberale Verhalten unsererseits hat in Verbindung mit der haltenden Funktion eher zu einer Reduzierung als zu einer Zunahme des Suchtmittelmißbrauchs geführt, weil manche Motive zum Drogenkonsum – beispielsweise Provokation des Personals oder das Ausprobieren von Überwachungsmöglichkeiten, oft im Sinne eines Austestens der haltenden Funktion – kaum mehr zum Tragen kommen können, und eine Bearbeitung des eigentlichen intrapsychischen Konfliktes anstelle des puren Verbots getreten ist.

Es kommt zunehmend häufiger vor, daß Patienten uns mitteilen, es gehe ihnen schlecht und sie wären froh, wenn wir sie darin unterstützten, derzeit nicht die Station zu verlassen, weil sie ansonsten in die Gefahr geraten könnten, aus Gründen innerer Unruhe oder Angst Drogen zu nehmen. Hierdurch wird eine prophylaktische und somit therapeutisch zu nutzende Wirkung erzielt, während die früheren Strafaktionen kaum mehr als eine innere Protesthaltung des Patienten erzeugten. Auch bei Suizidalität erlegen sich Patienten vielfach selbst eine „Parksperre" auf – der Verbleib auf der Station hat jeden Schrecken verloren, statt dessen wird Schutzgewährung erlebt.

Die wohnliche Gestaltung der Räume erscheint von besonderer Bedeutung – wir beziehen die Patienten soweit wie möglich ein, wodurch diese sich ernst genommen fühlen und phasenweise von einer regressiven Klinikatmosphäre wenig zu spüren ist. Viele Patienten entwerten sich selbst bereits allein deswegen, weil sie einer stationären Behandlung bedürfen. Dem versuchen wir auch dadurch zu begegnen, daß es beispielsweise nur Wohnbetten gibt, jedem innerhalb gewisser Grenzen die Möglichkeit zur Gestaltung seines Zimmers (Aufhängen eigener Bilder und Poster) gegeben wird usw. Die Patienten haben in ihrem Aufenthaltsraum aus eigenen Mitteln eine Kaffeekasse eingerichtet und kochen sich tagsüber ihren Kaffee, den sie selbst kaufen, in einer von der Klinik bereitgestellten Kaffeemaschine selbst.

Da wir auf der Station ausschließlich junge Menschen behandeln, stellt Sexualität natürlich ein Dauerthema dar: für die Patienten und folglich auch das Team. Immer wieder wurde und wird versucht, Sexualität als in der Psychiatrie nicht statthaft zu verbieten. Wir stehen hingegen auf dem Standpunkt, daß zu einem „normalen" Leben Sexualität gehört und diese folglich nicht verboten werden kann. Ganz abgesehen davon: Ein derartiges Verbot läßt sich weder bei uns noch auf sonst irgendeiner Station durchsetzen. In unserer Klinik gibt es ein Wäldchen, das heute noch „Verlobungswäldchen" heißt, ein Resultat jenes starren Sexualitätsverbotes auf den Stationen, das historisch mittels reiner Männer- und Frauenstationen durchgesetzt werden sollte.

Wir halten Sexualität auch bei Patienten für selbstverständlich und häufig sogar bei diesen Menschen mit Problemen in Beziehungen und im Aushalten von Nähe für ein Zeichen einer beginnenden Stabilisierung. Damit kein falscher Eindruck entsteht: Wir fördern Sexualität nicht, haben keine Räume eingerichtet, in denen die Patienten sexuell miteinander verkehren können. Wir respektieren lediglich die Intimsphäre der

Patientenzimmer, treten nie ohne Anklopfen ein und das auch nur, wenn es wirklich notwendig sein sollte. Sollten wir bemerken, was immer wieder vorkommt, daß zwei Patienten miteinander sexuell verkehren möchten oder dies bereits getan haben, sprechen wir das Thema „Empfängnisverhütung" an. Seitens der Krankenhausapotheke werden Kondome zur Verfügung gestellt, die den Patienten jederzeit zugänglich sind – eine Notwendigkeit aufgrund unserer Fürsorgepflicht nicht zuletzt wegen der Existenz des HI-Virus.

Allerdings ist ein sich Verlieben der häufigste Grund für den Abbruch einer Therapie aufgrund eines nun plötzlich einsetzenden „Wohlbefindens" wegen der aktuell wirksamen narzißtischen Plomben Partner und Sexualität. Zudem beeinflussen Pärchen die Stationsatmosphäre in einer Weise, mit der nicht immer leicht umzugehen ist (Eifersucht anderer etc.). Hier jedoch rigide zu intervenieren, hieße zu versuchen, natürliches Verhalten zu unterbinden: so wie es häufig die Eltern der Patienten schon getan haben. Die negative Übertragung wäre nicht mehr aufzufangen, die Therapie müßte scheitern. Statt dessen bearbeiten wir Beziehungsaufnahme und -muster, konfrontieren mit der veränderten Therapiebereitschaft und dem plötzlichen Verschwundensein oder Auftauchen belastender Gefühle.

Eine Beziehung zwischen Patienten grundsätzlich zum Anlaß zu nehmen, die Therapie unsererseits zu beenden, ist wenig sinnvoll. Selbst wenn eine Beziehung unbewußt allein deshalb aufgenommen würde, um im Symbiose-Rausch zu versinken und das eigene Elend nun nicht mehr zu spüren, so ist dieses Verhalten dem Patienten meistens sehr gut bekannt und letztlich nichts anderes als ein Symptom seiner Störung. Eine Therapie aber abzubrechen, weil ein Symptom auf der Beziehungsebene deutlich wird, wäre vergleichbar mit der Entlassung eines Depressiven, weil er während des Klinikaufenthaltes depressiver wird.

Eine Visite findet nur noch wöchentlich statt. Hier wird sich weitgehend auf Medizinisches und Organisatorisches beschränkt. Die Visite findet in einem Zimmer statt, in das die Patienten nacheinander hineinkommen: Schweigepflicht erstreckt sich auch auf Mitpatienten. Neuaufgenomme oder Patienten mit schwierigeren Problemen werden zu einem zweiten Wochentermin gemeinsam und ausführlich exploriert. Alle übrigen Patientenkontakte zu den Therapeuten finden in den Therapiegruppen, Einzeltherapiesitzungen sowie in von Fall zu Fall gesondert anberaumten Gesprächen statt.

Nahezu alle Patienten der Station sind „Borderliner". Häufig hören wir, daß eine solche Kumulierung dieser oft schwierigen Patienten nicht praktikabel sei. Ganz abgesehen davon, daß der Trend auf allen psychiatrischen Stationen deutlich in Richtung „immer mehr Borderliner" geht: Wir haben die Erfahrung gemacht, daß es sogar etliche Vorteile mit sich bringt, eine größere Gruppe von Borderline-Patienten gleichzeitig zu behandeln. Nur so sind spezielle therapeutische Konzepte realisierbar. Und nur so ist es möglich, daß neu aufgenommene Patienten allein schon durch die sichtbaren oder von den sich länger in Therapie befindlichen Patienten berichteten Fortschritte etwas von ihrer Hoffnungslosigkeit verlieren. Ebenso wie es natürlich Probleme im Zusammensein der großen Zahl von Borderline-Patienten gibt, erfolgt also auch eine Stabilisierung durch andere Patienten. Nicht selten beobachten wir ein sogar hohes Maß von Fürsorge für einen sich gerade in einer Krise befindenden Mitpatienten, wobei jeweils zu untersuchen ist, inwieweit diese Fürsorge wirklich eine solche ist oder aber ein Versuch der Selbststabilisierung über das Ausleben eines „Helfersyndroms".

Als Herr O. aufgenommen wurde, präsentierte er sich im Erstgespräch mit einem schier undurchdringlich scheinenden Panzer der Arroganz und des Machtkampfes. Schon im Zweitgespräch wirkte er weicher und bereits in der Lage, die zuvor um jeden Preis verborgene Depression zu zeigen. Darauf angesprochen berichtete er, mit anderen Patienten gesprochen zu haben. Einige hätten ihm gesagt, er habe zwei Möglichkeiten: Entweder er mache weiterhin dicht und gebe sich so selbst keine Chance, oder er bearbeite mit uns, wie es in ihm wirklich aussehe. Show habe keinen Zweck, wir würden das Dahinter sowieso sehen. Und im übrigen: Was sollten wir ihm schon Böseres antun können, als er es eh schon erlebt hätte. Ganz abgesehen davon, daß es sich bei dem „das Dahinter sowieso sehen" um den Ausdruck einer primitiven Idealisierung handelte: Diese Intervention der Mitpatienten ersparte uns fraglos Wochen der Arbeit im Sinne einer ersten Beziehungsaufnahme.

3.3 Pharmakotherapie

Kernberg (1978, 1990) weist darauf hin, daß eine psychopharmakologische Intervention bei Borderline-Patienten zulässig sei im Rahmen von Krisen, sofern sich die Patienten in einer langfristigen Psychotherapie befänden oder deren Behandlung mehr auf Symptombesserung im Rahmen einer Kurzpsychotherapie ausgerichtet sei.

An anderer Stelle führt Kernberg (1988, 1991) aus, daß eine medikamentöse Behandlung Teil einer stützenden Therapie sei, Grundprinzip und Möglichkeiten bzw. Grenzen einer pharmakologischen Intervention sollten dem Patienten erklärt werden. Sie sollte nicht aufs Geratewohl als Reaktion darauf eingeführt werden, daß der Patient keine Besserung zeigt. Suizidalität impliziere eine pharmakologische Behandlung.

Allerdings, so Kernberg, Selzer et al. (1993; S. 161), „ist es fraglich, ob die Nachteile einer Medikation durch die Vorteile ausgeglichen werden können." Insbesondere sei es schwer, „die Gabe von Medikamenten und das Überwachen der Reaktionen darauf, mit ihren intensiven Übertragungs-Gegenübertragungs-Anteilen (Anm.: z.B. im Sinne oraler Beruhigung wie etwa beim Gestilltwerden eines Säuglings), von anderen Übertragungsbedeutungen zu entflechten" (a.a.O.; S. 162). Sie empfehlen deshalb, daß die Medikamente nicht von dem Therapeuten, sondern einem anderen Arzt verabreicht werden sollten – ein Vorgehen, das nur zu begrüßen ist, aber im Klinikalltag kaum umsetzbar erscheint.

Kreisman und Straus (1992) schreiben, daß die Wirkung von Medikamenten bei der Behandlung von Borderline-Störungen noch weitgehend unerforscht sei; wenn aber – was oft der Fall sei – eine Kombination von Psychotherapie und medikamentöser Behandlung indiziert sei, müsse der Psychotherapeut dem Patienten die Grundzüge jeder Methode erklären.

Rohde-Dachser (1979, 1989; S. 218-219) meint: „Eine begleitende medikamentöse Behandlung in akuten Krisensituationen kann die Angst oder das Getriebensein des Patienten reduzieren und es ihm erleichtern, wieder die notwendige Distanz zu seinem Erleben zu gewinnen."

Auch noch während einer solchen Therapie können – nicht selten wiederholt – Phasen auftreten, die eine psychopharmakologische Behandlung unumgänglich machen: nicht nur in Momenten akuter Suizidalität oder fremdaggressiver Impulsdurchbrüche, sondern z.B. auch in Zeiten erheblicher Angst und Depression oder bei Auftreten psychotischer Symptome. Eine rasche, auch medikamentöse Angstreduktion sehen wir gerade in schweren Krisen als unbedingt notwendig an. Nach unseren Erfahrungen wird die Entstehung bzw. Festigung einer therapeutischen Beziehung nicht nur durch Gabe einer z.B. anxiolytischen Medikation nicht behindert, sondern im Gegenteil oft gefördert, da der Patient sich in seiner seelischen Not gesehen und ernst genommen sieht. Natürlich wirkt sich die Verordnung eines Psychopharmakons auf Übertragung und auch Gegenübertragung aus.

Zunächst zu der Gegenübertragung: Gerade in jenen Situationen, in denen die Anspannung, Sorge und unter Umständen Angst im Team aufgrund beispielsweise mehrerer gleichzeitig suizidaler oder psychotischer Borderline-Patienten auf ein kaum mehr kompensierbares Maß ansteigt, ist zu befürchten, daß die Lage allein dadurch, daß das Team als nicht mehr haltend empfunden wird, eskaliert und die Instabilität bei weiteren Patienten zunimmt. Hier ist eine möglichst rasche psychopharmakologisch unterstützte Entspannung durch medikamentöse Beeinflussung von Angst, Suizidalität oder psychotischer Symptomatik bei dem Patienten herbeizuführen, um das Team wieder in die Lage zu versetzen, seine haltende Funktion auszufüllen. Das Motiv der Verordnung von Medikamenten muß – wie im übrigen die Motivation einer jeden Medikation – im Team aufgedeckt und reflektiert werden.

Nun zu der Übertragung: Falls sich ein Medikament in der Wirksamkeit als günstig erwiesen hat, so forciert dies zumindest kurzzeitig eine positive Übertragung, wobei die Betonung auf kurzzeitig liegt. Eine negative Auswirkung auf die Übertragung ist immer dann zu befürchten, wenn der Patient über die Medikamente eine Art Machtkampf ausübt und ständig mit dem Arzt über die Verordnung im allgemeinen sowie die Art des Präparates und dessen Dosierung im besonderen verhandelt: In solchen Situationen kann der Arzt/Therapeut rasch als sich autoritär durchsetzend eingeschätzt und infolgedessen entwertet werden.

Daneben kann eine gute Compliance hinsichtlich der Medikamente Ausdruck eines Wunsches des Patienten nach Befriedigung seiner starken oralen Bedürfnisse sein; dieses kann verdeckt ablaufen und dem Therapeuten erst klar werden, wenn der Prozeß bereits manifestiert ist. Auch bereitet die Deutung einer solchen Problematik, wenn sie denn transparent geworden ist, immer wieder Schwierigkeiten, weil der Patient sich darauf zurückzieht, daß die Verordnung ja von dem Arzt vorgenommen wurde. Mit anderen Worten: Medikamente sind ein ideales Hilfsmittel des Patienten für schweres Agieren und damit nicht selten der von ihm vorgeschobene Grund für den Abbruch einer Therapie – etwa wenn Nebenwirkungen aufgetreten sind, womit bei Borderline-Patienten stets gerechnet werden muß.

Zwar kommt es vor, daß der Patient eine günstige Wirkung eines Medikamentes verspürt und der Arzt dieses nicht nachvollziehen kann – dies betrifft insbesondere Präparate mit Abhängigkeitspotential. Aber es kann auch sein, daß der Patient sich als abgeschirmter, der Arzt ihn hingegen als schlicht zurückgezogen und kontaktvermeidend erlebt. Hier muß der Arzt zunächst seine Wahrnehmung überprüfen und dann gegebenenfalls mit dem Patienten über dessen Wahrnehmung und Motive zum Beibehalten der Medikation sprechen.

Häufiger tritt es jedoch auf, daß der Patient überhaupt keine Wirkung verspürt, während im gesamten Team Übereinstimmung darin besteht, daß der Patient z.B. angstfreier und hierdurch besser kontaktierbar ist. In einem solchen Fall wird der Patient das Medikament zumeist absetzen wollen, der Arzt hingegen nicht. Die Folgen einer solchermaßen diskrepanten Einschätzung liegen auf der Hand: unter Umständen mehrfach am Tag machtkampfartige Dispute. Um dieses zu vermeiden, folgen wir fast immer dem Wunsch des Patienten und setzen das Medikament ab. Mit Glück verspürt der Patient danach die fehlende Wirkung der Substanz. Sich gegen den Patienten durchsetzen zu wollen erweist sich meist als kontraproduktiv; der Patient erlebt sich seiner Autonomie beraubt und bricht deshalb unter Umständen sogar die Therapie ab. Wollte der Arzt sich aus prinzipiellen Gründen über den Patienten hinwegsetzen, so stellte er als Folge des Verlassens der technischen Neutralität genau jene Art von Beziehung her, die der Patient in seiner Familie ertragen mußte – ein Klima von Ungesehensein, Überwältigtwerden, Mißhandlung und Mißachtung seiner Interessen. Ausgenommen sind natürlich jene glücklicherweise sehr seltenen hochakuten Situationen, in denen die Gesundheit des Patienten selbst oder anderer Personen durch sein Verhalten bei Impulsdurchbrüchen unmittelbar gefährdet ist und deshalb psychodynamische Aspekte kurzzeitig in den Hintergrund zu treten haben (Stichwort: Zwangssedierung).

Wegen des generell hohen Nebenwirkungsrisikos ziehen wir es vor, den Patienten nur mit einer einzigen Substanz zu behandeln, um Nebenwirkungen einer Substanz konkret zuordnen zu können und nicht mal an dieser, mal an jener Medikationsdosis etwas ändern zu müssen mit dem Resultat, daß die Compliance abnimmt oder gar völlig schwindet.

Bei keiner anderen Patientengruppe ist die genaue Aufklärung über die Intention der Medikation sowie mögliche Wirkungen und Nebenwirkungen so unerläßlich wie bei Borderline-Patienten. Sweeney (1987) spricht gar von einer kollegialen Atmosphäre, die zwischen Patient und Arzt bei der Verordnung von Medikamenten hergestellt werden müsse. Und Gunderson (1986) weist auf die Notwendigkeit einer extensiven Vorbereitung und Beruhigung hin, die vor der Einführung neuer Behandlungsmodalitäten notwendig sei.

Andere Autoren (Brinkley, Beitman und Friedel 1979) halten in Einzelfällen sogar eine Selbstmedikation mit Neuroleptika für sinnvoll, wodurch eine Basis für eine klarere Einsicht des Patienten in den Einfluß des äußeren Milieus auf seine psychische Funktion herzustellen sei. Wir fragen im Falle einer akuten Krise und der daraus resultierenden Notwendigkeit einer raschen medikamentösen Entlastung den erfahrenen Patienten sehr häufig, welches Medikament er in welcher

Tab. 3 Liste der erwähnten pharmakologischen Substanzen und der entsprechenden Handelsnamen (ohne Anspruch auf Vollständigkeit)

Chemische Bezeichnung	**Handelsname(n)**
Alprazolam	Cassadan; Tafil
Amitriptylin	Amineurin; Laroxyl; Novoprotect; Saroten
Carbamazepin	Finlepsin; Fokalepsin; Sirtal; Tegretal; Timonil
Carbidopa	Isicom; Nacom
Chlorpromazin	Megaphen (nicht mehr im Handel)
Clonazepam	Antelepsin; Rivotril
Clozapin	Leponex
Diazepam	Faustan; Lamra; Stesolid; Tranquase; Valium
Flupentixol	Fluanxol
Fluphenazin	Dapotum; Lyogen; Omca
Haloperidol	Buteridol; Duraperidol; Haldol; Sigaperidol
Imipramin	Pryleugan; Tofranil
Levodopa	L-Dopa-ratiopharm
Lithium(carbonat)	Hypnorex; Quilonum
Lorazepam	Durazolam; Laubeel; Pro Dorm; Punktyl; Somagerol; Tavor
Loxapine	in Deutschland nicht im Handel
Phenelzine	in Deutschland nicht im Handel
Remoxiprid	Roxiam (Zulassung ruht, nicht im Handel)
Sulpirid	Arminol; Dogmatil; Meresa; Neogama
Thioridazin	Melleril
Tiotixen	Orbinamon
Tranylcypromin	Parnate
Trifluoperazin	Jatroneural
Valproinsäure	Convulex; Ergenyl; Leptilan; Mylproin; Orfiril
Zotepin	Nipolept

Dosierung wünsche. Wir haben es nur sehr selten erlebt, daß ein Patient eine nicht nachvollziehbare oder ärztlich nicht vertretbare Medikation vorschlug.

Nunmehr soll auf Wirkung und Nebenwirkung einzelner Substanzgruppen und Substanzen (zu Handelsnamen s. Tab. 3) eingegangen werden. Die folgende Übersicht über den Stand der wissenschaftlichen Literatur ist weniger auf umfassende Darstellung der angeführten Studien als auf Lesbarkeit angelegt. Deutlich wird nicht nur die letztlich eher spärliche Zahl der Untersuchungen, sondern auch die große Widersprüchlichkeit ihrer Ergebnisse. Eine wissenschaftlich angelegte Darstellung einzelner Untersuchungsresultate mit Hinweisen auf zugrundeliegende Diagnostik sowie Angaben zum Design der Studien finden sich an anderer Stelle (Dulz 1994).

Antidepressiva

Die Ergebnisse hinsichtlich der Wirkung trizyklischer Antidepressiva fallen nicht eben ermutigend aus. Zwar wird über einen Rückgang der depressiven Symptomatik berichtet, wobei jedoch die Effektivität eher als gering und jedenfalls niedriger als bei einer Major depression beschrieben wird (Gunderson und Elliott 1985). Amitriptylin, so meint Cowdry (1987), übersteige die Wirkung eines Placebos in nur geringem Maße. Noch deutlicher wird Liebowitz (1992): Eine Borderline-Störung lasse sich von der melancholischen und endogenen Form einer Depression dadurch unterscheiden, daß letztere gut auf trizyklische Antidepressiva ansprächen. Dies heißt mit anderen Worten, daß ein Ansprechen einer depressiven Symptomatik auf trizyklische Antidepressiva darauf schließen läßt, daß keine Borderline-Störung vorliegt, sondern eher eine endogene Depression. Schwarcz und Halaris (1984) halten trizyklische Antidepressiva bei Borderline-Störungen ebenfalls für wirkungslos.

Groves (1981) geht zwar von einer Wirksamkeit antidepressiver Substanzen aus. Aber er betont neben der toxischen Wirkung bei Überdosierungen gleichzeitig die Gefahr des medikamentösen Provozierens manischer oder gewalttätiger Episoden. Mit der Warnung vor einer Symptomverschlechterung steht er nicht allein. Soloff, George et al. (1986a) beobachteten neben einer Abnahme der depressiven Symptomatik eine Zunahme von Angst, Feindseligkeit, Agieren und dissoziativen Erlebnissen sowie Impulsivität. An anderer Stelle berichten die Autoren über ein unter Amitriptylin beobachtetes Aufkommen von Suizidgedanken, paranoidem Erleben und fordernden wie aggressiven Verhaltensweisen (Soloff, George et al. 1986b). Kutcher und Blackwood (1989) halten denn auch trizyklische Antidepressiva für regelrecht schädlich: Einmal sei eine Wirkung nicht nachgewiesen, andererseits sei eine Überdosierung riskant und schließlich würden selbstdestruktive Ausbrüche und paranoide Vorstellungen verstärkt.

Etwas ermutigender scheinen die Ergebnisse bei MAO-Hemmern zu sein. So konnten Cowdry und Gardner (1988) an einer allerdings doch recht kleinen Gruppe von Versuchspersonen einen Rückgang von Depression, Angst und Wut nachweisen. Cowdry (1987) hält MAO-Hemmer sogar für das Mittel der Wahl. Liebowitz, Hollander et al. (1990) berichten über die Wirksamkeit konventioneller MAO-Hemmer, aber die Gefahr ernster Nebenwirkungen sei – bei irreversiblen MAO-Hemmern noch mehr als bei reversiblen – nicht zu übersehen. Groves (1981) empfiehlt in Einzelfällen bei phobischer Symptomatik MAO-Hemmer, warnt aber, daß mit ihnen ein Suizid leicht durchzuführen sei. Genau deshalb gehen Kutcher und Blackwood (1989) davon aus, daß MAO-Hemmer nicht indiziert seien, sofern Zweifel an der Compliance des Patienten bestünden oder dieser einmal ernsthaft suizidal agiert habe. Wir haben bisher allerdings noch keinen Patienten in stationärer Behandlung gehabt, bei dem diese geforderten Voraussetzungen für eine Indikation erfüllt gewesen wären.

Als recht erfolgreich hat sich nach Parsons, Quitkin et al. (1989) der MAO-Hemmer Phenelzine erwiesen, ein in der BRD nicht erhältliches Präparat. Bei Phenelzine sei eine Wirksamkeit in 89% der Fälle festgestellt worden, während sie bei dem trizyklischen Antidepressivum Imipramin nur 38% betrage und damit nur etwa doppelt so hoch ist wie bei einem Placebo (20%). Bei „Nicht-Borderlinern" hingegen hätten Phenelzine und Imipramin etwa gleich gut (65% bzw. 63%) gewirkt.

Lithium

Durch eine Einstellung auf Lithium sollen große affektive Schwankungen eingedämmt werden. Selbst wenn dies möglich sein sollte, so ist doch die erhebliche Toxizität der Substanz ein Grund, Lithium nicht einzusetzen (Groves 1981). Es existiert jedoch eine Kasuistik, nach welcher der darin beschriebene Patient sich unter Lithium ausgeglichener und weniger traurig gefühlt habe (Brown, Berkal et al. 1985). Auf eine möglicherweise auftretende Komplikation weisen Schwarcz und Halaris (1984) hin: Lithium könne einerseits die emotionale Instabilität reduzieren, aber andererseits erlebe der Patient bezüglich seiner chaotischen Gefühle nun keine Entlastung mehr – hierdurch könne eine Dysphorie sogar eine Verstärkung erfahren, aufgrund derer der Patient die Substanz absetze.

Antikonvulsiva

Mehrere Autoren betonen, daß die günstige Wirksamkeit von Carbamazepin auf die Schwere von Impulsdurchbrüchen habe nachgewiesen werden können (Gardner und Cowdry 1986; Sweeney 1987; Cowdry und Gardner 1988; Kutcher und Blackwood 1989; Stein 1992). Allerdings besteht offenbar in einer doch beachtlichen Größenordnung von 30% die Gefahr allergischer Reaktionen mit der Folge der Notwendigkeit des Absetzens von Carbamazepin bei jeder zweiten allergischen Reaktion (Gardner und Cowdry 1986).

Antiparkinsonmittel

In einer Studie wird berichtet, daß fünf Patienten, die auf zahlreiche andere Psychopharmaka nicht reagiert hätten, auf eine Medikation von Levodopa und Carbidopa eingestellt worden seien. Alle diese Patienten hätten eine günstige Wirkung gezeigt: Dysphorie, depressive Vorstellungen und Anhedonie hätten sich verringert (Bonnet und Redford 1982).

Neuroleptika

Zahlreiche Autoren betonen die hohe Empfindlichkeit von Borderline-Patienten hinsichtlich der von ihnen kaum tolerierten Nebenwirkungen, wobei insbesondere auf die Gefahr möglicherweise irreversibler tardiver Dyskinesien hingewiesen wird; zusätzlich könnten Nebenwirkungen die Beziehung zwischen Arzt und Patient ernsthaft belasten (Charry 1983; Cowdry 1987; Gunderson 1986; Soloff, George et al. 1986a; Sweeney 1987): Deshalb wird eine Langzeitbehandlung mit Neuroleptika für nicht akzeptabel gehalten, sie solle nur während psychotischer Episoden und bei „chaoserfüllten" Patienten erfolgen (Groves 1981).

Soloff (1987) geht von einer eindeutigen, aber doch nur bescheidenen Wirksamkeit von Neuroleptika aus, die als Akutbehandlung (drei bis zwölf Wochen) verabreicht werden könnten bei Wut, Feindseligkeit, Hoffnungslosigkeit, Beziehungsdenken, paranoiden Ideen, Angst, dissoziativen Störungen, depressiver Stimmung und Kontrollverlust.

Auf die im Vergleich zu anderen Substanzen höhere Sicherheit von Neuroleptika selbst im Fall einer Überdosierung – auch bei gleichzeitiger Einnahme von Alkohol und Drogen – weisen Kutcher und Blackwood (1989) sowie Soloff (1987) hin.

Leone (1982) fand eine im Vergleich zu Chlorpromazin bessere Wirkung von Loxapine (in der BRD nicht erhältliches trizyklisches Neuroleptikum) auf Wut und Feindseligkeit sowie Depression, wobei sich unter Loxapine wie Chlorpromazin bei mehr als einem Viertel der Patienten Nebenwirkungen entwickelt hätten.

Trifluoperazin wirke nach Cowdry und Gardner (1988) positiv, wenn der Patient die Medikation für mindestens drei Wochen einnehme. Dann seien Angst, Depression, Kränkbarkeit und Suizidalität zurückgegangen.

Tiotixen habe sich im Vergleich zu Haloperidol insbesondere bezüglich kognitiver Störungen, Derealisation, Beziehungsideen, Angst und Depression als wirksamer erwiesen (Serban und Siegel 1984). Tiotixen wurde von Goldberg, Schulz et al. (1986) gegen ein Placebo getestet und hat sich danach als günstig erwiesen bei „Sinnestäuschungen" (wohl im Sinne illusionärer Verkennungen), „Gedankenausbreitung", „Psychose" und „phobischen Ängsten", nicht aber bezüglich einer depressiven Stimmungslage.

Als hilfreich wirkend sind weiterhin erwähnt Thioridazin oder Thioxantene (Sweeney 1987), Sulpirid (Planche 1984) und Flupentixol (Jerome 1990). Brinkley, Beitman und Friedel (1979) beurteilen eine sedierende Wirkung von Neuroleptika als für Borderline-Patienten besonders unangenehm und empfehlen deswegen hochpotente Substanzen.

Zu der Wirksamkeit atypischer Neuroleptika bei Borderline-Störungen sind keine Publikationen bekannt, eigene diesbezügliche Ergebnisse werden weiter unten dargestellt (s. Kap. 3.3.1).

Benzodiazepine

Wie stets bei einer Medikation stellt sich bei Benzodiazepinen – allerdings in besonderem Maße – die Frage der Risiko-Nutzen-Abwägung. Einerseits weist die Suchtanamnese vieler Borderline-Patienten eindrücklich auf die Gefahr der Entstehung einer Abhängigkeit von Benzodiazepinen hin, andererseits treten bei etlichen dieser Patienten Situationen auf, die eine rasche medikamentöse Entlastung bei akuter Auto- und Fremdaggression – zumeist als Folge massiver Angst – erforderlich machen. Dies betonen auch Schatzberg und Cole (1981). Kutcher und Blackwood (1989) hingegen meinen, daß eine Benzodiazepin-Medikation, deren generelle Wirkung ohnehin nicht nachgewiesen sei, vielen Borderline-Patienten geradezu geschadet habe.

Insgesamt kann die Verabreichung von Benzodiazepinen notwendig und sinnvoll sein, wobei es sich um eine möglichst kurze Behandlungsphase im Sinne einer Kriseninterventíon und keine Dauer-Medikation handeln sollte. Bei sorgfältigem Umgang und umfassender Aufklärung des Patienten ist eine Reduzierung einer Krisenmedikation und schließlich deren Absetzen zwar manchmal nur über Wochen möglich, mißlingt jedoch fast nie. In Einzelfällen haben wir es allerdings erlebt, daß über Monate schwere Selbst- oder Fremdverletzungen nur mit Hilfe einer auch mittelfristig hohen Dosis von Benzodiazepinen verhindert werden konnten, wobei in allen Fällen ohne vorzeitigen Therapieabbruch ein Reduzieren und schließlich das Absetzen möglich war.

Unter Alprazolam wurde von Gardner und Cowdry (1985a) eine Akzentuierung hinsichtlich eines ernsten Kontrollverlustes (zumeist Überdosierung und Schnitte am Handgelenk) beobachtet. Dieselben Autoren (Gardner und Cowdry 1985b) betonen jedoch an anderer Stelle, daß Alprazolam allgemein weniger Nebenwirkungen aufweise als andere psychopharmakologische Behandlungen und dann verordnet werden könne, wenn anamnestisch Episoden mit Kontrollverlusten nicht bekannt seien. In einer späteren Publikation berichten die Forscher (Cowdry und Gardner 1988), daß unter Alprazolam eine etwas paradoxe Kombination von verbesserter Stimmungslage und wachsendem Kontrollverlust aufgetreten sei.

Faltus (1984) teilt mit, daß Alprazolam bei einem Patienten, der weder auf Neuroleptika noch Antidepressiva günstig angesprochen habe, gegen Angst, Panikattacken und Depression wirksam gewesen sei.

Clonazepam wird empfohlen, wenn ein Übergewicht affektiver Komponenten im Zusammenhang mit Angst bestehe (Freinhar und Alvarez 1985-1986).

Vergleiche von Substanzgruppen

Cowdry und Gardner (1988) wiesen nach, daß unter Tranylcypromin neben einer allgemeinen Besserung der Stimmungslage ein Rückgang von Angst und Wut, unter Trifluoperazin ein Rückgang von Depression, Angst und Suizidalität sowie unter Carbamazepin ein Rückgang von Frequenz und Ausprägung der Phasen von Impulskontrollverlust zu verzeichnen waren.

Nach Soloff, George et al. (1986a) habe sich Haloperidol gegenüber sowohl Amitriptylin wie auch gegenüber einem Placebo als deutlich überlegen bei allen Symptomen (Depression, Angst, Feindseligkeit, paranoides Erleben, psychotische Symptomatik) erwiesen, zwischen Amitriptylin und einem Placebo seien keine Unterschiede festzustellen gewesen. Diese Wirksamkeit von Haloperidol konnte von Soloff, Cornelius et al. (1993) nicht repliziert werden; allerdings habe Phenelzine bei Wut und Feindseligkeit günstig gewirkt, nicht jedoch gegen atypische Depressionen.

Vilkin (1964) berichtet, daß Diazepam sich hinsichtlich der Wirkung (auf Angst und/oder Depression) sowie der Nebenwirkungsarmut gegenüber Trifluoperazin als überlegen gezeigt habe. Die Problematik einer Abhängigkeitsentwicklung wird hingegen nicht angesprochen.

Cole, Salomon et al. (1984) fanden, daß schizophrenieähnliche Borderline-Patienten gut auf Neuroleptika reagiert hätten, Borderline-Patienten mit Zeichen einer Major depression sowohl auf Antidepressiva wie Neuroleptika und sogenannte „Kern-Borderliner" (d.h. jene ohne eine schizophrenieähnliche Störung oder ohne Major depression) weder auf Neuroleptika noch auf Antidepressiva.

Pope, Jonas et al. (1983) stellten fest, daß Borderline-Patienten mit Symptomen einer „major affective disorder" gut mittels trizyklischer Antidepressiva, aber auch in etwas geringerem Maße durch Neuroleptika und Lithium gebessert werden könnten. Im Gegensatz dazu meint Stein (1992), daß auch hinsichtlich der Behandlung von Depressionen Neuroleptika wirksamer als trizykische Antidepressiva seien. Einen Mittelweg beschreiten Gunderson und Phillips (1991): Die Behandlung affektiver Symptome sei durch Antidepressiva wie Antipsychotika möglich.

Praktische Hinweise zur Pharmakotherapie

Bereits an anderer Stelle wurde die Literatur zum Thema Psychopharmakotherapie bei Borderline-Störungen zusammengefaßt (Dulz 1994; S. 760f):

- „Eine pharmakologische Dauerbehandlung ist in der Regel nicht indiziert. Unverzichtbar sind Medikamente hingegen bei der Beseitigung akuter Krisensituationen.
- Unter Berücksichtigung des Suchtpotentials der Substanz und der Suchtgefährdung der Patienten ist an den Einsatz von Benzodiazepinen in erster Linie bei akuten Erregungszuständen und akuter Suizidalität zu denken. Wir setzen hier aufgrund der guten anxiolytischen Wirkung zumeist Lorazepam (u.U. in der expidet-Galenik) ein, wenngleich entsprechende kontrollierte Studien nicht bekannt sind. Von dem Einsatz von Alprazolam muß nach dem Stand der Literatur abgeraten werden.
- Die pharmakologische Behandlung einer depressiven Stimmung mit trizyklischen Antidepressiva wird überwiegend als wenig erfolgversprechend beschrieben, wobei Imipramin noch günstiger als Amitriptylin erscheint. Berichtet wurde unter Amitriptylin von z.B. einem Auftreten von auto- wie fremdaggressiven Verhaltensweisen. MAO-Hemmer werden

gegenüber trizyklischen Antidepressiva als effektiver bezeichnet.

- Vor allem trizyklische Antidepressiva sowie Lithium können in Überdosis eingenommen letal wirken und sollten deshalb nur bei zuverlässigen Patienten eingesetzt werden. Aufgrund des geringeren Risikos sind reversible MAO-Hemmer den irreversiblen vorzuziehen.
- Hochpotente Neuroleptika sind bei einer psychotischen Symptomatik oder auch in Phasen eines hohen Angstpegels angezeigt, werden aber oft von Patienten – vor allem aufgrund einer sedierenden Wirkung – nicht akzeptiert, weil diese sich in ihren Kontaktmöglichkeiten als zu sehr eingeschränkt empfinden.
- Zu berücksichtigen ist die hohe Empfindlichkeit der Patienten auf konventionelle Neuroleptika nicht nur bezüglich der reversiblen Nebenwirkungen, sondern besonders hinsichtlich der Ausbildung irreversibler tardiver Dyskinesien....
- Der Einsatz von Carbamazepin kann in Phasen des Impulskontrollverlustes günstig sein, wobei jedoch über relativ häufige allergische Reaktionen berichtet wurde.

Insgesamt bestehen also verschiedene Möglichkeiten der pharmakologischen Beeinflussung einer Borderlinesymptomatik. Allerdings sind die Prinzipien der Behandlung einer psychotischen Erkrankung nur partiell gültig, und es sollte den Besonderheiten hinsichtlich Medikamentenwirkung und -nebenwirkung, aber auch der Psychodynamik Rechnung getragen werden. Falls dies geschieht, wird häufig nicht nur eine zumindest relative psychopathologische Stabilisierung erreichbar sein, sondern zusätzlich eine günstigere Gestaltung der oft genug komplexen und komplizierten Beziehung zwischen Arzt und Borderlinepatient."

3.3.1 Atypische Neuroleptika

Sofern eine pharmakologische Intervention notwendig wird, geschieht dies aufgrund der Schwere der bei uns behandelten Störungen: Um entweder eine Mini-Psychose zu behandeln, affektive Extremsituationen abzumildern, um einem (zumeist seitens des Patienten unbewußt intendierten) Therapie- und somit Beziehungsabbruch entgegenzuwirken oder um bei akuter Suizidalität rasch eine Entschärfung zu erreichen, wodurch eine Verlegung auf eine geschlossene Station und der daraus resultierende zumindest zeitweise Beziehungsabbruch vermieden werden kann. Etwa 50% der Borderline-Patienten erfuhren aus vorstehenden Gründen eine medikamentöse Behandlung, zumeist nur von kurzer Dauer.

Eine pharmakologische Behandlung vermag einen Effekt allein auf der deskriptiven, also der Symptomebene zu erreichen. Strukturelle Veränderungen sind auf diesem Wege aus psychotherapeutischer Sicht nicht vorstellbar. Insofern ist eine kausale Therapie der Borderline-Störungen weiterhin nur auf psychotherapeutischem Wege zu leisten. In Krisen jedoch kann sich eine psychopharmakologisch induzierte Entaktualisierung ausgesprochen günstig auf die Motivation zur Psychotherapie und auf deren Verlauf auswirken.

Bei psychotischen Episoden oder auch in Phasen erheblicher Angstsymptomatik setzten wir ursprünglich konventionelle hochpotente Neuroleptika ein. Häufig stellten wir rasch und schon bei niedriger Dosierung auftretende, teilweise gravierende Nebenwirkungen fest. Insbesondere bei Fluphenazin (aber auch Haloperidol, Bromperidol, Flupentixol) entwickelten die Patienten extrapyramidale Symptome, die prompt zu einer Ablehnung der Medikation führten. Ferner beklagten diese immer wieder das Gefühl eines sich durch die Medikation entwickelnden Fremdegefühls und eine lähmende Abgeschlagenheit. Insbesondere eine Art „chemischer Mantel" habe sich um sie gelegt, sie in ihren Kommunikationsmöglichkeiten eingeschränkt und dadurch ihre ohnehin als belastend empfundene Isolierung verstärkt. Immer wieder gaben die Patienten an, daß dieser Vorgang ihnen besondere Angst bereitet hätte. Klinisch meinten wir, in diesen Fällen eine „Gegenwehr" in Form einer Zunahme des Agierens und somit eine Symptomverstärkung zu beobachten.

Die herkömmlichen Neuroleptika führten deshalb immer wieder zu Diskussionen mit den Patienten und somit zu einer Verschiebung des Gesprächsthemas auf externale Faktoren, verbunden mit einer Reduzierung der Compliance, ohne daß der Eindruck eines direkten therapeutischen und die Nachteile ausgleichenden Nutzens entstand.

Wiederholt hörten wir von anderen Kollegen, daß dort ein Borderline-Patient behandelt werde, dessen Diagnose bei Nachfragen hauptsächlich aufgrund der Tatsache gestellt wurde, daß eine Wirkung hochpotenter Neuroleptika ausblieb. Bemerkenswert häufig stellten wir nach einer Verlegung eines solchen Patienten zu uns fest, daß sich diese Diagnose bei genauer Exploration unter Berücksichtigung struktureller Aspekte tatsächlich bestätigen ließ. Es mußte allerdings offenbleiben, inwieweit die Wirkungslosigkeit dieser Neuroleptika aufgrund einer weitgehend mit diesen Mitteln nicht zu beeinflussenden Borderline-Störung basierte oder ob nicht zusätzlich andere Faktoren wie eine mangelhafte Compliance (beispielsweise wegen der Nebenwirkungen, aber auch, weil auf der betreffenden Station ein spezielles Setting für diese schwierige Patientengruppe fehlte) im Sinne einer prophylaktischen Wirkungsreduzierung eine Rolle spielten.

Wir sind – wie ausführlich dargestellt – durchaus der Ansicht, daß eine nicht bloß kurzfristig wirksame Behandlung allein durch psychotherapeutische Verfahren in speziellen Settings möglich ist. Allerdings wäre es sehr hilfreich, rasch wirkende Mittel – dies können auch Medikamente sein – zur Verfügung zu haben. Unter der theoretischen Vorstellung, daß bei diesen frühen Störungen Neuroleptika dazu beitragen können, zu Beginn der Behandlung eine gewisse Ich-Strukturierung „induzieren" zu können (etwa über den Weg der Angstreduktion), muß es sinnvoll sein, über ein entsprechendes und möglichst nicht abhängigkeitsproduzierendes Medikament zu verfügen, das wenig sediert und somit einen psychotherapeutischen Prozeß weiterhin zuläßt, aber trotzdem pharmakologisch wirksam ist.

Wir suchten also nach einem Präparat, das

- möglichst rasch wirksam ist,
- gut gegen diffuse Angst und psychotische Symptome wirkt,
- eine geringe Nebenwirkungsquote aufweist,
- von den Patienten subjektiv als hilfreich empfunden und deshalb akzeptiert wird und
- eine möglichst geringe Toxizität und Abususgefahr besitzt.

Aus diesen Gründen lag es nahe, die sogenannten atypischen Neuroleptika bei unseren Borderline-Patienten anzuwenden. Clozapin verbot sich von selbst – weniger wegen der sedierenden Komponente als wegen der notwendigen Blutbildkontrollen und dem sich dadurch auftuenden Feld massiven Agierens.

Zunächst war es Remoxiprid, mit dem wir insgesamt – also unter Berücksichtigung von Wirkungen wie Nebenwirkungen – die günstigsten Resultate erzielen konnten. Im folgenden sollen die Ergebnisse kurz dargestellt werden, auch wenn die Zulassung von Remoxiprid wegen vor allem in England beobachteter aplastischer Anämien ruht. Die Rücknahme von Remoxiprid erleben wir bei der Behandlung von Borderline-Patienten durchaus als Verlust.

Etwas später als Remoxiprid kam als weiteres atypisches Neuroleptikum Zotepin auf den Markt, das wir nunmehr bei Borderline-Patienten mit den oben dargestellten Symptomen einsetzen. Auch bezüglich Zotepin haben wir unsere klinischen Beobachtungen festgehalten, über die ebenfalls berichtet werden soll.

Umfassende Studien über den Einsatz atypischer Neuroleptika bei Borderline-Patienten sind nicht bekannt.

Zu Remoxiprid

Remoxiprid wurde im wesentlichen aus zwei Gründen gewählt:

- wegen des Fehlens einer sedierenden Komponente, die von Borderline-Patienten sehr oft als unangenehm empfunden wird und häufig zum Anlaß des Abbruchs einer medikamentösen Behandlung genommen wird und
- wegen der – ausgenommen der nach Abschluß der Datenerhebung bekanntgewordenen acht Fälle von aplastischer Anämie (Westermann 1993) – geringeren Nebenwirkungsquote, da Borderline-Patienten häufiger als Psychotiker über erhebliche Nebenwirkungen (die nicht immer, aber sehr oft objektivierbar sind) klagen und diese nicht tolerieren. Unter Remoxiprid hingegen waren unerwünschte Wirkungen seltener oder in geringerer Ausprägung zu erwarten (Wilander und Holm 1990; Laux 1992). Insbesondere war das besondere Risiko irreversibler tardiver Dyskinesien bei der Suche nach einem Medikament der ersten Wahl zu bedenken (Charry 1983; Gunderson 1986; Gaebel 1993).

Tab. 4 Behandlungserfolg von Remoxiprid in Abhängigkeit von Nebenwirkungen

	Nebenwirkung(en)		
Behandlungserfolg	**vorhanden**	**nicht vorhanden**	**Summe in Prozent**
positiv	2	10	60
fraglich/unklar	0	3	15
nicht vorhanden	3	2	25
Summe (%)	25	75	100

Auf die einzelnen Ergebnisse muß wegen des Ruhens der Zulassung vom Remoxiprid nicht mehr eingegangen werden. Wenn jedoch in aller Kürze die wesentlichen Ergebnisse dargestellt werden, so geschieht dies, um deutlich zu machen, daß durchaus Substanzen herzustellen sind, deren Wirk- und Nebenwirkungsprofil bei Borderline-Patienten weit günstiger ist als bei allen anderen auf dem Markt befindlichen Neuroleptika. Mindestens ebenso wichtig erscheint aber die aus der Studie gewonnene Erkenntnis, daß eine positive Wirkung von Remoxiprid auf welches Symptom auch immer nur bei dem gleichzeitigen Erreichen einer Angstreduktion zu verzeichnen war.

Eingesetzt wurde Remoxiprid zur Krisenintervention, wenn anzunehmen war, daß auf anderem Wege (z.B. durch verbale Interventionen) ein Erfolg zumindest nicht in einem vertretbaren Zeitraum zu erzielen wäre. Die Symptome, die im Rahmen dieser Krisen in extremer Form auftraten und deren medikamentöse Beeinflussung angestrebt wurde, konnten sein:

- ausgeprägte frei flottierende Angst
- ausgeprägte Konversionssymptome
- dissoziative Reaktionen (auch multiple Persönlichkeit)
- Suizidversuch/akute Suizidalität
- sonstiges autoaggressives Verhalten (Selbstverletzung)
- Fremdaggression
- massives Agieren
- Drogenexzess
- Mini-Psychose bzw. Pseudohalluzinationen

Eine eindeutig günstige Beeinflussung dieser Symptome konnte bei 60% der Patienten (N = 20) festgestellt werden, was den Ergebnissen der Studie von Soloff (1981) entspricht, nach der 62,5% der insgesamt 40 Patienten sich unter einer Medikation stabilisiert hätten gegenüber 18,7%, die dies ohne Psychopharmaka schafften. Nebenwirkungen traten nur bei insgesamt 25% der Patienten und somit außerordentlich selten auf und waren bemerkenswerterweise bei den Patienten mit Behandlungserfolg spärlicher zu finden als bei jenen ohne Behandlungserfolg (s. Tab. 4).

Der bei uns beobachtete günstige Einfluß auf eine sogenannte Mini-Psychose entspricht dem bekannten Wirkprofil von Remoxiprid. Der ebenso positive Effekt von Remoxiprid auf Suizidalität, Auto- und Fremdaggression läßt sich theoretisch dadurch erklären, daß diffuse, aber auch psychosenahe Ängste medikamentös reduziert wurden, wodurch die Angstabfuhr des Patienten über aggressive Handlungen nicht mehr in dem Maße wie zuvor eingesetzt werden mußte. Von einer Wirksamkeit Remoxiprids in erster Linie über eine Reduzierung der Angst ist auch deswegen auszugehen, weil bei allen Patienten mit gutem Behandlungserfolg neben der Reduzierung jeweils unterschiedlicher Symptome immer eine Angstreduktion – ganz überwiegend in größerem Umfang – zu verzeichnen war. Insofern weist die Untersuchung darauf hin, daß die frei flottierende Angst das „Zentralsymptom" einer Borderline-Störung darstellt – auch aus diesem Grund wird hier auf die Wirkung von Remoxiprid trotz des Ruhens der Zulassung eingegangen.

Den geringsten Einfluß hatte Remoxiprid auf das Phänomen des massiven Agierens. Dies erstaunt deshalb nicht, weil das Agieren mehr ein außerordentlich komplexes Phänomen denn ein konkretes Symptom darstellt und als Ausdruck des gesamten inneren Erlebens und der äußeren Umstände sowie als Ergebnis der Erfahrungen der Lebensgeschichte gesehen werden muß; erst sekundär ist Agieren auch als ein Versuch der Angstreduktion zu sehen. Folgerichtig war ein geringeres Maß an Agieren nur bei drei Patienten mit gleichzeitiger Angstreduktion festzustellen.

Unter Remoxiprid wurde ein Rückgang des Drogenabusus beobachtet. Da aber der Drogenkonsum bei Borderline-Patienten primär als Versuch, die Angst zu reduzieren und innere Leere zu füllen, anzusehen ist, wird die Reduktion des Drogenabusus verständlich: Alle Patienten, bei denen wir einen mindestens deutlich geringeren Substanzenmißbrauch feststellten, gaben an, daß unter Remoxiprid die Angst zurückgegangen war.

Zu Zotepin

Über Zotepin liegen etliche Veröffentlichungen vor, die sich jedoch alle auf Personen mit einer schizophrenen Psychose beziehen. Heinrich (1991) betont, daß neben einer antipsychotischen Wirksamkeit bei höherer Dosierung ein antimanischer, bei niedrigerer Dosierung ein antidepressiver Effekt festgestellt worden sei. Zotepin ähnelt nach Müller-Spahn, Dieterle und Ackenheil (1991) dem Wirkprofil von Clozapin und unterscheide sich damit von den meisten der im Handel befindlichen Neuroleptika.

Die mehrfach beschriebene seltenere bzw. geringere Ausprägung extrapyramidaler Nebenwirkungen (Heinrich 1991) im Vergleich zu Haloperidol (Fleischhacker, Barnas et al. 1991; Klieser, Lehmann und Tegeler 1991) bzw. Perazin (Wetzel, v. Bardeleben et al. 1991) wird zurückgeführt auf die im Vergleich zu anderen Neuroleptika stärkere Blockade der D_1-Rezeptoren, während insbesondere die Entwicklung von Spätdyskinesien mehr mit dem D_2-Rezeptor zusammenhänge (Ackenheil 1991).

An Nebenwirkungen wird berichtet von orthostatischer Hypotonie (Dieterle, Müller-Spahn und Ackenheil 1991; Fleischhacker, Barnas et al. 1991; Wetzel, v. Bardeleben et al. 1991), vegetativen Störungen wie Mundtrockenheit, Miktionshemmung und vermehrtem Speichelfluß (Wetzel, v. Bardeleben et al. 1991), einem reversiblen Anstieg der Leberwerte (Fleischhacker, Barnas et al. 1991) sowie einer in erster Linie initialen Müdigkeit (Klieser, Lehmann und Tegeler 1991), wobei diese bei niedrigen Dosierungen deutlich geringer ausgeprägt sein dürfte. Insgesamt seien Nebenwirkungen unter Haloperidol doppelt so häufig wie unter Zotepin (Fleischhacker, Barnas et al. 1991). Publizierte empirische Daten über das Ausmaß einer Gewichtszunahme, wie sie bei Neuroleptika oft beobachtet wird, sind nicht bekannt. Tuschl (1994) teilt jedoch mit: „Die am Zentralinstitut für Seelische Gesundheit in Mannheim unter der Leitung von Prof. Gattaz mit Zotepin behandelten Patienten hatten nach neunwöchiger Therapie im Mittel 5,3 kg Gewicht zugenommen. In der mit Haloperidol behandelten Vergleichsgruppe waren es 4,1 kg. Zotepin dürfte das Körpergewicht also stärker erhöhen als Haloperidol. Einige Patienten konnten noch länger beobachtet werden. Dabei stieg das Gewicht bei einem Teil davon um mehr als 10 kg. Nach etwa achtmonatiger Therapie hörte die weitere Zunahme auf, und es zeigte sich eine Tendenz, wieder an Gewicht zu verlieren.“ Bezüglich der Gewichtszunahme unter Neuroleptika-Gabe im allgemeinen kann hier keine umfassende Literaturübersicht erfolgen, entsprechende Publikationen sind jedoch vorhanden (z.B. Brady 1989; Doss 1979; Tornatore, Sramek et al. 1991).

Die methodischen Probleme einer Untersuchung der Wirkungen und Nebenwirkungen von psychopharmakologischen Substanzen bei Borderline-Patienten liegen auf der Hand: Sinnvoll wäre aus wissenschaftlichen Gesichtspunkten eine kontrollierte Doppelblindstudie. Dies führte jedoch zu einer therapeutisch absolut nicht vertretbaren Situation:

- Eine medikamentöse Behandlung bei Borderline-Patienten erfolgt nur in sehr kritischen Phasen. Die Verabreichung von Placebo im Sinne des Verweigerns einer Wirksubstanz würde in einer erheblichen Zahl zu auto- oder fremdaggressiven Handlungen führen und wäre unethisch. In der Literatur finden sich bereits quantifizierte Hinweise darauf, inwieweit Borderline-Patienten auf Placebo günstig reagieren : 28% nach Liebowitz, Quitkin et al. (1988) bzw. 18,7% laut Soloff (1981), der ferner angab, daß 62,5% der Patienten sich unter einer Medikation stabilisiert hätten.
- Eine Behandlung von Borderline-Patienten erfordert nach einhelliger Meinung in der Literatur eine umfassende Aufklärung der Patienten über die verabreichte Medikation, um Agieren möglichst zu verhindern und eine Compliance zu erhalten. Sich hier aus wissenschaftlichen Motiven anders zu verhalten, hieße den Therapieerfolg erheblich zu gefährden und wäre ebenfalls ethisch nicht vertretbar.
- Aufgrund der oft rasch wechselnden Symptomatik bei Borderline-Störungen ist eine schnelle Besserung des Zustandes auch unab-

Tab. 5 Alter, Geschlecht, Behandlungsdauer und -dosis sowie Grund für die Beendigung der Therapie

Patient	Geschlecht	Alter	Behandlungs-dauer (Wochen)	Dosis (mg)	Therapieziel erreicht	Nebenwirkungen	keine Compliance
1	w	31	6	75	+		
2	w	30	3	200	+		
3	w	20	11	200	+	+	
4	m	31	3	100	+	+	
5	m	29	20	100	+		
6	m	46	25	250	+		
7	m	39	10	250	–		
8	w	45	10	125	?	+	+
9	m	34	8	200	+		
10	m	22	6	75	?	+	+
11	m	28	6	300	–	+	
12	w	27	3	200	–	+	+
13	w	40	25	125	+	+	
14	w	44	6	100	+	+	
15	m	38	25	100	+	+	
16	m	32	10	125	+	+	
17	m	36	10	150	–	+	
18	m	28	4	100	?		
19	w	30	2	100	?	+	+
20	m	27	4	125	+		

hängig von einer Medikamentenwirkung denkbar, wobei dies Problem aber selbst bei einer kontrollierten Studie bestehen bliebe und etwa durch eine (den Patienten und die therapeutische Beziehung zusätzlich belastenden) Testung in vorgegebenen Intervallen keinen wirklichen Aufschluß auf eine Effektivität der Medikation geben könnte; dies ist nur durch eine klinische Verlaufsbeobachtung möglich.

- Im übrigen wird auf den Artikel von Appelbaum, Roth und Lidz (1982) verwiesen, in dem die Problematik der ethisch notwendigen umfassenden Aufklärung von Patienten vor deren Aufnahme in z.B. Doppelblindstudien untersucht und diskutiert wird. Die Autoren verweisen auch auf die Tendenz von Borderline-Patienten zum magischen Denken und der Bereitschaft zum Überschätzen ihrer Aufpasser („care-taker“), so daß diese Patienten leicht empfänglich für eine therapeutische Verkennung seien. Viele sähen keinen Konflikt zwischen Forschung und therapeutischen Zielen und erwarteten einen direkten Vorteil durch die Teilnahme an einem Forschungsprojekt. Folglich liegt die Annahme mehr als nahe, daß die therapeutische Beziehung gerade zu Borderline-Patienten dann erheblich gestört würde, wenn sie z.B. erführen, daß sie als Mitglied einer Kontrollgruppe mit Placebo behandelt worden sind.

Deshalb mußten wir uns bei der Untersuchung der Wirkungen und Nebenwirkungen von Zotepin – wie schon bei Remoxiprid – allein auf klinische Beobachtungen verlassen. Die Indikationen zur Anwendung von Zotepin entsprachen denen für die Verordnung von Remoxiprid.

20 Patienten (acht weiblich und zwölf männlich, Alter zwischen 20 und 46 Jahren, Durchschnittsalter 32,9 Jahre) mit einer Borderline-Störung erhielten im Rahmen einer Krisenintervention Zotepin. Die mittlere Dosis betrug 150 mg (von 75 mg bis 300 mg), der Beobachtungszeitraum zwischen zwei und 25 Wochen (s. Tab. 5). Es wurde zumeist mit 100 mg (4 x 25 mg) begonnen und ggf. die Behandlungsdosis erhöht.

Methodische Probleme

Sehr viel stärker als etwa bei Erkrankungen aus dem schizophrenen Formenkreis ist die Symptomatik im Rahmen von Borderline-Störungen einem raschen Wechsel unterworfen – dies beinhaltet natürlich auch ein plötzliches Verschwinden von Symptomen. Dies bringt als methodisches

Tab. 6 Wirkung von Zotepin insgesamt und auf einzelne Symptome bezogen; Summenangaben in Prozent; in Klammern: Patientenzahlen.

Patient	insgesamt	Angst	Konversionssymptomatik	Dissoziative Reaktion	Suizidalität	Autoaggression	Fremdaggression	massives Agieren	Drogenmißbrauch	Mini-Psychose
1	+	+			+	+		+		+
2	+	?		?	+	+		+		+
3	+	+	+			+				+
4	+	+			+	+				
5	+	+					+	?	+	?
6	+	+	+	+	+		+	–		+
7	–	–	–		–			–		–
8	?	?			?	?		?	?	?
9	+	+		+	+			?		+
10	?	?					?	?		
11	–	–			?			?	?	–
12	–	?		?	–	–		–		
13	+	+		+	+		+	+	+	
14	+	+		+	?	?		+	?	+
15	+	+			+		+	+	+	
16	+	+	–	?	+		+	+	+	+
17	–	–			–		–			
18	?	?			+	?	?			
19	?	?		?		–		?	–	?
20	+	+			+			+	+	
Summe Behandl.-erfolg	60 (12)	55 (11)	50 (2)	50 (4)	62,5 (10)	44,4 (4)	62,5 (5)	43,75 (7)	55,6 (5)	58,3 (7)
Summe fraglicher Erfolg	20 (4)	30 (6)	–	50 (4)	18,75 (3)	33,3 (3)	25 (2)	37,5 (6)	33,3 (3)	25 (3)
Summe ohne Beh.-erf.	20 (4)	15 (3)	50 (2)	–	18,75 (3)	22,2 (2)	12,5 (1)	18,75 (3)	11,1 (1)	16,7 (2)

Problem mit sich, daß der Grund einer Stabilisierung oder eines fehlenden Effektes nach Medikationsbeginn immer auch in einer inter- wie intrapersonalen Veränderung liegen kann und somit nicht zwangsläufig pharmakogen sein muß. Deshalb ist bei aller sorgfältiger Beobachtung nicht auszuschließen, daß die Fehlerquote hinsichtlich der Beurteilung einer Medikamentenwirkung größer ist als in Untersuchungen bei Patienten etwa mit einer sogenannten endogenen Psychose.

Allerdings wurde die Medikation in drei Fällen mit einer günstigen Wirkung auf Wunsch des jeweiligen Patienten nach der innerhalb von zwei bis vier Wochen eingetretenen Stabilisierung abgesetzt, woraufhin sich innerhalb von 24 Stunden ein psychopathologischer Zustand einstellte, der dem vor Verabreichung der Medikation glich. Nach erneuter Einwilligung dieser Patienten in die Wiederaufnahme der medikamentösen Behandlung mit Zotepin konnte in ein bis zwei Tagen die bereits zuvor beobachtete psychopathologische Stabilisierung sowohl von den Patienten wie den Behandlern erneut beobachtet werden.

Therapeutischer Effekt

Die Wirkung von Zotepin auf den psychopathologischen Zustand insgesamt sowie auf die einzelnen oben genannten Symptome ist der Tabelle 6 zu entnehmen. Zur Einschätzung als Behandlungserfolg (+) wurde eine deutliche Remission von mehr als 50% der Symptome, die zur Medikation geführt hatten, vorausgesetzt – dies war bei 12 Patienten (60%) der Fall; wenn der Effekt auf mehr als 50% der relevanten Symptome nicht hinreichend sicher einschätzbar war, wurde der Verlauf als fraglich (?) bezeichnet (4 Patienten, d.h. 20%); sobald bei mindestens der Hälfte der Symptome keine Verbesserung gesehen wurde, wurde dies als Fehlen eines Ansprechens auf Zotepin (-) gewertet (4 Patienten, ebenfalls 20%).

Die Behandlungsdauer bei Respondern betrug 9,9 Wochen (zwei bis 25 Wochen), wobei auch bei jenen Patienten mit einer mehr als achtwöchigen Medikation die Wirksamkeit nach längstens fünf Wochen deutlich wurde. Im Falle eines eindeutigen Ausbleibens einer Wirkung wurde Zotepin nach durchschnittlich 7,3 Wochen (3 bis 10 Wochen) abgesetzt, in einem Fall wegen Schwindens der Compliance nach Auftreten von Nebenwirkungen (Gewichtszunahme). Jene Patienten, bei denen ein nur fraglicher Behandlungserfolg festzustellen war, erhielten das Präparat durchschnittlich 5,5 Wochen (2 bis 10 Wochen), wobei ganz überwiegend Nebenwirkungen der Grund für einen allerdings nur auf die Medikation bezogenen Complianceschwund waren.

Die Dosierung bei Respondern war deutlich niedriger als bei Non-Respondern (141,7 mg bzw. 225 mg); jene Patienten, bei denen bezüglich der Wirkung keine eindeutige Aussage zu treffen war, erhielten mit durchschnittlich 100 mg eine niedrige Dosierung, wobei die Behandlung zumeist – wie erwähnt – aufgrund der Nebenwirkungen auf Verlangen der Patienten beendet wurde.

Bei fast allen Patienten mit einem positiven Effekt der Medikation stellten wir eine eindeutige Angstreduzierung fest – lediglich bei einem Patienten (Pat. 2) mit insgesamt gutem Ansprechen auf Zotepin fiel die Angstreduzierung nicht eindeutig aus. Abgesehen von diesem einen Fall ließ sich eine eindeutige Reduzierung von sämtlichen anderen Symptomen wie Drogenmißbrauch, Agieren, Auto- und Fremdaggression, dissoziativen und Konversionssymptomen nur feststellen, wenn gleichzeitig eine Angstreduzierung bestand. Mit anderen Worten: Wenn keine Angstreduzierung erreicht werden konnte, ließen sich auch die anderen Symptome nicht eindeutig mittels Zotepin bessern (ausgenommen die Reduktion der Suizidalität bei fraglicher Angstverringerung bei Pat. 18).

Tab. 7 Nebenwirkungen unter Zotepin

Patient	Nebenwirkungen	Akathisie	Müdigkeit	Gewichtszunahme
1	–			
2	–			
3	+			+ + +
4	+		+	
5	–			
6	–			
7	–			
8	+		+ +	
9	–			
10	+	+ +		
11	+			+ + +
12	+	+	+	+ + +
13	+		+ +	
14	+			+ +
15	+			+ + +
16	+		+ +	+ + +
17	+			+ + +
18	–			
19	+	+		+ + +
20	–			

Bei eindeutig „klassisch“-psychotischen Symptomen beobachteten wir eine ebenso eindeutig günstige Beeinflussung der Symptomatik (Pat. 1,2,3,6,9,14,16). Bei den Patienten 5,7,8,11 und 19 hingegen blieb diese aus – diese Patienten zeigten aber keine klassisch-schizophreniformen Symptome, sondern optische Pseudohalluzinationen.

Nebenwirkungen

Nebenwirkungen traten bei 12 Patienten (60%) auf (s. Tab. 7), insbesondere eine Gewichtszunahme, die fast ausnahmslos als sehr belastend empfunden wurde (N=8; 40%). Die Dosis bei Nebenwirkungen im Sinne einer Gewichtszunahme betrug 159,4 mg, bei Fehlen dieser Nebenwirkung 143,8 mg.

Extrapyramidale Nebenwirkungen – ausschließlich Akathisien – waren qualitativ und quantitativ praktisch zu vernachlässigen (N=3; 15%), wurden sie doch nachhaltig nur in einem Fall beklagt. Häufiger und eher als einschränkend empfunden wurde Müdigkeit (N=5; 25%), die in einem Fall ausschließlich initial vorhanden war und durchaus auch bei niedriger Dosierung auftrat: Der Dosisdurchschnitt betrug bei Patienten mit Müdigkeit 135 mg, bei jenen ohne 155 mg, wobei jene drei Patienten, die am meisten unter der Müdigkeit litten, 125 mg Zotepin erhielten. In keinem der Fälle, bei denen die Nebenwirkungen auf Patientenwunsch zum Anlaß eines Absetzens der Medikation führten, war ein eindeutig positiver therapeutischer Effekt festzustellen.

Insgesamt betrug die Dosis bei Patienten ohne jede Nebenwirkung 162,5 mg, bei jenen mit einer oder mehreren Nebenwirkungen 141,7 mg. Die Behandlungsdauer betrug bei auftretenden Nebenwirkungen 9,8 Wochen, bei deren Fehlen 10 Wochen, bei Aufkündigung der Compliance wegen Nebenwirkungen 5,3 Wochen.

Die Zahl der auf Zotepin mit einer Symptomverbesserung reagierenden Patienten mit Nebenwirkungen (N=6) liegt unter der Nebenwirkungsrate bei einem Ausbleiben eines Effektes von Zotepin (N=3) (s. Tab. 8).

Diskussion

Die vorstehenden Ergebnisse sind Resultate klinischer Beobachtungen und entsprechen nicht den heutigen wissenschaftlichen Anforderungen (doppelblind). Wir sahen uns jedoch nicht in der Lage, bei Patienten in großer Not und oft auch konkreter (z.B. Suizid-)Gefahr Experimente durchzuführen und das Risiko einer Patientenschädigung einzugehen – ganz abgesehen davon, daß die Patienten oft auch nicht in der Verfassung gewesen wären, verantwortlich der Teilnahme an einer solchen Studie zuzustimmen. Ihre Not war dazu viel zu groß, und sie hätten alles getan, um diese zu minimieren.

Ein Behandlungserfolg in 60% der Fälle liegt deutlich über dem, was aus der Literatur bei Gabe von Placebo beobachtet wurde, und entspricht in etwa der zuvor bereits erwähnten Angabe von Soloff (1981), muß also zumindest zum großen Teil auf das Präparat zurückgeführt werden. Dies findet in dem beobachteten Anfluten der Symptome nach Absetzen von Zotepin zusätzliche Bestätigung. Die Nebenwirkungsrate ist bezüglich extrapyramidaler Nebenwirkungen als außerordentlich gering, bezüglich der Gewichtszunahme – wobei diese kaum dosisabhängig sein dürfte – als kritisch einzuschätzen. Insgesamt stellt das Auftreten von Nebenwirkungen einen deutlich limitierenden Faktor dar – in manchen Fällen konnte die Compliance nur durch intensive Überzeugungsarbeit und Zuwendung erhalten werden. Eine Dosisabhängigkeit der Nebenwirkungen konnte auch insgesamt nicht festgestellt werden. Unter den Patienten ohne eindeutige Wirkung ist die Nebenwirkungsrate (75%) deutlich höher als bei den Respondern (50%).

Das zentrale Symptom der Angst (s. Kap. 2.1.1) scheint der relevante Angriffspunkt für eine pharmakologische Symptomreduktion (bei Zotepin wie auch zuvor schon bei Remoxiprid) zu sein, während eine Sedierung eher zum Abbruch der Behandlung führte. Nahezu jede positive Beeinflussung eines Symptoms war im Zusammenhang mit einer eindeutigen Angstreduzierung zu finden. Insofern sind Symptome wie Dissoziation, Konversion, Suizidalität, Auto- und Fremdaggression, Drogenmißbrauch und Psychose als Ausdruck der Angst und des Versuches der Angstreduktion zu deuten, wie zuvor bereits postuliert wurde (s. Kap. 2.5.1). Die geringste Wirkung übt Zotepin auf Autoaggression und massives Agieren, aber angesichts der hohen Rate an eindeutigen Non-Respondern auch auf eine Konversionssymptomatik aus. Bei dissoziativen Reaktionen halten sich Responder und fragliche Responder quantitativ die Waage.

Warum sich gerade optische Pseudohalluzinationen als so hartnäckig und pharmakologisch nicht oder bestenfalls nur wenig beeinflußbar erwiesen, kann nur vermutet werden. Die Ausbildung klassischer psychotischer Symptome steht insofern in unmittelbarem Zusammenhang mit der Angst, als sie die diffuse Angst richten und damit auch die mit dieser Angst verbundenen totalen Vernichtungsgefühle eindämmen. Pseudohalluzinationen hingegen stehen eher im Zusammenhang mit konkreten Erinnerungen an nicht minder konkrete Traumata – insofern wirken sie nicht angstrichtend, sondern angstverstärkend –

Tab. 8 Behandlungserfolg von Zotepin in Abhängigkeit von Nebenwirkungen

	Nebenwirkung(en)		
Behandlungserfolg	vorhanden	nicht vorhanden	Summe (%)
positiv	6	6	60
fraglich/ unklar	3	1	20
nicht vorhanden	3	1	20
Summe (%)	60	40	100,0

und stellen deren zumindest optische Umsetzung dar. Erinnerungen lassen sich psychopharmakologisch nun einmal nicht eliminieren.

Eine Dosiserhöhung muß in diesem Fall wie auch generell als wenig erfolgversprechend angesehen werden, wenn nicht schon zuvor ein eindeutiges Ansprechen auf Zotepin beobachtet werden konnte.

Insgesamt erscheint uns Zotepin zwar hinsichtlich der Wirkung mit Remoxiprid vergleichbar, auf die Nebenwirkungen bezogen hingegen problematischer als Remoxiprid, das sich zu unserem Bedauern nicht mehr im Handel befindet. Aber wir ziehen eine nach unserer Erfahrung reversible Gewichtszunahme als Nebenwirkung allen extrapyramidalen Nebenwirkungen vor – Zotepin ist deshalb gegenüber konventionellen Neuroleptika zu präferieren, nicht zuletzt wegen der wohl deutlich geringeren Gefahr von Spätdyskinesien. Deshalb betrachten wir Zotepin als derzeit das neuroleptische Mittel der Wahl bei der pharmakologischen Behandlung akuter Krisen bei Borderline-Patienten.

Risperidon verwenden wir bei der Behandlung von Borderline-Patienten nicht, weil wir – allerdings bei Psychotikern – in bisher zwei Fällen eine eindeutig auf die Medikation zurückzuführende Exazerbation psychotischer Symptome gesehen haben und laut Beipackzettel als häufige Nebenwirkungen „Erregtheit, Angstzustände" bekannt sind. Eine derart ungünstige Wirkung hätte bei der – ohnehin ja nur in akuten Krisen vorgenommenen – Verordnung bei Borderline-Patienten unter Umständen fatale Folgen.

Resumée

Die Therapie von Borderline-Störungen ist primär eine psychotherapeutische. Bei besonders akuter Symptomatik (z.B. psychotische Episoden, dissoziative Reaktionen oder eine erhebliche Angstsymptomatik mit auto- oder fremdaggressiven Handlungen) setzen wir jedoch atypische Neuroleptika – eben Zotepin – ein.

- Häufiger noch als bei Psychotikern entstehen bei Borderline-Patienten schon bei niedriger Dosierung – insbesondere bei Fluphenazin (aber auch Haloperidol, Bromperidol, Flupentixol) – erhebliche extrapyramidale Nebenwirkungen, die oft zu einer Ablehnung der Medikation durch den Patienten führen. Diesbezüglich erweist sich Zotepin als im Vergleich zu konventionellen Neuroleptika weniger nebenwirkungsträchtig, daher kann man bei dem Patienten leichter eine Compliance erreichen. Zudem wurde unter Zotepin bislang keine Spätdyskinesie beobachtet.
- Borderline-Patienten beklagen immer wieder ein sich durch die Medikation entwickelndes Fremdegefühl und eine lähmende Abgeschlagenheit. Die herkömmlichen Neuroleptika führen deshalb zu entsprechenden Diskussionen mit dem Patienten und somit zu einer Verschiebung des Gesprächsthemas auf letztlich therapeutisch nicht relevante externale Faktoren oder gar zu einer Symptomverstärkung oder einem Abbruch der Behandlung.
- Zotepin sediert in niedriger Dosierung zumeist weniger als andere Neuroleptika, deshalb sind die Patienten trotz einer Medikation weiterhin zur Teilnahme an anderen Therapien einschließlich einer Psychotherapie in der Lage, während dieses unter konventionellen Neuroleptika häufig nicht mehr gegeben ist.
- Unter Zotepin trat relativ häufig eine teilweise beträchtliche Erhöhung des Körpergewichts auf. Bei Borderline-Patienten führt dies oft zu einem nicht eben unverständlichen Abbruch der medikamentösen Behandlung, da diese Patienten weit mehr als Psychotiker auf ihr Äußeres achten und ihrer äußeren Erscheinung nicht selten eine sogar überhöhte – um nicht zu sagen pathologische – Aufmerksamkeit schenken.
- Wenn eine pharmakologische Wirkung durch atypische Neuroleptika erreicht wird, so geschieht dies in erster Linie über eine Reduktion der Angst. Wenn pharmakologisch die Angst nicht beeinflußt werden kann, so ist mit einem positiven Behandlungserfolg durch Psychopharmaka auch hinsichtlich der anderen Symptome nicht zu rechnen.

3.4 Erfolge und Rückfälle

Pro Jahr werden auf der offen geführten Station 19 B (21 Betten) des Allgemeinen Krankenhauses Ochsenzoll in Hamburg, die ein spezielles

Konzept für die Borderline-Therapie umgesetzt hat, rund 30-40 Borderline-Patienten (die anderen Patienten haben Psychosen bzw. Neurosen) behandelt, davon je ca. 50% kurzfristig zur Krisenintervention (bis 3 Monate) bzw. mittel- und langfristig (3 Monate bis maximal 2 Jahre) zur systematischen Psychotherapie. Die Abbruchrate beträgt rund 20% – hierbei handelt es sich sowohl um Therapieabbrüche durch den Patienten wie um „disziplinarische" Entlassungen ohne eingeplante Wiederaufnahme.

Bei Entlassungen mit bereits eingeplanter Wiederaufnahme handelt es sich sozusagen um therapeutische Entlassungen, die von uns bei Wiederaufnahme inhaltlich als eine Behandlung gerechnet werden. Ein solches Vorgehen wird in der Regel mit dem Patienten bereits bei der Entlassung besprochen, wobei diese zumeist aufgrund wiederholter und eklatanter Regelverstöße notwendig wurde. Dem Patienten wird zu vermitteln versucht, daß zwar eine Entlassung – obwohl bedauerlich – unumgänglich ist, dieses aber nicht eine Ablehnung seiner Person und insbesondere auch kein Zeichen der Sinnlosigkeit seiner Therapie darstellt. Wir haben die Erfahrung gemacht, daß nach derartigen Entlassungen – verbunden mit dem Angebot, mit der Station in Verbindung zu bleiben – die Patienten überwiegend zwar die von uns erwarteten Erfahrungen im Sinne von Rückfällen und Beibehalten des bekannten, pathologischen Verhaltens machen. Aber genau hierdurch gelangen sie zu der Erkenntnis, daß ihre Selbsteinschätzung („natürlich klappt das alles, null Problemo!") falsch war. Die neuerlich gemachten Erfahrungen bringen sie bei Wiederaufnahme in die Behandlung ein und beginnen nach kurzer Aufbauphase die nächsten therapeutischen Schritte. Es versteht sich von selbst, daß wir uns bei einer solchen Maßnahme um Ehrlichkeit bemühen und nicht etwa ein „Loswerdenwollen" als therapeutische Entlassung kaschieren. Andernfalls wären die Folgen auch für die anderen Patienten fatal, die nach unserer Erfahrung stets von den Entlassenen genau über unser Vorgehen informiert werden: Kein Patient könnte noch der haltenden Funktion vertrauen.

Als Kasuistiken hier nun zwei Extremfälle: Von Herrn P., den auf der Station zu integrieren uns nicht einmal im Ansatz gelungen ist, sowie Frau T., bei der ein selbst von kühnstem Optimismus getragener Therapeut diesen Erfolg kaum prognostiziert hätte.

Herr P. wirkte nach der Aufnahme wegen eines Suizidversuches – fast 20 Suizidversuche waren anamnestisch bekannt – zwar voller Aggressivität und Wut, erschien uns aber trotzdem therapiemotiviert und -fähig. Auf der Station zeigte er sich als „ewiges Opfer", das sich aggressiv gegen die böse Umwelt wehren müsse. Ausführlich versuchte er seine Schuldzuweisungen immer neu zu belegen, schnell fühlte er sich mißverstanden und erklärte bei jeder Zurückweisung: „Jetzt bekomme ich wieder Suizidversuche". Zwar traten auf unserer Station keine der vorher häufig stattgefundenen Eskalationen einschließlich erneuter Suizidversuche auf. Aber Herr P. hatte auf Station fast alle Mitpatienten so rasch und massiv gegen sich aufgebracht, daß der Versuch scheiterte, ihn in die Psychotherapiegruppe zu integrieren: Die Gruppenmitglieder sprachen sich einhellig und vehement gegen Herrn P. aus. Dieses hatte es bei uns auch im Ansatz so noch nie gegeben. Die Aggressionen ließen sich zwar in der Gruppe deuten, aber nicht im geringsten entaktualisieren, da mehrere Beispiele belegten, daß Herr P. vertrauliche Gespräche mit Mitpatienten gegenüber Dritten berichtet hatte. Zwar wurde Herr P. bei uns in einem Zustand entlassen, der als stabilisiert bezeichnet werden konnte: Er war frustrationstoleranter und auch introspektionsfähiger. Aber schon kurz nach der Entlassung begab er sich exakt in jene Situationen, deren Probleme ihm während der Behandlung noch klar waren und die er um jeden Preis hatte vermeiden wollen. Insbesondere nahm er Kontakt zu seiner früheren Freundin auf, die ihn aus der Wohnung geworfen hatte und gegen die er wenige Monate vor der Entlassung noch einen Prozeß geführt hatte. Prompt mußte er nun zum fünften Mal aufgenommen werden. Auf unsere Station wollte er nicht mehr verlegt werden, vermutlich aus Scham darüber, daß er sich erneut wieder so verhalten hatte, wie er es nie mehr hatte tun wollen. Auf der Aufnahmestation berichtete Herr P. anderen Patienten, wie abscheulich die Patienten unserer Station, die er jedoch weiterhin besuchte, seien, so daß manche

Patienten der Aufnahmestation nun nicht mehr zu uns verlegt werden wollten. Zusammenfassend müssen wir akzeptieren, daß Herr P. wohl während der stationären Behandlung besser durch manche Krisen gekommen ist, aber nur solange er stationär behandelt wurde. Eine darüber hinaus anhaltende Stabilisierung oder Strukturveränderung ist uns in den vielen Monaten der Therapie nicht gelungen. Auch sahen wir – weit stärker als bei den meisten vergleichbaren Patienten – bei jeder Wiederaufnahme ein fast identisches Bild zu der davor liegenden Aufnahme. Es schien jedesmal bei der Aufnahme so, als wäre er nie bei uns in Behandlung gewesen. Die zwischen den Aufenthalten gemachten Erfahrungen hat er nicht in die Therapie einbringen können. Insofern haben wir uns geirrt, als wir Herrn P. als psychotherapiefähig eingeschätzt hatten.

Frau T. kam ebenfalls nach einem Suizidversuch zur Aufnahme. Sie war zuvor nach ausführlicher Testung in einer Universitätsklinik als eine „massiv realitätskontaktgestörte Persönlichkeit, die insofern auch nicht lern- und leistungsfähig und auch nicht psychotherapiefähig ist" eingeschätzt worden. Wir sahen neben psychogenen Anfallsäquivalenten, Depersonalisationsphänomenen, Anorexie, Konversionssymptomen, massivem Agieren und erheblichen selbstverletzenden Handlungen immer wieder auch psychotische Symptome. Selten sahen wir einen Patienten mit so brüchiger Struktur: Frau T. schwankte in kurzer Zeit von einem Extrem in das andere, von hilflos, verstört, überempfindlich und liebesbedürftig abrupt zu wütend, tobend und schreiend. Kränkbarkeit und Wut erschienen grenzenlos. Dazwischen zeigte sie sich völlig adäquat, freundlich, zugewandt sowie gesprächsbereit und -fähig. Zuwendung konnte sie nicht annehmen und sah in allem Maßregelung, Einschränkung und Bedingungssetzung. Im Laufe von Monaten konnte sie jedoch zu ihrer Therapeutin und dem gesamten Team eine tragfähige Beziehung herstellen, nachdem immer und immer wieder von ihr getestet worden war, ob wir auch wirklich eine haltende Funktion ausübten. Nach neun Monaten konnte sie endlich am normalen Stationsleben teilnehmen, versteckte sich nicht mehr in ihrem Zimmer und bewegte sie sich angstfrei außerhalb der Station. Erstmalig, so gab sie an, fühlte sie sich lebendig, ging aufrechten Ganges und konnte Blickkontakt halten. Sie gewann die Hoffnung, doch noch ein relativ zufriedenes Leben führen zu können. Mittlerweile ist Frau T. seit zwei Jahren entlassen. Sie hat ihr Studium – vor der Behandlung hatte sie kaum je einen Universitätsraum betreten, sondern sich alle Unterlagen in die Wohnung bringen lassen – nicht nur wieder aufgenommen, sondern dann mit ihrer Magisterarbeit auch abgeschlossen. Sie hat ihre Angst vor Menschen soweit überwunden, daß sie eine Stelle als Fremdsprachenlehrerin angenommen hat und erfolgreich eine Klasse unterrichtet.

Wir haben Frau T. bei Aufnahme und Entlassung den Gießen-Test (Beckmann, Brähler und Richter 1972) vorgelegt. Der Gießen-Test ist ausdrücklich auch zur Überprüfung von Psychotherapie-Effekten konstruiert. Er besteht aus 40 Fragen (Items), die jeweils auf der Skala „3-2-1-0-1-2-3" beantwortet werden sollen, und die zu sechs Skalen zusammengefaßt sind.

Hier einige Erläuterungen zu den Skalen des Gießen-Test, wobei die erstgenannte Skalenbeschreibung sich auf niedrige Werte (z.B. NR), die zweite sich auf hohe Werte bezieht (z.B. PR):

- NR (negativ sozial resonant: unattraktiv, unbeliebt, mißachtet, in der Arbeit kritisiert, nicht durchsetzungsfähig, an schönem Aussehen uninteressiert) vs. PR (positiv sozial resonant: anziehend, beliebt, geachtet, in der Arbeit geschätzt, durchsetzungsfähig, an schönem Aussehen interessiert). Die Skala erfaßt die Einschätzung des Patienten hinsichtlich seiner Wirkung auf die Umgebung.
- DO (dominant: häufig in Auseinandersetzungen verstrickt, eigensinnig, gern dominierend, begabt zum Schauspielern, schwierig in enger Kooperation, ungeduldig) vs. GE (gefügig: selten in Auseinandersetzungen verstrickt, fügsam, sich gern unterordnend, unbegabt zum Schauspielern, unschwierig in enger Kooperation, geduldig). Es werden mithin psychosoziale Abwehrformen, die Gestaltung von Beziehungen und das Ausmaß einer Dominanz erfaßt.

- UK (unterkontrolliert: unbegabt im Umgang mit Geld, unordentlich, bequem, eher pseudologisch, unstetig, fähig zum Ausgelassensein) vs. ZW (überkontrolliert: begabt im Umgang mit Geld, überordentlich, übereifrig, eher wahrheitsfanatisch, stetig, unfähig zum Ausgelassensein). Die Skala bezieht sich auf den intrapsychischen Bereich der Kontrolle, auf die Beziehung zwischen Es und Über-Ich-Organisation.
- HM (hypomanisch: selten bedrückt, wenig zur Selbstreflexion neigend, wenig ängstlich, kaum selbstkritisch, Ärger eher herauslassend, eher unabhängig) vs. DE (depressiv: häufig bedrückt, stark zur Selbstreflexion neigend, sehr ängstlich, sehr selbstkritisch, Ärger eher hineinfressend, eher abhängig). Die Skala läßt sich mit „Grundstimmung" überschreiben.
- DU (durchlässig: aufgeschlossen, anderen nahe, eher viel preisgebend, Liebesbedürfnisse offen ausdrückend, eher vertrauensselig, intensiv in der Liebe erlebnisfähig) vs. RE (retentiv: verschlossen, anderen fern, eher wenig preisgebend, Liebesbedürfnisse zurückhaltend, eher mißtrauisch, in der Liebe wenig erlebnisfähig). Die Skala gibt Aufschluß über die Qualitäten des Kontakterlebens und Kontaktverhaltens.
- PO (sozial potent: gesellig, im heterosexuellen Kontakt unbefangen, sehr hingabefähig, deutlich konkurrierend, fähig zur Dauerbindung, phantasiereich) vs. IP (sozial impotent: ungesellig, im heterosexuellen Kontakt befangen, wenig hingabefähig, kaum konkurrierend, kaum fähig zu Dauerbindung, phantasiearm). Es wird das Bild der Persönlichkeit hinsichtlich der reiferen Entwicklungsstufe (ödipalgenital) gezeichnet.

Insgesamt ist es – auf den Gießen-Test bezogen – das Ziel einer Psychotherapie, gerade bezüglich jener Skalen, auf denen der Patient zunächst Extremwerte erlangt, eine Tendenz zur Mitte zu erreichen. Die sog. T-Werte reichen von 0 bis 90, der mittlere Wert beträgt 50, der Bereich zwischen 40 und 60 kann als der Bereich der psychopathologischen Unauffälligkeit angesehen werden.

Tab. 9 T-Werte im Gießen-Test von Frau T.

	Aufnahme 1992	Entlassung 1993
NR vs. PR	46	52
DO vs. GE	38	46
UK vs. ZW	66	56
HM vs. DE	78	72
DU vs. RE	74	60
PO vs. IP	68	58

Die T-Werte bei Frau T. sind der Tabelle 9 zu entnehmen. Zur Verdeutlichung der Veränderungen werden die T-Werte auch in Form eines Diagrammes (Abb. 22) dargestellt.

In dem Fall von Frau T. sah das klinische Bild zunächst noch weit dramatischer aus, als es der Gießen-Test widerspiegelt (s. Abb. 22). Während klinisch von einem Desaster gesprochen werden mußte, ließen sich im Gießen-Test auffällige Werte „nur" finden auf fünf der sechs Skalen, nämlich DO/GE (gefügig), UK/ZW (überkontrolliert im Sinne eines Versuches der Kompensation des inneren Chaos), HM/DE (depressiv), DU/RE (retentiv, verschlossen) und PO/IP (ungesellig, kaum fähig zu einer Dauerbindung). Bei Entlassung hingegen ließen sich im Gießen-Test nur noch erhöhte Werte finden auf der Skala HM/DE, wobei dieses nicht nur auf eine erhöhte Depressivität, sondern ebensogut auf eine starke Neigung zur Selbstreflexion hindeuten kann – klinisch jedenfalls ließen sich die früheren Phasen tiefer Depressivität nicht mehr nachvollziehen.

Wichtig ist es aber auch für ein Team, das mit Borderline-Patienten arbeitet, nicht nur „große" Erfolge zu erwarten, sondern kleine Schritte in die richtige Richtung ebenfalls als eine positive Entwicklung wertschätzen zu können. Sähen wir nur eine weitgehende Stabilisierung als „gut" an und gäben wir uns mit einem „ausreichend" oder „befriedigend" nicht auch immer wieder zufrieden, unterschieden wir uns in diesem Punkt wenig von unseren Patienten, für die meistens ein „sehr gut" gerade ausreichend ist und die bei sich kleine Schritte meistens nicht wahrnehmen können und deshalb chronisch unzufrieden sind.

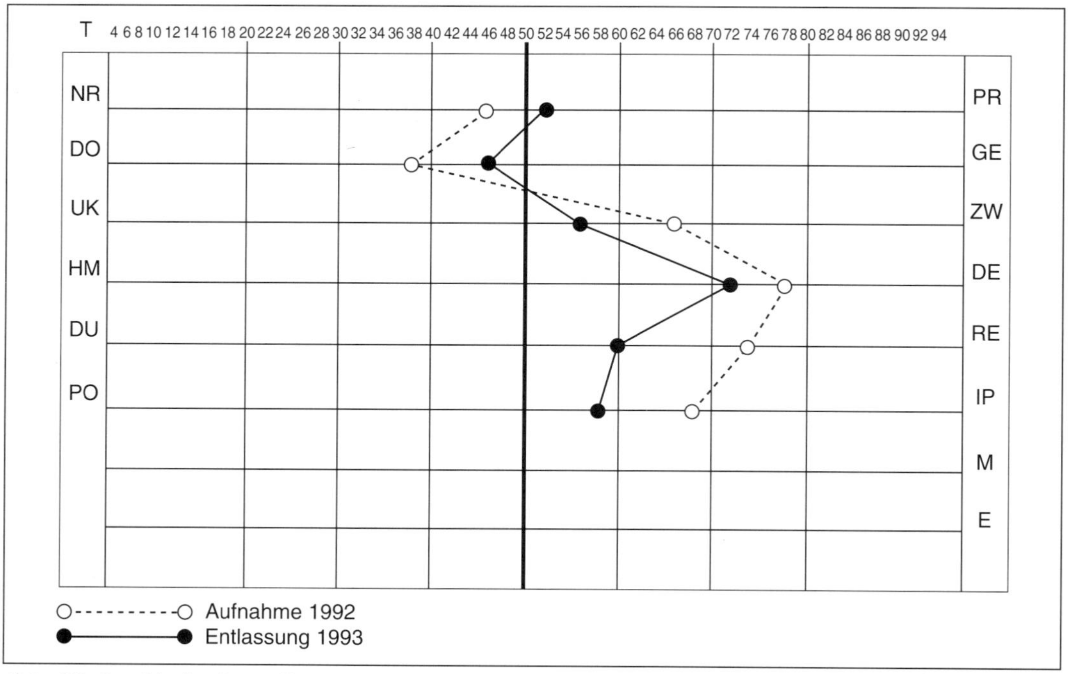

Abb. 22 Graphische Darstellung der T-Werte im Gießen-Test von Frau T. (Gießen-Test von Beckmann, Brähler, Richter 1972; © Huber Verlag Bern, Stuttgart, Toronto)

Bei der Aufnahme auf unserer Station zeigte Frau U. – bei ihr bestand eine Borderline-Störung auf psychosomatischem Niveau (mit Zeichen sowohl einer Anorexia nervosa als auch einer Bulimie) – auffällig hohe bzw. niedrige Werte auf vielen Skalen der vorgelegten Persönlichkeitstests. Bei der Entlassung war auf diesen Skalen eine deutliche Tendenz zur Stabilisierung festzustellen, so z.B. auf den Skalen „Nervosität", „Depressivität", „Gelassenheit" und „Gehemmtheit" des „Freiburger Persönlichkeitsinventars FPI" (Fahrenberg, Hampel und Selg 1970, 1984) und den Skalen „Ohnmächtiges Selbst", „Derealisation/Depersonalisation", „Objektabwertung", „Basales Hoffnungspotential" und „Hypochondrische Angstbindung" des „Narzißmus-Inventars" (Deneke und Hilgenstock 1989). Nur: Die Werte auf der FPI-Skala hinsichtlich einer allgemeinen emotionalen Labilität (FPI N) zeigten im Vergleich zum Zeitpunkt der Aufnahme nun einen deutlich höheren Standardwert (s. Abb. 24). Vordergründig hätte man also eine Verschlechterung vermuten können. Bei inhaltlicher Analyse der Testergebnisse jedoch (s. auch Kap. 2.5) zeigt sich genau in dieser Entwicklung eine Stabilisierung: Zuvor hatte Frau U. ihre diffuse Angst, ihre emotionale Labilität über eine Vielzahl von anderen Symptomen abwehren und maskieren müssen, um dieser Angst nicht schutzlos ausgesetzt zu sein. Nun aber konnte sie die emotionale Labilität auch vor sich selbst „zulassen". Die eigentliche Kernsymptomatik wurde also erstmalig von ihr wahrgenommen und nicht mehr mittels anderer Symptome (Eßstörung, Drogenkonsum) kaschiert. Frau U. selbst gab an, wir könnten ihr einfach nicht helfen, es gehe ihr immer schlechter.

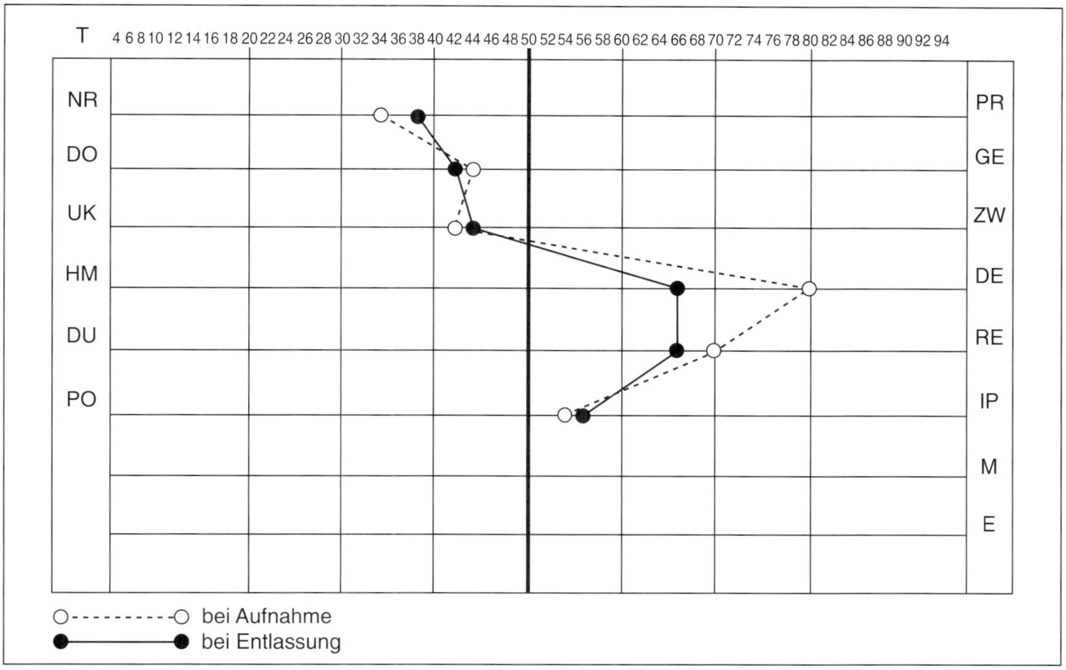

Abb. 23 Graphische Darstellung der T-Werte im Gießen-Test von Frau U. (Gießen-Test von Beckmann, Brähler, Richter 1972; © Huber Verlag Bern, Stuttgart, Toronto)

Im weiteren sind die T-Werte im Gießen-Test von Frau U. tabellarisch (Tab. 10) und graphisch (Abb. 23) dargestellt.

Das „Freiburger Persönlichkeitsinventar FPI" besteht in der verwendeten Form A1 aus 114 Items, die mit „stimmt" oder „stimmt nicht" zu beantworten sind und zu zwölf Skalen zusammengefaßt sind. Im folgenden werden allerdings nur sehr grobe Charakteristika der einzelnen Skalen dargestellt, es findet sich bei jeder Skala jeweils die Beschreibung der inhaltlichen Bedeutung hoher vor jener niedriger Werte.

FPI 1: Nervosität: psychosomatisch gestört, kränkelnd, unausgeglichen, nervös, gefühlsbetont vs. psychosomatisch nicht gestört

FPI 2: Spontane Aggressivität: emotional unreif, unverträglich, impulsiv, spontan vs. nicht aggressiv, beherrscht

FPI 3: Depressivität: mißgestimmt, selbstunsicher, scheu vs. zufrieden, selbstsicher

FPI 4: Erregbarkeit: reizbar, leicht frustriert, intolerant, kleinlich, unausgeglichen, nervös vs. ruhig, stumpf

FPI 5: Geselligkeit: lebhaft, kontaktfreudig, rege, schnell, aufgeschlossen, aktiv, sicher, umstellungsfähig vs. ungesellig, zurückhaltend

FPI 6: Gelassenheit: selbstvertrauend, gut gelaunt, sicher vs. irritierbar, zögernd

FPI 7: Reaktive Aggressivität/Dominanzstreben: sich durchsetzend, intolerant, kleinlich, einseitig vs. nachgiebig, gemäßigt

FPI 8: Gehemmtheit: gespannt, bedächtig, langsam, still, ruhig, fügsam, unsicher, scheu, passiv vs. ungezwungen, kontaktfähig

FPI 9: Offenheit: selbstkritisch vs. verschlossen, unkritisch

FPI E: Extraversion: lebhaft, gesellig, kontakt-

Tab. 10 T-Werte im Gießen-Test von Frau U.

	bei Aufnahme	bei Entlassung
NR vs. PR	34	38
DO vs. GE	44	42
UK vs. ZW	42	44
HM vs. DE	80	66
DU vs. RE	70	66
PO vs. IP	54	56

freudig, ansprechbar, heiter, energisch, aktiv vs. introvertiert

FPI N: Emotionale Labilität: unsicher, scheu, kränkelnd, unselbständig, unausgeglichen, nervös, furchtsam, ängstlich vs. emotional stabil

FPI M: Maskulinität: typisch männliche Selbstschilderung, oberflächlich, robust, flüchtig, dominierend, herrschsüchtig, unverträglich, mutig vs. typisch weibliche Selbstschilderung.

Der Normbereich der sogenannten Standardwerte, der unter Berücksichtigung von Alter und Geschlecht errechnet wird, liegt bei jeder Skala zwischen 4 und 6. Besonders niedrige Werte in einer Skala stellen also nicht das „Optimum" dar, sondern sind nicht minder auffällig als besonders hohe Werte.

Die FPI-Werte von Aufnahme- und Entlassungszeitpunkt bei Frau U. sind in Abbildung 24 graphisch dargestellt.

Problematisch sind – wie in der vorstehenden Fallvignette angedeutet und mit Hilfe der Testergebnisse veranschaulicht – für die Beurteilung des Verlaufes und somit des Einflusses der Therapie die typischerweise stattfindenden Symptomwechsel. Diese finden sich bei Borderline-Patienten ohne jede Therapie, aber auch während jeder Behandlung.

Üblicherweise gilt die Regel, daß ein Entstehen neuer Symptome im Rahmen einer Psychotherapie zu ernsthafter Prüfung Anlaß geben sollte, ob die Therapie nicht möglicherweise einen ungünstigen Verlauf nimmt. Zwar sollte eine solche Überlegung auch bei Borderline-Patienten angestellt werden, wenn diese plötzlich neue Symptome entwickeln. Aber: Neue Symptome können ebenso wie eine Symptomverstärkung ebenfalls bedeuten, daß die Therapie durchaus effektiv ist. So kann ein Patient zu Beginn einer Behandlung kaum gravierende Symptome zeigen außer einer ausgesprochenen Zurückgezogenheit; wenn im Laufe der Behandlung Angst, Wut, Suizidalität oder Fremdaggressivität auftreten und der Patient zudem noch selbst angibt, es gehe ihm zusehends schlechter, so ist zu prüfen, warum diese Symptome entstehen.

Der Grund kann sein, daß sich eine therapeutische Beziehung zu festigen beginnt, daß eine Übertragung entstanden ist und daß der Patient sich hiergegen unbewußt wehrt – denn mit jeder intimeren Beziehung ist bei Borderline-Patienten das Gefühl der Angst verknüpft. Über neue Symptome kann er unter Fortbestehen der Therapiemotivation die Angstreduzierung initiieren, aber auch über massives Ausagieren mit dem Ziel, die Beziehung zum Scheitern zu bringen.

Die Art der Symptomatik kann sogar Aufschluß über das Fortschreiten der Therapie geben. Wenn etwa innere Leere, Zurückgezogenheit und Angst „umschlagen" in nach außen gerichtete, z.B. fremdaggressive Handlungen, so kann dieses bedeuten, daß der Patient Kontakt zu seiner Umgebung und zu vermeintlich neuen, jedoch bisher verleugneten Gefühlen aufzunehmen beginnt – so schwer dies auch für die Umgebung auszuhalten, so problematisch auch der Umgang damit ist.

Wenn ein Patient weniger die Zeichen einer Eßstörung zeigt und statt dessen mehr Angst empfindet, wenn er weniger depressiv ist und statt dessen voller Wut, so ist in diesem Symptomwechsel oft ein Fortschritt zu sehen, da der Patient sich so stabilisiert hat, daß er sich unbewußt „traut", nunmehr die eigentlichen und somit „gefährlichen" Gefühle zuzulassen, wodurch in gewissem Sinne vor sich selbst und der Umgebung eine „Demaskierung" unter Aufgabe eines falschen Selbstbildes möglich wird.

Herr Q. wirkte bei der Aufnahme auf unserer Station äußerlich zunächst weitgehend „intakt". Hinter einer Fassade ließ sich eine massive Angst nur vermuten, jedoch kaum spüren. Im Laufe der Behandlung bröckelte die Fassade Stück um Stück, und die zuvor verborgene, auch sorgfältig verborgen gehaltene diffuse Angst und innere Leere kamen zum Vorschein. Während Herr Q. zunächst als lediglich latent suizidal eingeschätzt wurde und er ohne große affektive Beteiligung selbst angab, nicht mehr leben zu wollen und zu können, begann mit dem Bröckeln der Fassade eine Phase der akuten Suizidalität. Währenddessen verlegten wir Herrn Q. nicht auf die geschlossene Station, sondern bemühten uns um ein Höchstmaß an haltender Funktion. Herr Q. gab gegen Ende dieser Behandlungsetappe an, zwar suizidal zu sein, aber zu seiner eigenen Überraschung leben und käm-

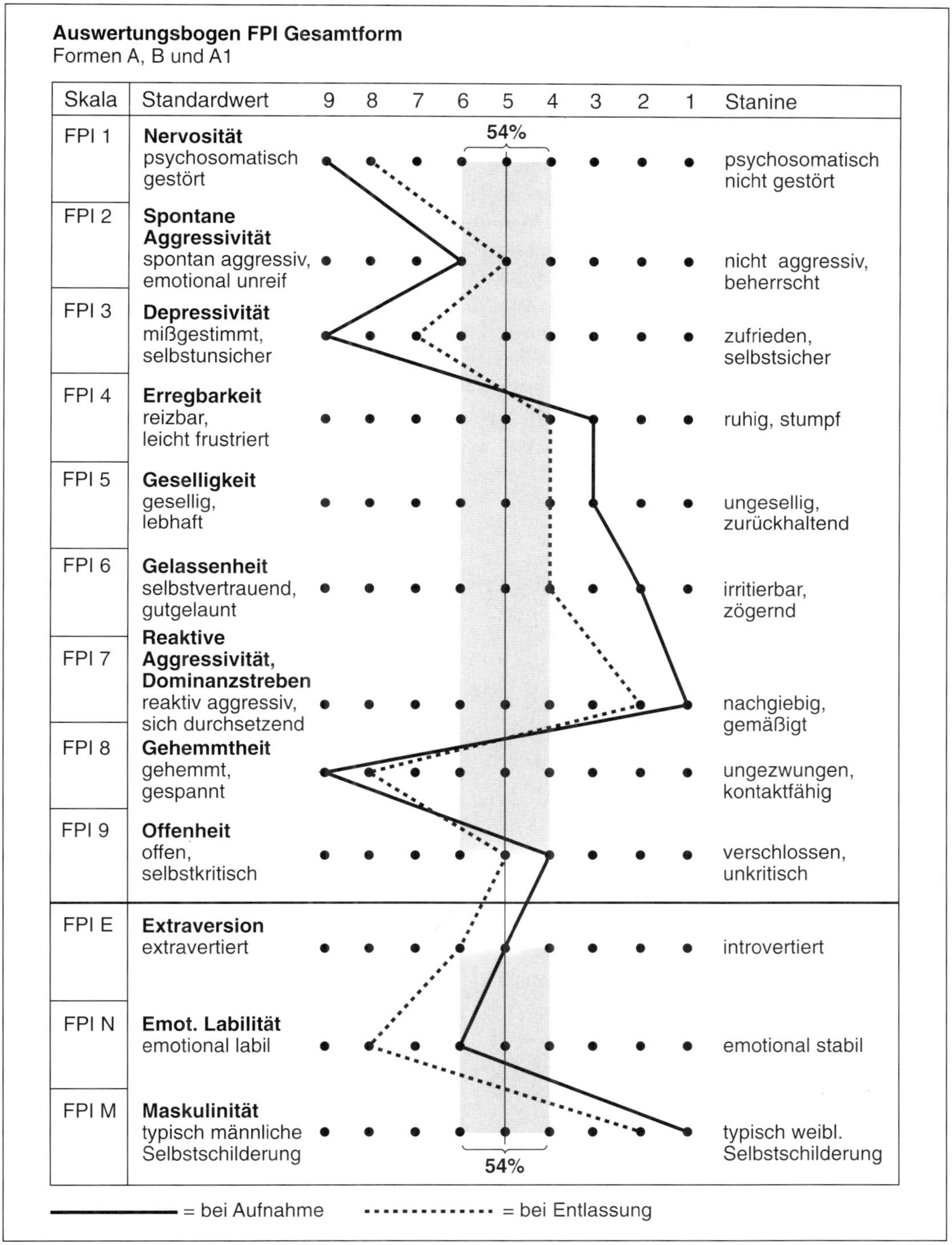

Abb. 24 FPI-Werte von Frau U. (FPI-Test von Fahrenberg, Hampel, Selg 1970, 1984; © Hogrefe Verlag Göttingen, Bern, Toronto, Seattle)

> pfen zu wollen – diesen Fortschritt mußten wir allerdings immer und immer wieder ihm (wie uns) verdeutlichen. Herr Q. selbst konnte seine eigenen Fortschritte noch nicht bewußt realisieren und mußte sie laufend vor Augen geführt bekommen, um seine Motivation nicht zu verlieren. Nach rund einem Vierteljahr entwickelte Herr Q., der durchgehend intensiv mitarbeitete, eine zunehmende Stabilität. Die plötzlich und für ihn unerklärlicherweise auftretenden Zeiten unglaublicher und kaum zu ertragender Angst wurden immer kürzer. Schließlich konnten wir, aber vor allem auch Herr Q. selbst spüren und erleben, wie Symptom nach Symptom an Vehemenz verlor. Herr Q. gab an, endlich wirklich leben zu wollen. Die Suizidalität war – auch in latenter Form – verschwunden.

Eine besonders kritische Situation bringt die (reguläre) Entlassung des Patienten mit sich. Hier ist weniger an die selbstverständlichen Phasen des Abschieds gedacht, die bei dem einen mehr, bei dem anderen weniger zu Depression oder im günstigen Fall Trauer, Wut oder dem Agieren von Aggressionen führen. Mit diesen Problemen ist zumeist recht gut umzugehen, sie sind weit weniger brisant als die Anfangsphasen einer Therapie, müssen aber doch sorgfältig bearbeitet werden.

Das für uns größte, weil fast nicht beeinflußbare und damit hilflos machende Problem im Zusammenhang mit einer Entlassung ist anderer Natur: Wir mußten immer wieder die Erfahrung machen, daß nach der Entlassung eine weitere und konsequente Therapie nicht erfolgt ist. Infolgedessen gerieten die Patienten in eine Situation, die – wenngleich oft nicht in voller Ausprägung wie vor der Erstaufnahme – zu einer so gravierenden Verschlechterung führte, daß eine Wiederaufnahme unumgänglich wurde. Zwar machten wir nach der Wiederaufnahme die Erfahrung, daß eine Stabilisierung, ein Zustand der Fähigkeit zu ambulanter Therapie in der Regel in einer nun deutlich kürzeren Zeitspanne zu erreichen war. Trotzdem bleibt es unbefriedigend, selbst Patienten mit klinisch wie testpsychologisch nachgewiesenermaßen erheblichen Fortschritten während der stationären Therapie später in wieder verschlechtertem Zustand erneut behandeln zu müssen – teilweise mehrfach.

Gründe hierfür gibt es viele, von denen einige nicht in direktem Zusammenhang mit einer ambulanten Behandlung standen. Diese sollen hier nicht dargestellt werden; sie liegen zumeist in den Beziehungsmustern und -möglichkeiten innerhalb einer desolaten Situation des sozialen Umfeldes des Patienten.

Wichtig erscheint hier jedoch, daß häufig das Fehlen einer ausreichenden ambulanten Therapiemöglichkeit als wesentlicher Grund für die erneute Destabilisierung anzunehmen war:

- Es gestaltet sich generell ausgesprochen schwierig, einen Psychotherapeuten zu finden, der genügend praktische Kenntnisse von Borderline-Störungen hat. Wiederholt haben wir erlebt, daß ein niedergelassener Therapeut zunächst mit der Behandlung begann, dann aber beim Auftreten problematischer Übertragungs-/Gegenübertragungssituationen eine – durchaus nachvollziehbare – Überforderung oder auch unzumutbar erscheinende Belastung empfand und den Patienten an einen Kollegen zu verweisen suchte oder nach den ersten 80 Stunden keinen weiteren Antrag bei der Krankenkasse stellte, um so die Therapie „zu beenden“. Gelegentlich wurde dem Patienten vom Therapeuten direkt gesagt, eine Therapie habe keinen Sinn, da der Patient offensichtlich nicht mitarbeiten wolle – ohne daß dieses dann bearbeitet wurde. Manchmal hatten wir den Eindruck, daß das Nicht-Wollen des Patienten weniger mit dem Patienten als dem Therapeuten zu tun hatte, manchmal sogar vom Patienten als seinen konkret geäußerten Wünschen völlig entgegengesetzt bezeichnet wurde.
- Niedergelassene Psychotherapeuten mit Erfahrung in der Borderline-Behandlung nehmen nur eine geringe Anzahl von Borderline-Patienten auf, was durchaus verständlich ist.
- In dem manchmal von uns angestrebten teilstationären Setting (Tagesklinik) erfolgte nur selten eine ausreichende Annahme des dortigen Konzeptes durch den Patienten. Diese Konzepte sind primär auf psychotische Patienten ausgerichtet, gegen die sich ein Borderline-Patient erfahrungsgemäß abgrenzt, und beinhalten einen zu geringen Anteil an systematischer Psychotherapie – nötig wären etwa

je zwei Sitzungen pro Woche in Einzel- und Gruppenpsychotherapie. Häufiger wird auch von Kollegen, die überwiegend Psychotiker behandeln, die Schwere der Borderline-Störung unterschätzt. Dies führt beim Patienten leicht zu dem ihm ohnehin bekannten Gefühl, grundsätzlich und speziell bezüglich seines Leides nicht gesehen zu werden. Einer derartigen Wahrnehmung folgt aufgrund der extrem geringen Frustrationstoleranz der Borderline-Patienten der Therapieabbruch auf dem Fuße.

- Selbst in dem Fall, daß ein Therapeut bereit ist, die Psychotherapie ambulant durchzuführen, entstehen immer wieder Probleme bei der Übernahme der Kosten durch die Krankenkassen – teilweise sogar mit der etatfreundlichen, aber aus psychiatrisch-psychotherapeutischer Sicht fernab der Realität liegenden Begründung, eine Borderline-Störung sei nicht zu behandeln.
- Die Wartezeiten bis zum Beginn einer ambulanten Therapie sind beinahe regelhaft ausgesprochen lang und werden von den meisten Patienten ohne erneute Dekompensation nicht durchgestanden. Wir dürfen aber einen Patienten als Behandlungsfall laut Medizinischem Dienst der Krankenkassen nicht nur deshalb in unserer stationärer Behandlung belassen, weil ein ambulanter Platz noch nicht zur Verfügung steht. In diesem Fall wäre der Patient – so abstrus dies klingt – als Pflegefall einzustufen, was seine Therapiemotivation minimieren muß.

Insgesamt erscheint es also überfällig, spezielle Einheiten für die Behandlung von Borderline-Patienten zu schaffen, innerhalb derer ein problemloser Übergang von (unter Umständen zunächst auch geschlossener) stationärer Behandlung zur Tagesklinik mit speziellem Konzept und von dort in die ambulante Therapie (entweder in die Gesamteinheit im Rahmen einer Ambulanz eingebunden oder bei niedergelassenen Kollegen) möglich ist.

Auf die Notwendigkeit der Anpassung der Intensität einer Borderline-Behandlung an den aktuellen Zustand des Patienten weisen auch Kernberg (1988, 1991) sowie Bassler und Hoffmann (1993) hin. Sie plädieren bei Patienten mit extrem selbstdestruktiver Symptomatik sowie jenen mit einem hohen Maß an desorganisiertem Funktionieren für eine langfristige, stationäre Behandlung. Vor Beginn einer ambulanten Psychotherapie sollte nämlich, so Kernberg (1988, 1991), eine Veränderung der intrapsychischen Struktur erreicht worden sein und insbesondere eine Modifizierung jener Persönlichkeitsmerkmale, die den Patienten an Aufnahme und Aufrechterhaltung einer ambulanten Psychotherapie hinderten; dies sei nicht zuletzt auch durch die therapeutischen Effekte bei Nutzung von Gruppenprozessen möglich, aber zusätzlich trage die in stationärem Rahmen zu leistende Prüfung der Lebensrealität und Entscheidungsprozesse durch die Patienten zur Wirksamkeit der Behandlung bei.

Als Übergang von langfristiger stationärer zu ambulanter Behandlung sei, so ebenfalls Kernberg (1988, 1991), die Absolvierung tagesklinischer Programme sinnvoll, die schwerpunktmäßig auf die Übergangsbedürfnisse des Patienten ausgerichtet sein sollten. Die stationäre wie auch tagesklinische Behandlung sollte im Idealfall durch dieselben Therapeuten durchgeführt werden, da gerade Beziehungsabbrüche in dieser Phase der Therapie fast regelhaft zu einer erneuten Krise führen. Hoffmann (1982) betont ebenfalls, daß die Weiterbehandlung des Patienten nach der Entlassung aus der stationären Behandlung durch denselben Therapeuten die optimale Lösung sei.

Dies betrifft natürlich auch den Übergang von tagesklinischer zu ambulanter Therapie, doch die Realitäten lassen eine Fortführung der stationären/teilstationären Therapie auf ambulanter Basis durch denselben Psychotherapeuten wohl kaum zu. Ein formales Problem stellt die strikte Trennung von ambulanter und (teil-)stationärer Versorgung und somit die Struktur unseres Gesundheitswesens dar.

Ein weiteres Hindernis besteht darin, daß die Psychotherapeuten innerhalb eines relativ kurzen Zeitraumes kaum mehr Zeit für die stationäre Behandlung hätten, wollten sie die entlassenen Patienten ambulant weiterbehandeln. Ein Kollaps des Systems wäre innerhalb von ein bis zwei Jahren die unvermeidbare Folge. Insofern erscheint lediglich die gemeinsame Konzeptionierung und Durchführung von stationärer und teilstationärer Behandlung realisierbar. Auch Kernberg (1988,

1991) warnt davor, daß die durchgehende Behandlung eines Patienten in stationärem, teilstationärem und ambulantem Setting durch dieselben Therapeuten nicht nur zu einer Erschöpfung des Teams, sondern auch zu einer ineffizienten Nutzung der Behandlungsmittel führe.

Selbst wenn beim Übergang von dem einen zum nächsten Setting die Weiterbehandlung durch denselben Therapeuten möglich wäre, so sollte doch stets im Einzelfall geprüft werden, ob dieses ebenfalls inhaltlich angezeigt ist. Wie stets bei der Behandlung von Borderline-Patienten gereicht auch hier eine starre Regel unter Umständen zum Schaden von Patienten.

Wenn beispielsweise die erste Stabilisierung einer von einer männlichen Person, etwa dem Vater, mißbrauchten Patientin in stationärem Rahmen erfolgen soll, hat es sich häufig, aber eben nicht immer als zweckmäßig erwiesen, die Psychotherapie zunächst von einer weiblichen Mitarbeiterin durchführen zu lassen. Es ist „von Frau zu Frau" bei der Mehrzahl dieser Patientinnen leichter, eine therapeutische Beziehung aufzunehmen, da diese ja nicht unerhebliche innere Abhängigkeiten mit sich bringt.

Nun soll nicht der Eindruck erweckt werden, daß das Berücksichtigen des Geschlechts von Patient und Therapeut bereits einen Erfolg der Beziehung garantieren könnte – es handelt sich lediglich um eine gewisse Erleichterung für einen schwer gestörten Borderline-Patienten bei dem meist recht problematischen Einstieg in eine systematische Psychotherapie.

Wichtiger als die Abstimmung des Geschlechts des Therapeuten auf den Patienten sind zweifellos die fachliche und persönliche Eignung. Wir haben es häufig erlebt, daß eine mißbrauchte Frau sofort eine intensive therapeutische Beziehung zu einem Mann aufnehmen konnte, was nicht zuletzt von dem Therapeuten und dessen Fähigkeit der Vermittlung des Respektierens von Grenzen abhängt. Und es kann sogar vorkommen, daß ein von einem Mann mißhandelter Patient günstigerweise zunächst von einem männlichen Therapeuten behandelt wird, da gegenüber Frauen erhebliche Probleme in der Kontaktaufnahme bestehen, z.B. aufgrund früher Erfahrungen einer emotial-psychischen Abwesenheit bzw. Unerreichbarkeit der Mutter. Wie stets ist also jeweils der Einzelfall zu betrachten, Pauschalrezepte lassen sich nicht vorgeben.

Es sollte nach Möglichkeit also vor der unmittelbaren Bearbeitung des Traumas eine Verringerung der Ich-Schwäche durch die haltende Funktion erfolgen, da das Thematisieren der Mißbrauchserfahrung durch vorzeitiges Ansprechen eine unter Umständen nicht mehr unter offenen stationären Bedingungen zu beherrschende Suizidalität mitbrächte. Die Folge wäre im schlimmsten Fall ein Suizid, zumeist aber „nur" eine Verlegung auf eine geschlossene Station und damit – jedenfalls in den meisten Kliniken – ein Beziehungsabbruch und also eine Wiederholung des Traumas, nicht gehalten und immer wieder abgeschoben zu werden.

Der auf die erste Stabilisierung und Strukturierung folgende Schritt geschieht erst nach entsprechender relativer Ich-Stärkung. Und dieser Schritt kann durch die Therapie bei einem z.B. nun männlichen Therapeuten gefördert werden, wenn gleichzeitig eine weibliche Bezugsperson verfügbar ist. Somit sind nun – auf getrennte Personen verteilt – sowohl eine Vater- als auch eine Mutterübertragung möglich. Dies ist der Weg hin zu einer triadischen Beziehung und also zu einer weiteren Reifung der Patientin mit der Chance, nun die Erfahrung zu machen, daß Männer nicht automatisch übergriffig sind. Selbst bei dem Aufkommen des subjektiven Gefühls einer solchen Grenzverletzung stünde eine weiterhin haltende weibliche Person (Co-Therapeutin oder Krankenschwester) der nun zunehmend geängstigten Patientin zur Seite. Es versteht sich von selbst, daß eine intensive und ständige Abstimmung zwischen allen beteiligten therapeutischen Mitarbeitern unbedingt notwendig ist, da sie nicht minder intensiven und ständigen Spaltungsversuchen des Patienten ausgesetzt sind.

Dieses Konzept ist gleichermaßen sinnvoll anzuwenden bei der Behandlung von Personen mit anderen traumatisierenden Erfahrungen – etwa dem von einer Frau mißbrauchten Patienten, dem von einem Mann mißhandelten Mann oder der von einer Frau mißhandelten Frau.

Eine Kombination von stationärer und teilstationärer Behandlung brächte aber noch weitere und ganz pragmatische Vorzüge mit sich – jenseits eines durchgehenden Konzeptes: Bei dem Übergang in die Tagesklinik hätte selbst im Falle eines dadurch notwendigen Therapeutenwechsels der nunmehr behandelnde Arzt oder Psychologe von vornherein weitgehende Kenntnisse der Anamnese, Reaktionsweisen und Abwehrmechanismen der Patientin oder des Patienten. Dies ermöglichte – insbesondere, wenn dem Patienten der „neue" Therapeut bereits mehr oder weniger gut bekannt ist – eine Verkürzung der „Anwärmphase" und also eine Verringerung der Zeitspanne der teilstationären Behandlung.

Neben dem vom Patienten empfundenen größeren Schutz seiner selbst trüge eine teilstationäre Behandlung auch zu einer größeren Sicherheit des Therapeuten bei, eine Sicherheit, die dieser in einer freien Praxis nicht erreichen könnte. Deshalb lassen sich im tagesklinischen Setting therapeutische Schritte durchführen, die ambulant erst nach erheblich längerer Zeit denkbar würden. Dies betrifft die Möglichkeit einer umfassenden Reaktion auf Eskalationen, die nicht immer vermeidbar sind und bei Borderline-Patienten jedenfalls theoretisch stets zu gewärtigen sind. So kann kurzfristig eine Krisenintervention durch das bereits bekannte Team bei stationärer Aufnahme für unter Umständen auch nur eine Nacht erfolgen. Der Patient bliebe in der gewohnten therapeutischen Umgebung, der Therapeut der Tagesklinik könnte die Behandlung auch während einer kurzen stationären Aufnahme weiterführen. Der in derartigen Fällen zumeist erfolgende und den Kontakt vom Patienten zum Therapeuten belastende Beziehungsabbruch bliebe aus, von einer Unterbrechung der Therapie wäre auch im Falle einer stationären Krisenintervention nicht mehr die Rede.

Insgesamt wären durch die konzeptionelle und personelle Kontinuität bezüglich der Therapie auch Patienten zu behandeln, die bisher als nicht behandelbar eingeschätzt werden.

Zu erwarten wäre eine Reduzierung jenes Drehtüreffekts (der heutzutage eigentlich schon manchmal mehr ein Propellereffekt ist), der gerade bei Borderline-Patienten als störungsverstärkend anzusehen ist. So wären diese Patienten nicht mehr so stark den ständigen Beziehungsabbrüchen durch Entlassungen oder Verlegungen sowie einer primären Reglementierungs- und Verwahratmosphäre ausgesetzt – gerade den schwierigen Patienten widerfährt dies auch heute noch in teilweise unvorstellbarem Ausmaße. Die Folge des oben skizzierten Weges wären in vielen, wenngleich nicht allen Fällen die Verringerung akuter Eigen- wie Fremdgefährdung, des Drogenmißbrauchs und delinquenten Verhaltens sowie der Progression einer sozialen Isolierung.

Selbst die Krankenkassen müßten ein Interesse an der Existenz solcher spezialisierten Einrichtungen haben, um so die Zahl der unter Umständen lebenslang notwendigen kurzen, aber letztlich auch insuffizienten Klinikaufenthalte zu verringern (s. hierzu auch Karterud, Vaglum et al. 1992). Im Längsschnitt wäre eine umfassende Behandlung eines Borderline-Patienten also kostengünstiger als die Finanzierung wiederholter frustraner Krankenhausaufenthalte. Selbst die (auch finanziellen) Schäden durch Delinquenz ließen sich summa summarum durch entsprechende therapeutische Institutionen verringern. Dies, so steht zu befürchten, interessiert zwar weniger die Etatverantwortlichen der Krankenkassen, aber wohl die zahlenden Mitglieder der Solidargemeinschaft und der Gesellschaft insgesamt.

Wenn Staat und Krankenkassen einen Weg der kontinuierlichen Behandlung von schwierigen Borderline-Patienten nicht zu finanzieren bereit sind, so würde durch die strikte Reduzierung angemessener stationärer/teilstationärer Behandlungsmöglichkeiten letztlich die Störung fortgeschrieben werden, würde das störungsbedingte Beziehungsverhalten oder besser: Beziehungsvermeidungsverhalten dieser Patienten sogar gestützt und gefördert werden. So würden Kostenträger zum Verbündeten der Störung, aber nicht des Patienten. Um einen alten Begriff aufzunehmen: Gesellschaftsfeinde würden geradezu gezüchtet. Das würde natürlich niemand billigen wollen, aber kurzfristig scheint eine auf eine bloße Symptomkaschierung ausgerichtete Behandlung wohl billiger zu sein als die Finanzierung der beschriebenen, umfassenden und kausalen Therapien.

3.5 Tagebuch einer stationären Borderline-Therapie

Im folgenden werden Anamnese und Verlauf der Behandlung eines Patienten geschildert. Das gesamte Team primär der Station 19 B des Allgemeinen Krankenhauses Ochsenzoll in Hamburg hat großen Anteil an dem weitgehenden Gelingen der Therapie, dies kann nicht genug betont werden. In diesem Kapitel geht es weniger um die Darstellung der konkreten psychotherapeutischen Interventionen – diese sind nur während einer psychotherapeutischen Weiterbildung zu erlernen und keinesfalls durch bloßes Studium von Kasuistiken, sie würden im übrigen für sich allein ein Buch füllen und hier den Rahmen sprengen. Vielmehr ist beabsichtigt, den Leser durch die Tagebuchform dahingehend zu ermutigen, aus einem schwierigen und lang hingezogenen Verlauf nicht automatisch zu schließen, daß eine Behandlung nicht möglich sei. Dieses Kapitel soll also Behandlern von schwer gestörten Borderline-Patienten Mut machen und sie im Fortführen der Therapie ermuntern, auch wenn sie so manches Mal am Rande eines Behandlungsabbruches stehen: Eine Therapie kann häufig trotz aller Komplikationen solange noch einen Fortschritt des Patienten bringen, wie Interesse an ihm und Engagement für ihn noch vorhanden sind, ohne daß die technische Neutralität verloren gegangen ist.

Ferner soll die Kasuistik in Tagebuchform das mögliche Ausmaß der auf einen Behandler zukommenden Belastung verdeutlichen, wenn er die psychotherapeutische Behandlung eines schwerer gestörten Borderline-Patienten beginnt. Eine Beziehung aufzubauen und diese beim Auftreten von Komplikationen und Enttäuschungen aufzugeben, hieße, sich antitherapeutisch und nicht anders zu verhalten, als es der Patient in seinem Leben immer wieder erleben mußte. Therapie eines Borderline-Patienten bedeutet, ihm mit Empathie, aber auch mit Strukturierung und großer Ausdauer zu jenen neuen Erfahrungen zu verhelfen, die eine Verminderung der Ich-Schwäche und eine Entwicklung der Ich-Funktionen erst ermöglichen.

Zur Vorgeschichte: Herr R. wurde im Februar 1990 erstmals aufgenommen, nachdem er nach einem LSD-Trip paranoide Ängste und akustische Halluzinationen entwickelt hatte. Zunächst erfolgte auf einer anderen Station eine in erster Linie medikamentöse Behandlung, unter der sich diese Symptome rasch zurückbildeten. Vordergründig hatte Herr R. sich in den Stationsablauf eingefügt. Nach der Entlassung stellte sich jedoch heraus, daß er zwei Mitpatienten um knapp 2000 DM bestohlen hatte, so daß er bei der zweiten Aufnahme nicht mehr auf dieselbe Station verlegt werden konnte. So kam er in unser Haus 19, zunächst auf die geschlossene Station im Erdgeschoß. Es folgten eine disziplinarische Entlassung, eine Wiederaufnahme und die erneute disziplinarische Entlassung – zuletzt am 9.10.90 wegen Alkoholkonsums und Diebstahls von Tabletten. Diagnostisch sind nach DSM-III-R, DIB und insbesondere struktureller Analyse alle denkbaren Kriterien einer Borderline-Störung erfüllt.

13.10.90: Die Aufnahme erfolgt, weil Herr R. imperative Stimmen höre, die ihn aufforderten, sich umzubringen. Herr R. zeigt mehrere Schnittwunden am Handgelenk. Er sei in der letzten Zeit bei seiner Freundin gewesen, die aber jetzt in den Urlaub fahren werde, so daß er nicht mehr weiter wisse.

16.02.91: Die vergangenen Monate auf der geschlossenen Station sind gekennzeichnet gewesen von heftigen Machtkämpfen mit wechselseitigen Entwertungen zwischen Herrn R. und der behandelnden Ärztin. Herrn R. wurde wiederholt von der Ärztin mitgeteilt, er könne in Kürze in eine therapeutische Wohngemeinschaft einziehen. Nach der jetzt erfolgten Verlegung auf unsere offene Station 19 B stellt sich heraus, daß eine solche Entscheidung in der WG gar nicht erfolgt war, Herr R. im Gegenteil dort abgelehnt wurde. Die bisher behandelnde Ärztin gibt an, sich zwar wegen des untherapeutischen Umgehens etwas zu schämen, letztlich stehe sie aber zu ihrer Entscheidung, denn Herr R. gehe mit seiner Drogenvergangenheit und seinem delinquenten Verhalten (Diebstähle) verleugnend um. Das Verhalten der Ärztin – wohl ein Versuch, Herrn R. zu besänftigen, auf Abstand zu halten und sich ihrerseits nicht auf eine Therapie einlassen zu müssen – ist zu begründen in einer unreflektierten, aggressiven Gegenübertragung mit der Folge eines rein kustodialen, reglementierenden, strafenden Verhaltens.

20.02.91: Herr R. hatte die vergangenen Tage Fluchtgedanken und Suizidideen. Schließlich findet er nun seinen „alten Kampfgeist“ wieder und gewinnt in den Gesprächen Ansätze einer Zukunftsorientierung. Er sei aber gleichzeitig auch in das Gefühl, „nichts wert zu sein“, zurückgefallen und habe eine „Scheiß-egal-Stimmung“, alles kotze ihn an, er fühle sich im Inneren roh und zerrissen. Er wolle alles anders machen, komme aber aus seinem Trotz nicht heraus. Er fühle sich innerlich einsam, aber wenn jemand auf ihn zukomme, müsse er diesen möglichst schnell verletzen. Denn wenn der Jemand näher an sein Herz komme, könne er es ja verletzen, ihn verlassen. Das gelte es unbedingt zu verhindern. Auf die Versuche seiner Therapeutin, ihn zu verstehen, reagiert Herr R. mit Kränkungen, weil er selbst ja alles längst allein verstanden habe. Dabei wird deutlich, daß er an seinen Ansprüchen an sich selbst wie an andere geradezu erstickt. Die Phase der haltenden Funktion hat begonnen (s. Kap. 3.1.2.4).

07.03.91: Nach einem Eifersuchtsdrama mit seiner Freundin hat Herr R. sich die Nacht auf St. Pauli herumgetrieben. Er ruft seine Therapeutin an und teilt mit, daß er sich nur noch vorstellen könne, daß wir ihn rausschmeißen. Er wird gebeten, doch jedenfalls zu einem klärenden Gespräch auf die Station zu kommen. Gegen Mittag erscheint Herr R. Ihm wird mitgeteilt, daß wir ihn weiterhin behandeln wollen und an eine disziplinarische Entlassung nicht denken. Hierüber ist Herr R. zwar sehr froh, gleichzeitig mobilisiert dieses unerwartete Angenommensein jedoch sein Abwehrverhalten aufgrund seiner Angst vor Nähe. Herr R. bricht das Gespräch ab, kann aber seine Ambivalenz in Worte fassen: „In mir bekriegen sich kleine Kinder, und nach außen spiele ich den coolen Manager.“

13.03.91: In kindlich-rührender Weise sucht Herr R. Kontakt durch „beiläufiges“ Ansprechen und flüchtige Späße. Mit Erstaunen und Verwunderung muß er immer wieder nachsehen, ob seine Therapeutin auch wirklich anwesend, für ihn zu sprechen und erreichbar ist. In den Einzelgesprächen drückt sein Körper Fluchthaltung aus, er spricht sehr schnell, versteckt sich hinter seinen Haaren, erträgt keine Pausen, überspielt Gefühle. Er kann trotzdem seine Angst vor und seine gleichzeitige Sehnsucht nach Nähe gut beschreiben und äußert seinen Wunsch, so etwas wie Ruhe in sich selbst zu finden und nicht immer auf der Hut sein zu müssen.

19.03.91: Nach einer Rempelei in der U-Bahn kam Herr R. gestern erregt auf die Station zurück. Er wollte mit seiner ehemaligen Gruppentherapeutin (einer Psychologin) der vorherigen Station sprechen, wurde dort laut und steigerte sich immer mehr in eine Erregung hinein. Herr R. sollte daraufhin von der Station verwiesen werden, was ihn nur noch mehr aufbrachte. Mit Hilfe von Pflegern anderer Stationen sowie zu Hilfe gerufener Polizei wurde er auf eine geschlossene Aufnahmestation gebracht und brachte sich dort Handgelenksschnitte in suizidaler Absicht bei. Heute, also am nächsten Morgen nach der „U-Bahn-Affäre“, wird er zu uns zurückverlegt und beschreibt, wie seine Erregung und Wut immer weiter angestiegen waren, er schließlich nur noch den Ausweg gesehen hatte, sie gegen sich selbst zu richten. Hierbei habe er seine Wut nicht mehr als solche erkannt. Herr R. vermutet selbst, daß so etwas jederzeit wieder passieren könne, da er sich unsicher fühle und keine Perspektive sehe. In der Chef- und Oberarztvisite kann er sowohl seine Entwicklung der vergangenen Monate gut beschreiben wie die aktuellen Schwierigkeiten, die er auf die Absage der therapeutischen Wohngruppe, die Trennung von seiner Freundin und die urlaubsbedingte Pause der Gruppentherapie zurückführt. Es wird deutlich, daß Herr R. sich danach sehnt, jemanden erreichen zu können, für jemanden wichtig zu sein.

24.03.91: Herrn R. hat einen erneuten Verlust zu verkraften: Die Gestaltungstherapeutin wechselt in eine Tagesklinik. Herr R. erklärt aufgebracht, mit der Nachfolgerin keinesfalls arbeiten zu wollen. In den Einzelgesprächen geht es darum, daß Herr R. seinen Körper ablehnt – alles sei immer nur oberflächlich und funktional, eben sinnlos. Dabei kann Herr R. zunehmend Blickkontakt halten und versteckt sich nicht mehr hinter seinen Haaren. Er kann auch relativ längeres Schweigen ertragen und das Nachspüren von Gefühlen zulassen.

06.04.91: Die Therapeutin von Herrn R. war am 25.03.91 erkrankt, er kam an demselben Abend alkoholisiert auf die Station, tobte, drohte mit Suizid, „schnippelte" und mußte für eine Nacht auf die geschlossene Station verlegt werden. Am folgenden Tag erschien er ruhig und zurückgezogen; abends eskalierte die Situation erneut, woraufhin ihn der diensthabende Oberarzt entließ. Heute ruft Herr R. an und kommt zu einem Gespräch mit seiner Therapeutin. Diese muß ihm entsprechend der Teamstimmung mitteilen, daß er die Kapazitäten der Station massiv überfordert hat und eine Wiederaufnahme derzeit nicht möglich sei – dies sei weder eine grundsätzliche Ablehnung seiner Person noch ein Zeichen seiner Therapieunfähigkeit. Herr R. versucht zunächst so zu tun, als mache ihm die Absage nichts aus. Dann unterbricht er sich selbst und sagt, dies sei alles blödes Theater von ihm. Er wird schweigsam, traurig, ist über sein Verhalten beschämt. Er beschreibt sich teilweise als so sehr außer Kontrolle, daß er hinterher an die Situation während eines Impulsdurchbruchs keine Erinnerung habe.

09.06.91: Herr R. erscheint in der Aufnahme, nachdem er unter immer lauter werdenden Stimmen gelitten habe, die ihn zum Aufschneiden der Adern aufgefordert hätten. Entgegen der Wahrheit gibt er an, ambulant von seiner hiesigen Therapeutin weiterbehandelt worden zu sein.

19.06.91: Das Team unserer Station entscheidet sich um: Herr R. kann zu uns verlegt werden. Herr R. wird zunächst mit seiner Lüge konfrontiert, daß er bei seiner Therapeutin ambulant weiter behandelt worden sei. Er demonstriert zunächst völlige Unschuld, kann dann aber seine Angabe als Wunschdenken benennen. Er sehne sich danach, auf der Station ein Zuhause zu haben und daß seine Therapeutin sich mütterlich um ihn kümmere. Gleichzeitig würde ihm ein solches Kümmern große Angst machen, denn es schaffe eine Form der Abhängigkeit, die er mehr als die Pest fürchte. Ein Kontrakt mit unter anderem folgenden Punkten wird vereinbart: 1. Entlassung bei Gewalttätigkeit. 2. Da seine Impulsdurchbrüche sich ankündigen und Herr R. die Vorzeichen kennt, hat er sich unverzüglich in einer solchen Situation zu melden und um ein Gespräch zu bitten. 3. Er wird sich nicht ohne unsere Zustimmung entlassen lassen.

02.07.91: Die Therapeutin ist planmäßig zehn Tage abwesend gewesen, Herr R. berichtete in dieser Zeit über zunehmende Unruhe, Schlaflosigkeit und akustische Halluzinationen. Eine Eskalation blieb jedoch aus; Herr R. hielt sich trotz der für ihn schwierigen Situation an den Kontrakt.

15.07.91: Herr R. wird zum Patientensprecher gewählt. Zwar traute er sich dieses Amt nicht so recht zu, insbesondere äußerte er Angst, vor anderen sprechen zu müssen. Die Patientenvollversammlungen leitet er dann aber souverän, strukturiert und mit Engagement. Als sich die Patienten wegen einer generellen, aber im Grunde banalen Strukturänderung auf der Station aufregen und auf das Personal zu schimpfen beginnen, entspreche dies, wie er uns sagt, zwar auch seinen Emotionen. Herr R. fühlt sich jedoch aufgefordert, etwas für die Gruppe der Patienten zu tun und besteht in sachlicher Form auf einer außerordentlichen Stationsversammlung. So kanalisiert er seinen Ärger und den der Mitpatienten in demokratische Bahnen. Auf der Versammlung wird eine die Patienten und das Team zufriedenstellende Kompromißlösung gefunden. Herr R. erkennt, daß seine Welt konkreter wird: Er kann handeln und empfindet sich nicht mehr als so ausgeliefert.

02.08.91: Herr R. hat gestern Alkohol getrunken und akzeptiert ohne Probleme, nun eine Woche keinen Urlaub zu bekommen.

30.09.91: In den vergangenen zwei Monaten hat Herr R. hart an sich gearbeitet und sich mit seiner Kindheit und Mutterbeziehung auseinandergesetzt. Seine Mutter hat ihren Besuch auf der Station angekündigt, was bei Herrn R. große Angst ausgelöst hat: Im Gespräch darüber hat er unter Zittern seine Hose zerfetzt und angegeben, er fürchte, seine Mutter könne ihn aus der Klinik holen wollen, woraufhin er wie paralysiert mitgehen würde. Nachdem er geträumt hat, seiner Mutter wütende Vorwürfe gemacht zu haben, sei es ihm deutlich besser gegangen – nun sei es ihm egal, ob sie komme oder nicht. Heute aber tritt eine erneute Eskalation auf mit Werfen von Stühlen und Suiziddrohungen. Herr R. verlangt selbst seine Verlegung auf die geschlossene Station, weil er fürchte, sich ernsthaft etwas anzutun. Er wird dafür gelobt, daß er rechtzeitig Schutz gesucht hat und für eine Woche auf die geschlossene Station verlegt, wo seine bisherigen Therapeuten ihn aufsuchen und weiterhin mit ihm arbeiten.

03.10.91: Die Mutter ruft an, daß sie zwar in Hamburg gewesen sei, sich aber nun wieder zu Hause in D. aufhalte. Vordergründig ist Herr R. entlastet. Ein Schmerz darüber, daß seine Mutter ihn trotz ihrer Zusage nicht besucht hat, ist nicht spürbar.

22.10.91: Herr R. ist wie ausgewechselt. Nachdem er seinen Schmerz und seine Geborgenheitssehnsucht doch noch aussprechen konnte und sogar geweint hat, verhält er sich anhänglich und wirkt weich. Er sucht Körperkontakt. Herr R. will nach D. fahren und seine Mutter zur Rede stellen, hat aber auch Angst vor dieser Konfrontation. Insgesamt ist er in der Lage, alle Gefühle, die er als schwierig auszuhalten empfindet, zuzulassen und darüber zu sprechen. Seine Therapeutin geht in den Urlaub.

26.11.91: Nachdem vor einer Woche die Therapeutin zurückgekehrt ist und nachdem Herr R. sich in eine Frau X. verliebt hat, äußert er zunächst seine allgemeine und dann hinsichtlich Frau X. spezielle Verlustangst. Von einer Feier kehrt er alkoholisiert, pöbelnd und drohend auf die Station zurück und wird disziplinarisch entlassen. Herr R. fällt in sich zusammen, zittert, weint fast, will sich verteidigen. Er sieht aber auch ein, daß bei einer Bedrohung anderer Personen, hier des Pflegepersonals, das „Ende der Fahnenstange" ist. Zunächst beschuldigt er die Therapeutin, an allem schuld zu sein. Dann akzeptiert er die Entlassung und erkennt seine Anteile an seinem Dilemma. Er will nach D. zu seiner Mutter.

06.12.91: Nach der disziplinarischen Entlassung im November hat Herr R. mehrfach angerufen, um seine Wiederaufnahme zu erreichen. In dem heutigen klärenden Gespräch zeigt er Einsicht und entschuldigt sich. Als Voraussetzung für eine Wiederaufnahme werden die notwendigen klaren Grenzen erneut und besonders eindrücklich besprochen. So wird vereinbart, daß in eskalierenden Situationen die Aufforderung „Bitte gehen Sie, das klären wir später" genügen muß, damit Herr R. die eskalierende Situation selbst beendet, um später mit der beteiligten Person und seiner Therapeutin eine Klärung herbeizuführen (Phase der äußeren Strukturierung, s. Kap. 3.1.2.4).

18.12.91: Wiederaufnahme. Herr R. ist tatsächlich bei seiner Mutter gewesen, hat die Zeit der Abwesenheit von der Klinik produktiv genutzt. Auch hat er nur wenig Alkohol getrunken („mit Opa!"). Herr R. nimmt sofort seine alten Therapien wieder auf.

24.12.91: Herr R. bekennt seine schwere Verletzung und seine Enttäuschung darüber, daß ihn seine Therapeutin entlassen hat. Auf der Sachebene könne er das akzeptieren, aber nicht auf der Gefühlsebene: Sie habe kein Mitgefühl gezeigt, seine verletzte Seele bei der Entlassung gar nicht angesprochen. Er wisse nicht, wie er mit dieser Verletzung seines Gefühls und seines Vertrauens fertig werden könne. Wir gehen davon aus, daß es schwierig für Herrn R. ist, neben seiner berechtigten Sehnsucht die Begrenzung realer Beziehungen zu akzeptieren, und wollen schwerpunktmäßig an dieser Stelle weiterarbeiten.

03.01.92: Nachdem der Vater der Therapeutin verstorben ist und Herr R. dies weiß, will er sie durch Vermeidung intensiver und emotionsbeladener Themen in der Einzeltherapie schützen, kann aber auch seine eigene Angst vor dem Nichtmehr-sein ansprechen. Herr R. somatisiert erheblich (Bauch-, Ohren- und Kopfschmerzen, Schlafstörungen). Er plante seit einigen Tagen, ein Zimmer bei einer Mitpatientin anzumieten, war flugs beim Sozialamt sowie beim Makler und hat den Vertrag nun bereits in der Tasche. Von anderen Therapeuten kommen positive Rückmeldungen: Herr R. arbeite sehr selbständig, sei mittlerweile sogar in der Lage, zuzugeben, wenn er etwas nicht könne. Herr R. bringt es zudem fertig, um Hilfe zu bitten, wenn er diese benötigt. In der Sporttherapie ist Herr R. nicht mehr nur in Siegerpose zu erleben, sondern kann auch mal verlieren und Schwächere unterstützen.

11.02.92: Das Sozialamt will für die angemietete Wohnung nicht zahlen, da es sich um keinen regulären Mietvertrag handele. Herr R. ist sehr wechselnder Stimmung, hat allerlei körperliche Beschwerden. Als Grund für seinen Kummer stellt sich das Dilemma mit der Wohnung, die er schon renoviert hat, heraus: Er habe Angst, daß es nicht klappe und er sein hineingestecktes Geld verliere. Er erlebe sich den diversen Ämtern ausgeliefert und komme sich vor wie ein Kind vor strengen, willkürlich verfahrenden Erwachsenen. Er fühle sich gequält von den alten Gefühlen der Ohnmacht und schäme sich seiner Unfähigkeit, seiner Rückschritte, seiner Gereiztheit. Er empfinde sich als wertlos und ungeborgen. Alles sei wieder so wie in seiner Kindheit. Aber er wolle kämpfen und hierbei unsere Hilfe bekommen. Wir sollen, so Herr R., auf ihn stolz sein können.

25.02.92: In den vergangenen Tagen hat Herr R. immer wieder Hilfe im Gespräch gesucht. Er könne nicht verstehen, daß ihn die Wohnungssache so herunterziehe. Das Wohnungsamt hat die Wohnung, in der er endlich ein eigenes Zuhause gefunden zu haben glaubte, für unbewohnbar und den Mietvertrag für nichtig erklärt. Herr R. hat vergangenes Wochenende zweimal „geschnippelt", zunächst nur sehr oberflächlich. Dabei habe er nicht wie früher Entlastung von dem inneren Druck erfahren, sondern sich nur noch schlechter gefühlt, weil er wieder sein altes Verhalten gezeigt hätte. Daraufhin schnitt er so tief, daß eine chirurgische Versorgung der Wunde erfolgen mußte. Seine Therapeutin sagt ihm nun, daß solche Rückschläge nichts an der Beziehung ändern. Herr R.: „Hat denn alles nichts gebracht? Ich möchte ein Teil der Gesellschaft werden, möchte meinen Teil an der Gesellschaft." Ihm wird aufgezeigt, worin jene bereits gemachten Schritte zur Stabilisierung, die er zur Zeit nicht sehen kann, bestehen.

11.04.92: Herr R. hat zwar den heute beendeten Urlaub seiner Therapeutin relativ gut überstanden und nicht einmal „geschnippelt". Allerdings hat er Haschisch geraucht und nun Angst, entlassen zu werden. Er bittet seinerseits um Entlassung, um unserer vermuteten Entscheidung zuvorzukommen. Er habe eine Freundin seiner Mutter getroffen, die in Griechenland lebe: Zu ihr wolle er ziehen, in Griechenland werde alles anders. Herr R. gibt gleichzeitig zu, daß er sich einen geregelten Abschied von der Station und das Einsteigen in das „Normalleben" nicht zutraue. Er habe Angst vor dem Abschiedsschmerz, ist leise, traurig, zeigt viele Gefühle. Wir raten von der Entlassung ab, wenngleich er selbst die Entscheidung treffen müsse. Herr R. bleibt zunächst in stationärer Behandlung und äußert seine Erleichterung darüber, daß wir ihn nicht fallen lassen.

15.04.92: Herr R. ist verspätet und alkoholisiert auf die Station zurückgekehrt und gebärdet sich dem Pflegepersonal gegenüber geradezu patzig. Er agiert seinen Abschied, provoziert seinen Rausschmiß, damit er uns – wie er dann einsieht – die Schuld an seinem Elend geben könne, denn Wut sei leichter zu ertragen als Trauer. Im Gespräch ist Herr R. danach ruhig und einsichtig.

17.04.92: Entlassung auf Wunsch von Herrn R. Dieser leidet unter diesem Abschied.

21.06.92: Herr R. kommt zu einem Aufnahmegespräch mit Ringen unter den Augen und eröffnet das Gespräch mit „Es ist wieder alles schiefgelaufen". Offenbar nimmt er wieder eine Opferrolle ein, was die Therapeutin verärgert – dieses spiegelt sie Herrn R. Weiter zeigt sie ihm auf (Herstellung des Realitätsbezuges), er selbst habe ja eine Menge dazu beigetragen. Dies führt zu dem Eingeständnis des Patienten, er habe die letzte stationäre Behandlung viel zu früh beendet und schäme sich wegen seiner Rückkehr. Andererseits sei er froh, wiedergekommen zu sein, bevor „es" völlig eskaliert sei, bevor er „geschnippelt" habe. Sein Ziel sei jetzt, einen „stabilen Abgang vom Krankenhaus" hinzubekommen und in eine therapeutische Wohngemeinschaft entlassen zu werden – allein schaffe er es ja wohl doch nicht. Aufgrund der bisherigen Erfahrungen werden wie gewohnt konkrete Regeln mit Herrn R. abgesprochen.

27.06.92: Herr R. hatte gestern die Station mit einer „liebeskummerkranken" Patientin verlassen und kam mit ihr alkoholisiert in gereizter Stimmung zurück. Nachdem er von Mitpatienten beschuldigt wurde, immer wieder andere in Schwierigkeiten zu bringen und damit für jedermann sichtbar seine einstige Führungsrolle eingebüßt hat, verdrückte er sich auf die Toilette. Zuvor hat er einem Mitpatienten noch einen Zettel in die Hand gedrückt mit dem Vermerk, daß alles doch keinen Sinn habe. Er wurde dabei entdeckt, wie er einen Pullover an das Fensterkreuz knotete, um sich zu erhängen. Den diensthabenden Arzt begrüßte er mit den Worten, daß „es gerade noch rechtzeitig" sei. Wir deuten das Agieren heute, am Morgen danach, so, daß Herr R., der bei den vergangenen Aufenthalten Wortführer der Patienten war, nun als „Leitenden Patienten" einen anderen Mann erleben muß, der ihn zudem lange kennt und insbesondere seine Schwächen weitgehend durchschaut. Mithin empfindet Herr R. sich den Mitpatienten gegenüber schutzlos ausgeliefert. Auch hat er einige Mitpatienten während früherer Aufenthalte gegen sich aufgebracht, so daß er sich mit einer Außenseiterrolle begnügen muß. Im Einzelgespräch erkennt er, daß alles Geschehene der Situation seiner Kindheit ähnelt, wo die Drogen- und Hippiefreunde seiner Mutter die Hauptrolle gespielt hätten, während er in seinen Bedürfnissen nicht ernstgenommen worden sei.

01.07.92: Nachdem zu bearbeiten war, wie schwierig es für Herrn R. ist, sich abgelehnt zu fühlen und nicht im Mittelpunkt zu stehen, hat er unerlaubt die Station verlassen und angerufen – seine Freundin habe ihn verlassen, er habe Angst, auf der Station „Scheiße zu bauen"; „draußen" sei es besser. Schließlich kam er zurück und gab an, Paracetamol und Alkohol zu sich genommen zu haben, nur um seine Freundin abzuschrecken, damit sie sich nicht das Leben nehme – eigentlich habe diese mit ihm zusammen sterben wollen, er sei gar nicht selbst suizidal gewesen. Heute wird der Vorgang mit ihm diskutiert, Herr R. wird entlassen und gibt zu, sich und uns diesmal keine Chance gegeben zu haben.

16.10.92: Herr R. wird wegen akuter Suizidalität aufgenommen. Nachdem es außerhalb der Klinik zunächst recht gut gegangen sei, seien zuletzt Antriebs- und Interesselosigkeit aufgetreten, er habe sich – zumeist in das Bett – zurückgezogen und in den vergangenen Tagen gar nichts mehr gefühlt. Da unsere Station belegt ist und in absehbarer Zeit kein Bett frei wird, wird Herr R. auf einer anderen Station behandelt. Dort „schnippelt" Herr R. wiederholt, bepöbelt er Personal und zeigt er gegenüber anderen Patienten ein hohes Maß an Verachtung. Am 15.03.1993 läßt er sich entlassen, um in D. an der Beerdigung seines Großvaters teilzunehmen. Eine anschließende erneute Aufnahme wird laut Abschlußbericht für angezeigt gehalten.

22.03.93: Herrn R. erscheint zur Wiederaufnahme und berichtet der aufnehmenden Ärztin als erstes, er habe eine Borderline-Störung mit narzißtischen Zügen. Er sei später als erwartet nach Hamburg zurückgekommen, da nach der Beerdigung seines Großvaters noch finanzielle Angelegenheiten zu regeln gewesen seien. Die Übernahme auf die Station, auf der Herr R. zuletzt behandelt wurde, wird trotz eines anderslautenden Aktenvermerks abgelehnt.

08.04.93: Herr R. wird zu uns verlegt und benennt das Gefühl, wieder auf der Station und bei den Therapeuten zu sein, mit den Worten „Es ist wie nach Hause kommen".

28.05.93: Krisen – so der Tod eines ehemaligen Patienten – meisterte Herr R. bislang außerordentlich gut, ohne seine Gefühle durch Alkohol, Somatisieren oder sonstige Mechanismen überspielen zu müssen. Er spürt schmerzlich, daß er ein anderes Zuhause als die Station nie kennengelernt hat, aber auch, daß wir (bewußt) weniger zeitintensiv mit ihm arbeiten, mehr Struktur erwarten und uns entsprechend weniger auf primär die haltende Funktion verlegen (Phase der inneren Strukturierung, s. Kap. 3.1.2.4).

06.06.93: Nachdem Herr R. gegenüber seiner Therapeutin – es ging um einen Besuch bei den Eltern seiner Freundin – unoffen, ja sogar unehrlich gewesen ist, hatte diese ihm gegenüber deutlich ihren Ärger geäußert. Heute kommt Herr R. auf sie zu und fragt vorsichtig, ob sie noch „sauer" sei. In dem klärenden Gespräch wird deutlich, daß Herr R. schwer damit zu kämpfen hat, sich den Klinikregeln unterzuordnen, und daß er um Autonomie ringt. Deutlich wird die problematische Übergangsphase, „die Station noch zu benötigen und gleichzeitig nicht mehr zu benötigen".

24.07.93: Herr R. berichtet im Einzelgespräch, die Station sei seine Familie, und der Gedanke, uns verlassen zu müssen, bereite ihm Angst. Dieses erinnere ihn an das Sterben seines Großvaters. Erstmals weint Herr R. ganz offen, zerquetscht er keine Träne, versteckt er trotz heftiger Gefühlsregungen sein Gesicht nicht. In der Körpertherapie läßt er sich erstmals anfassen, stößt er andere nicht gleich von sich.

25.08.93: Nachdem sich Herr R. in den vergangenen Wochen geradezu mustergültig verhalten hat, sich so konstruktiv, introspektiv und ohne jede Tendenz zur Spaltung zeigte, wie wir ihn bislang über einen so langen Zeitraum noch nicht erlebt haben, teilte er vergangenen Donnerstag mit, konkrete Suizidpläne zu haben. Zwar ließ er sich problemlos auf eine übergangsweise angesetzte Medikation ein und versprach, sich nichts anzutun. Unklar war sowohl für ihn wie für uns – eine seit einem Jahr nicht mehr dagewesene und deshalb beunruhigende Situation – der Grund für die abrupt aufgetretene Suizidalität. Wir diskutierten, ob Herr R. in dieser Phase des Abnabelns darüber dekompensiert ist, daß einige andere Patienten über akute Suizidalität und aufgetretene Mini-Psychosen ein erhebliches Maß an Zuwendung bekamen und Herr R. sich als Reaktion darauf seinerseits sein Quantum an Zuwendung über suizidales Agieren holen mußte. Diese Erwägungen konnten wir jedoch nicht mit unserer Gegenübertragung in Einklang bringen. Heute nun beichtet Herr R., daß er seit einigen Tagen Haschisch geraucht habe, was von einem Besucher auf die Station mitgebracht worden sei. Mit Herrn R. ist mühelos zu besprechen, daß Haschisch bei ihm ungünstig wirken kann, weil durch die Droge im Unbewußten verborgene Probleminhalte aufgerührt werden können und also die notwendige und sinnvolle Abwehr unterlaufen wird. Bei Herrn R. ist nicht die Spur eines Agierens oder Herausredens zu bemerken.

03.09.93: Herr R. hat sich verliebt. Er sagt selbst, daß es bisher immer so gewesen sei, daß er eine Frau gesehen und sofort gewußt habe „Die ist es!" und sich dann „hineingestürzt" habe. Nun wolle er es anders handhaben und erst einmal sehen, ob sie und er zusammenpassen könnten. Sie wollten sich, das hätten sie besprochen, lieber vorsichtig kennenlernen. Wir kennen Phasen der Verliebtheit bei Herrn R. und sind seit einigen Tagen gewissermaßen auf der Hut, inwieweit er nun seine Therapie und sonstigen Vorsätze aus den Augen verliert. Gestern hatte er eingetragen, heute in den Tagesurlaub gehen zu wollen. Aber wir haben von der Sporttherapeutin erfahren, daß Herr R. gestern entgegen dem Therapieplan bei der Schwimmgruppe gefehlt hatte. Eine gerade für ihn wichtige Therapie: Herr R. hatte aus Angst vor Wasser nie Schwimmen gelernt, denn er war als kleines Kind von seinem Vater ins Wasser geworfen worden. Nun war er erstmalig bereit, Schwimmen zu lernen und sich so auch mit diesem Teil der Geschichte fremdaggressiver elterlicher Handlungen konkret auseinanderzusetzen. Der Urlaub wird zunächst nicht genehmigt, sondern Herr R. zu einem Gespräch gebeten und von seiner Therapeutin konfrontiert: Eine Situation, die früher zu einem Wutausbruch und möglicherweise einem „Stühlerücken" geführt hätte. Herr R. steht sofort auf, geht in das Stationszimmer und kommt mit einem Pfleger zurück. Dieser wird von Herrn R. gefragt: „Habe ich gestern gesagt, daß ich nicht zum Schwimmen kann? Und haben Sie nicht 'o.k.' gesagt?" Der Pfleger bestätigt das, er hatte vergessen, die gestrige Vereinbarung zwischen ihm und Herrn R. in der heutigen morgendlichen Besprechung zu erwähnen. Herrn R. wird nun der Urlaub genehmigt, sein Verhalten in der Situation ist völlig korrekt – man kann fast sagen: reif – gewesen. Und wir alle werden darauf achten müssen, daß wir nicht quasi automatisch bei Herrn R. von einem Tricksen oder gar Lügen ausgehen. Statt dessen müssen wir uns auf ein deutlich reiferes Verhalten einstellen, wollen wir nicht vermehrt Situationen herstellen, in denen wir Herrn R. unterfordern.

05.09.93: Gestern, so berichtet Herr R., habe er über seine Probleme in der Liebesbeziehung nachdenken wollen und sich auf eine Wiese gesetzt. Dort habe er eine ganze Weile verbracht und nur Mineralwasser getrunken. Er habe intensiv nicht eben nur angenehme Gefühle verspürt, ohne deswegen aber Angst zu bekommen: „Ist doch ein Fortschritt?!"

Der übrige Verlauf bis zur regulären Entlassung gestaltet sich problemlos. Kleine Krisen führen zu angemessenen Reaktionen, die Bearbeitung des Abschieds von der Station gelingt ohne Schwierigkeiten. Bei der Entlassung haben wir im Team das Gefühl, daß Herr R. eine so große Entwicklung durchgemacht hat, wie wir als berufsmäßige Optimisten es anfangs nicht zu hoffen gewagt hätten. Wir resümieren und kommen zu dem Ergebnis, daß der immense Aufwand an Zeit und Kraft sich eindeutig „gelohnt" hat. Herr R. erscheint uns nun in der Lage, auf ambulanter Basis eine Psychotherapie, die noch Jahre dauern dürfte, zu beginnen und durchzuhalten.

Um es bei einer bloßen Beschreibung der Entwicklung von Herrn R. nicht bewenden zu lassen, soll anhand der Ergebnisse von im Verlauf viermal erhobener Gießen-Tests (Beckmann, Brähler und Richter 1972) die Stabilisierung belegt werden (zum Gießen-Test s. Kap. 3.4).

Herrn R. wurde der Gießen-Test vorgelegt am 28.02.91, 08.11.92, 16.04.92 sowie am 04.09.93. Auffällig ist eine insgesamt doch kontinuierliche Entwicklung in Richtung „Mitte" auf jenen Skalen, auf denen ursprünglich Werte außerhalb der Norm zu finden waren. Die Ergebnisse der jüngsten Testung mit einer Zunahme von Depression/Selbstkritik/Selbstreflektion (DE) und Mißtrauen (RE) sind zurückzuführen auf in erster Linie die zu dem Zeitpunkt stattfindende Bearbeitung der Beendigung der stationären Behandlung und also den belastenden und zuvor für Herrn R. kaum zu ertragenden Themen Trennung, Abschied und Neubeginn, ohne daß sich klinisch eine pathologische Verschlechterung nachweisen ließ. Die Werte sind in Tabelle 11 dargestellt.

Insgesamt ist Herr R. also nach den Testergebnissen durch die Therapie deutlich sozial resonanter, weniger dominant, kontrollierter, weniger depressiv sowie weniger verschlossen und mißtrauisch (retentiv) geworden.

In Abbildung 25 ist die Entwicklung nach dem Gießen-Test graphisch dargestellt.

Insgesamt handelt es sich bei Herrn R. um eine Borderline-Störung auf in erster Linie narzißtischem Niveau mit anfangs – im Rahmen belastender Situationen – einer Tendenz zur Regression auf ein psychotisches Niveau. Aufgrund des delinquenten Verhaltens gingen wir von einer ungünstigen Prognose aus, konnten jedoch im Laufe der Behandlung eine zunehmende Stabilisierung mit schließlich völligem Ausbleiben einer psychotischen Symptomatik und jedes delinquenten Verhaltens konstatieren. Gegen Ende der Behandlung hatte Herr R. sich soweit stabilisiert, daß ihm ein Leben in einer Gemeinschaft problemlos möglich war. Es konnte also eine deutliche Reduzierung der Ich-Schwäche erreicht werden, parallel dazu schwanden die drastischen Symptome fast völlig. Die anfangs durchgehend vorhandenen typischen Abwehrmechanismen traten schließlich nur noch in sehr belastenden Situationen auf. Es ist damit zu rechnen, daß Herr R. nicht nur seine Arbeitsfähigkeit erlangt, sondern auch im Bereich der persönlichen Beziehungen sowie des eigenen Erlebens weitgehend einen jedenfalls annähernd „normalen" Zustand wird erreichen können.

Der Weg dorthin ist ein sehr langer und ihn wie das gesamte Team belastender gewesen. Wir haben gegen Ende der Behandlung Schwierigkeiten gehabt, die zuständige Krankenkasse – nach Einschaltung des Medizinischen Dienstes der Krankenkassen durch die Krankenkasse – zur Bezahlung der stationären Behandlung zu motivieren. Es bleibt zu befürchten, daß solche Probleme künftig vermehrt und zum Schaden der Patienten auftreten, denn der „Fall R." ist nur einer von etlichen ähnlich gelagerten Verläufen mit einem schwierigen und langwierigen, aber dann doch günstigen Verlauf. Für die Anerkennung als Behandlungsfall – in Abgrenzung zum Pflegefall – ist ein Nachweis einer insgesamt positiven Entwicklung nötig. Dieser Nachweis ist im Längsschnitt zu führen.

Krankenkassen und Medizinischer Dienst stellen jedoch zusätzlich vermehrt die Frage der Verhältnismäßigkeit der Mittel. Dieses heißt mit an-

Tab. 11 T-Werte im Gießen-Test von Herrn R.

	28.02.1991	08.11.1991	16.04.1992	04.09.1993
NR vs. PR	26	50	60	42
DO vs. GE	22	26	32	36
UK vs. ZW	44	42	34	38
HM vs. DE	80	72	60	70
DU vs. RE	72	60	48	62
PO vs. IP	44	42	40	54

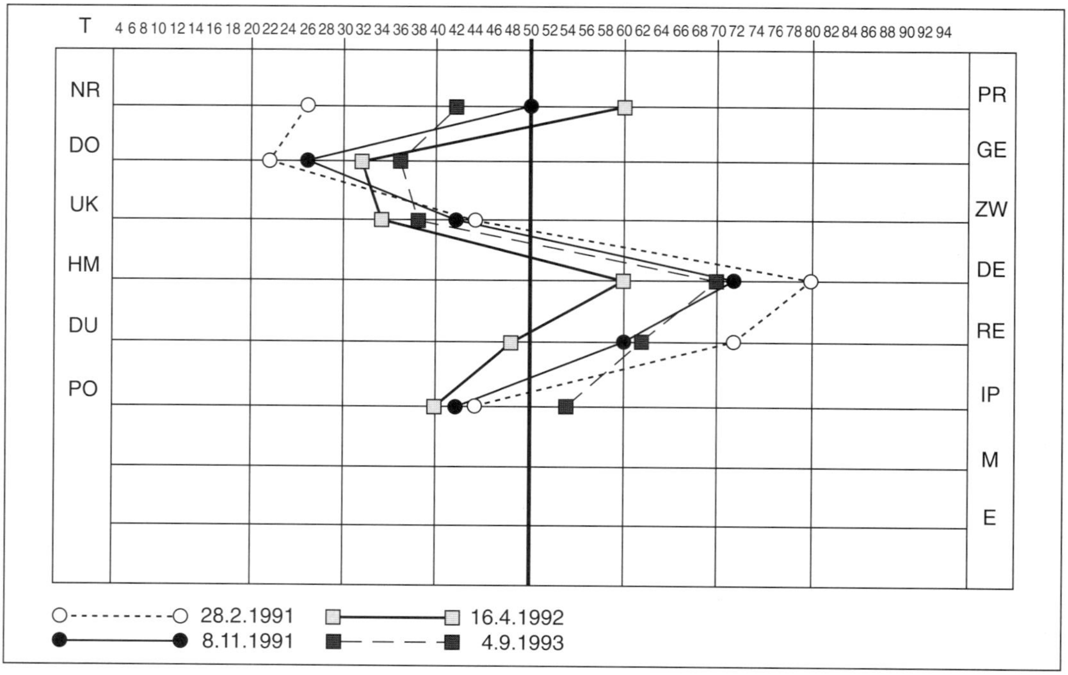

Abb. 25 Graphische Darstellung der T-Werte im Gießen-Test von Herrn R. (Gießen-Test von Beckmann, Brähler, Richter 1972; © Huber Verlag Bern, Stuttgart, Toronto)

deren Worten nichts anderes als: Lohnt sich die Ausgabe? Und es heißt doch wohl auch: Was ist ein Menschenleben wert? Wir meinen, daß es selbstverständlich sein sollte, daß eine Therapie wie die von Herrn R. finanziert wird, denn es gibt nur zwei Alternativen – die eine der Finanzierung mit der reellen Chance auf ein weitgehend integriertes Leben und die andere mit dem Weg in die Kriminalität, in die Dissozialität und „Verslumung“, eventuell in den Suizid. Also: Lohnt der Einsatz der notwendigen finanziellen Mittel für eine solche Therapie?

4 Borderline-Patienten im Alter

Anhand einer Kasuistik soll in diesem Kapitel geschildert werden, wie sich eine Borderline-Störung im Alter präsentieren kann. Doch zunächst zu dem Stand der Literatur, die nur als ausgesprochen spärlich bezeichnet werden kann: Selbst eine intensive Literaturrecherche förderte lediglich einige wenige Publikationen zutage, die sich mit dem Thema Borderline-Störungen im Alter befassen und in keinem Fall eine umfassendere empirische Betrachtung beinhalteten.

Daß sich keine einzige deutschsprachige Publikation mit dem Thema „Borderline-Patienten im Alter" finden ließ, darf sicher nicht zu der Schlußfolgerung verleiten, daß dieses Störungsbild bei älteren Menschen nicht vorkommt – auch wenn Hirsch (1993) die Borderline-Störung nicht in die Liste der häufigsten allgemeinen Indikationen für eine Psychotherapie im Alter aufgenommen hat.

Deutlich wird aber insgesamt, daß seitens der Wissenschaft eine umfassende Verleugnung der Problematik „Borderline-Störungen im Alter" vorliegt. Kernberg (1988, 1991; S. 105-106) vermutet, daß Persönlichkeitsstörungen im Alter sogar vorherrschen, man könne sich „des Eindrucks nicht erwehren, daß es professionelle oder kulturelle Befangenheiten oder Vorurteile geben muß, die die empirische Erforschung dieser grundlegenden Problematik behindert haben."

Es ist anzunehmen, daß sich beispielsweise unter den chronischen, aber nicht „abgebauten" Psychosen, unter den querulatorischen und dissozialen Persönlichkeiten sowie den agitierten Depressionen zumindest in gewissem Umfang Patienten finden lassen, die nach umfassender Diagnostik als Borderline-Patienten einzustufen wären und folglich einer entsprechenden Borderline-Therapie bedürften.

Also muß folgende Frage als letztlich völlig offen bezeichnet werden: Wo und wie sind Borderline-Patienten im Alter?

Redlich und Freedman (1970) weisen darauf hin, daß in der Literatur Altersneurosen weitgehend ignoriert und vordem kompensierte Neurosen gerade auch durch psychosoziale Ereignisse wiederbelebt würden – beispielsweise durch Verlust von nahestehenden Menschen oder auch Besitz. Bei vielen lebenslang paranoiden Persönlichkeiten und Soziopathen, so folgern die Autoren, komme es im Alter zu Verschlechterungen, während sich paranoide Schizophrene besserten.

Freilich wäre erst noch festzustellen, ob bei einer spezifischen und somit vorwiegend psychotherapeutischen Arbeit nicht gerade bei bislang als therapieresistent eingestuften gerontopsychiatrischen Borderline-Patienten doch noch trotz jahrzehntelang bestehender Symptomatik eine gewisse Stabilisierung zu erzielen wäre – oder zumindest eine weitere Verschlechterung, die nach Siegel und Small (1986) bei Borderline-Patienten auch im Alter auftreten kann, vermieden werden kann. Immerhin berichten Volkan und Ast (1992) beispielhaft über die Therapie eines zu Beginn der Behandlung 57jährigen Mannes – nicht eben ein gerontologischer Patient, aber doch deutlich jenseits des Alters, bis zu dem nach früherer Lehrmeinung eine Psychotherapie noch indiziert ist. Auch Sadavoy und Dorian (1983) berichten über die Behandlung einer 71jährigen Borderline-Patientin, welche sich unter der Therapie deutlich stabilisiert habe. So habe sie aufgehört, die Familie und andere Patienten zu terrorisieren. Zwar sei sie weiterhin eine schwierige Patientin geblieben, aber ohne die zuvor zu beobachtende Intensität und Wut. Borderline-Patienten allein aufgrund ihres Alters nicht (psychotherapeutisch) zu behandeln, entspricht zwar dem heute häufig anzutreffenden – um nicht zu sagen üblichen – Umgang mit alten Menschen (Stichwort: abschieben), entbehrt aber jeder fachlichen und ethischen Grundlage.

Radebold (1990a) betont dementsprechend, daß sich – aufgrund des seitdem veränderten Sozialstatus sowie der verbesserten gesundheitlichen und sozialen Situation – die „damaligen Aussagen von Freud" (S. 117) eher auf die heutige Gruppe der 60-70jährigen bezögen. Inzwischen lägen in größerem Umfang Behandlungserfahrungen mit neurotisch/reaktiv psychisch erkrankten Patienten im Alter zwischen 50 und 80 Jahren vor: Nach psychoanalytischen Konzepten könne selbst für gerontopsychiatrisch Kranke mit organischer bzw. hirnorganischer Symptomatik eine therapeutische Hilfestellung geleistet werden. Nur geringe Erfahrungen bestünden hingegen bei paranoiden Entwicklungen. An anderer Stelle macht Radebold (1990b; S. 38) darauf aufmerksam, daß ein wesentlicher Grund für das Desinteresse an der Psychotherapie alter Menschen darin liege, daß die Behandler eigene affektive Schwierigkeiten erlebten – sie würden mit Verlusten, Behinderungen und Kränkungen konfrontiert, die ihre alternden Patienten erlebten, und somit aufgefordert, sich mit dem eigenen Altern und Altsein auseinanderzusetzen. Ferner könnten für den Therapeuten „die teilweise begrenzten therapeutischen Erfolge eine entsprechende narzißtische Kränkung darstellen."

Persönlichkeitsstörungen sind nach Rosowsky und Gurian (1992) im Alter weit häufiger anzutreffen als bislang berichtet wurde, sie könnten sich sogar akzentuieren (Siegel und Small 1986). Auch Kroessler (1990) betont, daß ältere Menschen durchaus nicht gegen Persönlichkeitsstörungen „immun" seien. Um diese Patienten identifizieren zu können, müßten jedoch die diagnostischen Kriterien modifiziert werden: Insgesamt sei von einem niedrigeren Energiepotential auszugehen, weshalb ältere Borderline-Patienten weniger Kriterien des DSM-III erfüllen könnten als jüngere Menschen. Sie würden aus diesem Grunde in der Praxis anders (Anm.: also falsch) diagnostiziert werden (Snyder, Pitts und Gustin 1983). Auch Kroessler (1990) betont die geringe inhaltliche Berücksichtigung altersbedingter Veränderungen mancher der Symptome, die als diagnoserelevante Kriterien in das DSM-III-R aufgenommen seien. Das DSM-III-R solle also nicht auf ältere Patienten mit Persönlichkeitsstörungen angewendet werden, es sei in diesem Zusammenhang von einer Maskierung der Störung auszugehen. Das bedeutet, daß Borderline-Patienten im Alter häufig nicht als solche erkannt werden, ihre Häufigkeit demzufolge zwangsläufig verkannt wird.

Bei älteren Borderline-Patienten muß also eine teilweise andere Symptomatik als bei jüngeren angenommen werden. So dürfte eine anhedonistisch-multivariante Sexualität allenfalls ausnahmsweise zu finden sein. Auch treten fremdaggressive Impulsdurchbrüche sowie selbstverletzende Verhaltensweisen einschließlich Eßstörungen und Drogenmißbrauch bei Borderline-Patienten im Alter seltener auf (Sadavoy und Dorian 1983; Snyder, Pitts und Gustin 1983). Nach Rosowsky und Gurian (1992) können jedoch eine (gefährdende) Selbstmedikation oder die „Sabotage" der medikamentösen Betreuung (Behandlung) eine geriatrische Variante selbstschädigenden Verhaltens und die Unfähigkeit einer Zukunftsplanung und zielgerichteten Aktivität Ausdruck einer Identitätsstörung sein.

Über die Gefahr einer Labilisierung aufgrund körperlicher Einschränkungen – und sei es nur eine verminderte Vitalität – muß gar nicht erst spekuliert werden: Wer kennt nicht Patienten, die eine körperliche Erkrankung als „persönliche Kränkung", als Beschämung erleben und hierdurch stärker noch als direkt durch die somatische Krankheit beeinträchtigt scheinen! Auf die Schwierigkeiten dieser Personen hinsichtlich der Regulierung des Selbstwertgefühls weist Lazarus (1980) hin: Diese Patienten zeigten eine große Abhängigkeit von idealisierten Selbstobjekt-Ersatzmöglichkeiten im Hinblick auf Schutz und Sicherheit.

Auch aus einem extrinsischen Grund muß eine geradezu beträchtliche Möglichkeit einer Veränderung und sogar Akzentuierung der Borderline-Störung vermutet werden. Viele Mechanismen, mit denen in jüngeren Jahren eine gewisse narzißtische Kompensation und somit eine (Pseudo-) Stabilisierung zu erreichen ist, können im Alter nicht mehr oder jedenfalls in deutlich geringerem Maße eingesetzt werden: so eine Aufwertung über den Beruf oder andere Rollen, so die narzißtische Zufuhr im Rahmen (teilweise auch pathologischer) Beziehungsmechanismen einschließlich dem großen Bereich der Sexualität.

Die vorstehenden Hypothesen werden bestätigt durch die Ergebnisse von Reich, Nduaguba und Yates (1988): Persönlichkeitsstörungen – insbesondere auch Borderline-Störungen – kämen am häufigsten in der Altersgruppe der 18- bis 30jährigen vor und nähmen danach kontinuierlich in ihrer Häufigkeit bis zur Gruppe der 51- bis 60jährigen ab, um in der Gruppe der über 60jährigen wieder anzusteigen. Und dies, obwohl die Diagnose nach DSM-III gestellt wurde, also mittels eines gerade für die letztere Gruppe ungeeigneten und „dissimulierenden" Kriterienkataloges.

Die Behandlung sei fraglos komplex und kompliziert, da Medikation und Führung des Patienten sich schwierig gestalteten und eine Psychotherapie nicht zu wirklich guten Resultaten führe (Rosowsky und Gurian 1992) – zumal diese Patienten durch projektive Identifizierung und Spaltung leicht eine Hauspflege zum Scheitern brächten: Der Zusammenhalt eines Betreuungsteams erfahre eine erhebliche Beanspruchung und Bedrohung. Hierzu die folgende Kasuistik.

Frau A. (1921 geboren) wurde erstmalig 1967 psychiatrisch behandelt – in direktem Anschluß an eine Totalexstirpation des Uterus war eine wahnhafte Symptomatik aufgetreten; die Abschlußdiagnose lautete „Akute postoperative Psychose mit paranoid-halluzinatorischer, zeitweilig deliranter Symptomatik".
Wenige Monate später erfolgte eine zweite stationär-psychiatrische Behandlung, nachdem Frau A. angedroht hatte, sich und ihre Mutter umzubringen. Die Symptomatik hat laut Abschlußbericht der Klinik exogen gewirkt, teilweise habe die Patientin laut geschrien, immer habe sie eine Krankenschwester bei sich haben wollen; nach Absetzen aller Medikamente sei die Patientin ruhig geworden.
Schon kurz nach der Entlassung habe die Patientin nach Angaben ihrer Mutter die Gardinen in Brand stecken und nicht mehr aufstehen wollen. Frau A. habe sich jedoch normal benommen, wenn Besuch zugegen gewesen sei. Bei der dritten Aufnahme 1968 hat die Patientin laut Abschlußbericht angegeben, sich nicht mehr waschen zu können, weil sie nicht wisse, wie man das mache („In ihrer Stimmung wirkte die Patientin subdepressiv-asthenisch, voller Insuffizienzgefühle. Es bestand eine Neigung zu psychogenen (hysterischen) Mechanismen. In ihrem Gesamtverhalten wirkte die Patienten sehr infantilkindlich. Es bestand eine Fülle von regressiven Tendenzen.") Die Abschlußdiagnose lautete „Depressiver Verstimmungszustand bei primär asthenischer Persönlichkeit".
Frau A. selbst berichtete (1990), daß es ihr in den Folgejahren recht gut gegangen sei; sie habe allerdings ihre Mutter wieder aus dem Altenheim herausgeholt und „zu Tode gepflegt" (1982), dabei habe sie alle ihre Kräfte verbraucht.
Nach Angaben des Vormundes (1990) habe Frau A. seit Jahren hinter heruntergelassenen Rolläden gelebt und niemanden in das Haus gelassen. Lebensmittel seien vom Kaufmann vor der Haustür abgestellt und zumeist von Frau A. irgendwann später und unbeobachtet hereingeholt worden. Doch habe es eindeutige Lebenszeichen gegeben: Sehr häufig habe Frau A. geschrien, offenbar vor Angst, und dies in einer Lautstärke, daß die Nachbarn im Haus auf dem Nachbargrundstück davon massiv gestört worden seien. Ferner habe Frau A. laufend die Polizei angerufen und beispielsweise Morde im Nachbarhaus gemeldet. Eine Unterbringung in einer Klinik gegen den Willen der Betroffenen sei gem. BGB (Betreuungsrecht im Bürgerlichen Gesetzbuch, s. auch Kap. 5) beantragt, jedoch vom Amtsgericht nicht positiv entschieden, das heißt abgelehnt worden.
Während einer erneuten häuslichen Anhörung (Februar 1990) durch das Amtsgericht nannte Frau A. eine Fülle von Namen bedeutender Politiker, Journalisten und Opernsänger – mit diesen Personen stehe sie in Kontakt: Mit dem (früher in der Nachbarschaft lebenden) Journalisten Herrn X., der Lichtzeichen gegeben habe, sei sie verheiratet, sie hätten einen Sohn. Manche Namen wurden auch nur so genannt, ohne daß ein inhaltlicher Zusammenhang erkennbar wurde. Ihr Neffe sei im übrigen Agent, habe das Fernsehgerät kaputt gemacht und etliches in der Wohnung gestohlen. Auf Befragen des Richters stimmte die Patientin überraschenderweise einer Behandlung durch mich (Dulz) zu. Ich war als Sachverständiger hinzugezogen worden, habe aber nun kein Gutachten mehr erstatten wollen, um dem zu erwartenden Konflikt zwischen der Rolle als Sachverständiger und der als Behandler aus dem Weg zu gehen. Nach dem Gespräch wurden als erstes

ein Berg teilweise verschimmelter Nahrungsmittel und sonstige Müllberge aus dem Haus geschafft, zudem fand sich überall Kot der Patientin und ihrer Katze „Mirja". Zögernd stimmte die Patientin zu, daß gelüftet wird. Sie bat schließlich um eine Uhr, einen Kalender und eine bestimmte Tageszeitung.

Psychischer Eindruck zum Zeitpunkt der Anhörung: „Erhebliche Gespanntheit, systematisiertes Wahngebilde, erheblicher Redefluß mit Gedankensperrung und Zerfahrenheit, deutlich paranoid. Halluzinationen anzunehmen, jedoch von der Patientin negiert. Manierierte Ausdrucksweise. Sie ist voll orientiert und zeigt keinerlei kognitive Leistungsstörungen."

Am folgenden Tag sprach Frau A. etwa 30 Minuten auf meinen Anrufbeantworter, erheblich wahnhafter als zuvor wirkend. Bei einem Rückruf war zu erfahren, daß es der Patientin nicht so gut gehe, aber „Miri (Anm.: Spitzname der Katze der Patientin) freut sich, wenn Sie morgen kommen".

Im weiteren Verlauf gab die Patientin bei Hausbesuchen überraschend präzise und realitätsbezogene Wünsche an, z.B. wünschte sie berechtigterweise einen neuen Herd und Kühlschrank. Ein Hypertonus wurde als weiterhin bestehend festgestellt, gegen den die Patientin früher Propanolol genommen habe. Da der Hypertonus sich jedoch – so zeigt der Verlauf – als nahezu perfekter Gradmesser für ihre innere Spannung erwies, wurde der Versuch unternommen, Propanolol abzusetzen – es wurden aber noch ein Jahr lang immer wieder Packungen irgendwo in der Wohnung gefunden.

Statt der blutdrucksenkenden Medikation sollte eine psychopharmakologische Therapie eingeleitet werden. Der Versuch einer neuroleptischen Behandlung (zunächst Melperon, dann Flupentixol, schließlich Bromperidol) scheiterte nicht zuletzt daran, daß Frau A. zunächst das Team (zwei Krankenschwestern, eine Krankengymnastin und den Referenten) immer wieder mal hinauswarf oder nicht hineinließ, dann auch Nebenwirkungen (u.a. im Sinne eines Parkinsonoids) zeigte oder die Medikamente – trotz gegenteiliger Beteuerungen – nicht einnahm, was anhand der auf dem Boden liegenden Tabletten jedoch leicht festzustellen war. Letztlich erwies sich aber jede Medikation einschließlich zuletzt Clozapin als unwirksam gegen die zahlreichen und qualitativ sowie quantitativ wechselnden Symptome, die sich jedoch meistens durch psychotherapeutische Interventionen recht gut auffangen ließen.

Es wurde im Verlauf deutlich, daß keinerlei Außenkontakte bestanden. Die Patientin äußerte allerdings, daß sie „sehr gern wieder Kontakte" hätte und teilte uns zudem mit, daß sie die Entmündigung schrecklich finde. Sie meinte zu diesem Zeitpunkt noch, daß sich um die Bemündigung „Kapitän Hornblower, (Anm.: eine menschliche, aber heldenhafte Romanfigur) mein Mann" kümmere. Es entstand wenige Wochen später der Eindruck, daß Wahnhaftes in der alltäglichen Situation zumeist nur noch als Teil der Vergangenheit erlebt und in der Gegenwart lediglich als Versuch einer interessanten Konversation eingesetzt wurde, aber vor allem im Rahmen vermeintlicher Kränkungen oder Versagungen anschoppte (in erster Linie nach Strukturierungsversuchen und Bemühungen um Realitätskonfrontation).

Frau A. hat mehrfach die Behandlung abgebrochen, dann aber immer von sich aus um Wiederaufnahme – in der bekannten manierierten Sprache – gebeten. Bereits in den ersten Behandlungswochen versuchte Frau A., zwischen allen Teammitgliedern einschließlich des Vormundes zu spalten. Bei Verspätungen eines Teammitglieds von auch nur wenigen Minuten wurden Polizei und Vormund angerufen („Der Arzt schon tagelang nicht gekommen ist"), dem Referenten z. B. mitgeteilt, der Vormund (mit dem sie tags zuvor telefoniert hatte) sei „nie zu sprechen", die Krankenschwester habe „sich geweigert, Essen zu machen" und die Krankengymnastin „immer nur meinen Kaffee getrunken".

Präzise Absprachen des Teams versuchte Frau A. permanent zu unterlaufen, indem nicht Anwesenden Äußerungen in den Mund gelegt („Schwester Lydia gesagt hat, wir heute eine Spazierfahrt machen") und diese entwertet wurden („Schwester Lydia hat mich wieder nicht gebadet", „Dr. Dulz ist ein Flegel"). Anwesende hingegen wurden in der manierierten Sprache gelobt („Sie sehr gebildet sind").

Frau A. inszenierte zahlreiche Klinikaufenthalte jeweils in Zusammenhang mit Versagungen vermeintlich berechtigter Forderungen („Sie heute nacht hier bleiben!"). So begrüßte Frau A. die ambulant betreuende Krankenschwester, als diese nach der ersten von einigen stets dramatisch

ausgestalteten Selbsteinweisungen (Mai 1990) in der Klinik erschien, strahlend mit den Worten und in typischer Ausdrucksweise: „Ich froh bin, daß Sie kommen: Es alles geklappt hat...wollen wir eine Spazierfahrt machen?"
Eine psychotische Symptomatik wurde allenfalls noch im Rahmen teilweise gigantischer Inszenierungen eingesetzt. Frau A. versuchte, das Team zu tyrannisieren: Sie schlug die Krankenschwester, warf der Krankengymnastin eine Unterarmgehstütze mit den Worten „Ich gehe keinen Schritt weiter" vor die Füße, zerriß Notizzettel des Arztes.
Im April 1990 teilte Frau A. der Krankenschwester telefonisch mit, diese müsse in 15 Minuten bei ihr sein, Frau A. habe Probleme mit dem Haustürschlüssel und ohnehin schon bei der Polizei angerufen. Am folgenden Tag wurde Frau A. auf dem Boden liegend aufgefunden: Nun wurde sie durch das Team ins Krankenhaus gebracht. Noch an demselben Tag konnte sie bei körperlich regelrechten Befunden entlassen werden. Frau A. – wieder zu Hause – gab an, sie könne nun nichts mehr. Eine Schwester vom hinzugezogenen Pflegenotdienst wurde von ihr jedoch kraftvoll aus dem Haus gewiesen („Verlassen Sie sofort mein Haus!!").
Im folgenden trat eine nur als maligne zu bezeichnende Regression ein. Frau A. verrichtete keinerlei Tätigkeiten mehr und erhob sich – jedenfalls in Gegenwart irgendeiner Person – nicht mehr aus dem Bett. Während der Abwesenheit von Teammitgliedern und stets kurz vor deren (immer präzise vereinbarter) Ankunft muß Frau A. sich erhoben und irgendwo in der Wohnung hingelegt haben, so daß sie regelmäßig auf dem Boden liegend aufgefunden wurde, nie jedoch ausgekühlt war. Sie äußerte anklagend, vor Schwäche schon seit dem vergangenen Abend dort zu liegen.
Während der Phase des Versuches der Aufhebung der Regression waren die gezeigten Fähigkeiten der Patientin deutlich abhängig davon, welches Teammitglied zugegen war: Im Beisein der Krankengymnastin „konnte" sie ihre Socken anziehen, in dem der Krankenschwester hingegen nicht, bei der sie jedoch mit Toilettenpapier den Anus reinigen „konnte", was sie bei der Krankengymnastin nicht „konnte" – eine enge Zusammenarbeit aller Betreuer engte die Möglichkeiten des Agierens freilich ein.
Frau A. begann, einen Gang zu entwickeln, der auch unter Aufbietung aller Kräfte von keinem Mitglied des Teams nachzuahmen war: links Spitzfußstellung und Fuß nach innen rotiert, Knie und Hüfte beidseits gebeugt.
Im weiteren Verlauf bot Frau A. psychopathologische Bilder in Abhängigkeit der jeweils gegenwärtigen Person. Teilweise ging Frau A. – zumeist in Begleitung eines Teammitgliedes – selbst einkaufen, spazieren oder in Restaurants essen. Eine grundlegende stationäre Behandlung wurde von Frau A. abgelehnt. Der Wunsch nach einer Heimverlegung tauchte immer auf, wenn ihr von Seiten des Teams Grenzen gesetzt wurden, wobei sie diesen Wunsch spätestens am folgenden Tag zurücknahm.
Dem im Umgang mit Frau A. erfahrenen Team wurden nur noch sehr selten psychotische Inhalte geboten. Vor allem in Gegenwart des Gerichts und einer Sachverständigen berichtete sie jedoch von Hunden, die sie im Garten liegen sehe usw., und beklagte die mangelhaften Bemühungen des Teams hinsichtlich Therapie und Versorgung. Als die Sachverständige Beschwerde gegen die in ihren Augen kontraindizierte Therapie (Pharmako-, Psycho- und Körpertherapie) einlegte, mußte die Behandlung nach fast zwei Jahren abgebrochen werden.
Frau A. wurde nun in ein Heim verbracht, nachdem sie wieder einmal geäußert hatte, dort endlich rundum und gut versorgt werden zu wollen. In dem Heim befindet sie sich bis heute, ohne jeden Kontakt nach außen und zumeist apathisch und inkontinent im Rollstuhl sitzend. Gegenüber der sie besuchenden Krankenschwester hat sie geäußert, daß es „zu Hause doch besser gewesen ist."

Auf der deskriptiven Ebene ließen sich nachweisen: eine chronische, diffuse Angst; multiple Konversionssymptome (z.B. psychogener Spitzfuß, psychogene Gangstörung, psychogene Herzbeschwerden); dissoziative Reaktionen (z.B. hysterische Dämmerzustände mit – angegebener – Amnesie, jedoch keine multiple Persönlichkeit); hypochondrische Reaktionen („Herzinfarkt",

„Insult"); Psychosomatose (Diarrhöe bzw. Obstipation) und ein erheblicher Verlust der Impulskontrolle mit massivem Agieren und fremdaggressivem Verhalten. Zudem trat eine psychotische Symptomatik auf, die nur phasenweise als Ich-dyston angesehen werden konnte, während in anderen Phasen eine Wahngewißheit zu bestehen schien. Bei allen Behandlern entstand der Eindruck, daß dieser Wahn immer wieder sozusagen gewohnheitsmäßig eingesetzt wurde und eine Reduktion der psychotischen Symptomatik allein durch Kontakt, nicht jedoch psychopharmakologisch zu erreichen war. Nicht nachweisen ließen sich: multiple Phobien, Zwangssymptome sowie – erwartungsgemäß und möglicherweise primär altersbedingt – eine anhedonistisch-multivariante Sexualität.

Auf der strukturellen Ebene ließen sich eindeutig alle relevanten Kriterien feststellen: Die Zeichen einer ausgeprägten Ich-Schwäche (mit mangelhafter Angsttoleranz, Impulskontrolle und Sublimierung), primärprozeßhaftes Denken sowie eine Abwehr im Sinne einer massiven Spaltung mit den Hilfsmechanismen der primitiven Idealisierung, projektiven Identifizierung, Verleugnung sowie des Omnipotenzgefühls und der Entwertung.

Nach den Kriterien des DSM-III-R (American Psychiatric Association 1987) müssen – wie gefordert – mindestens fünf der acht genannten Kriterien erfüllt sein. Folgende sieben waren es:

- Ein Muster von instabilen, aber intensiven zwischenmenschlichen Beziehungen, das sich durch einen Wechsel zwischen den beiden Extremen der Überidealisierung und Abwertung auszeichnet;
- Impulsivität bei mindestens zwei potentiell selbstschädigenden Aktivitäten („Sabotage" der Medikation, Essensverweigerung, rücksichtsloser Umgang im Umgang mit anderen Menschen);
- Instabilität im affektiven Bereich wie ausgeprägte Stimmungsänderungen (z.B. Reizbarkeit und Angst), wobei diese manchmal einige Stunden, manchmal auch Tage andauerten;
- Übermäßige, starke Wut und Unfähigkeit, die Wut zu kontrollieren mit häufigen Wutausbrüchen, andauernder Wut und fremdaggressiven Tätlichkeiten;
- Ausgeprägte und andauernde Identitätsstörung mit Unsicherheit in den Lebensbereichen Selbstbild, langfristige Ziele und persönliche Wertvorstellungen;
- Chronisches Gefühl der Leere und Langeweile;
- Verzweifeltes Bemühen, ein reales bzw. imaginäres Alleinsein zu verhindern. Wiederholte Suiziddrohungen und -versuche sowie andere selbstverstümmelnde Verhaltensweisen ließen sich hingegen nicht nachweisen.

Aufgrund präziser Kenntnisse des Verlaufes über mehr als zwei Jahre wurde der DIB (Gunderson 1985) durchgeführt. Dieser wurde zwar der Patientin nicht vorgelegt, denn vermutlich hätte sie dieses nicht toleriert und das Interview sabotiert. Trotzdem ist davon auszugehen, daß die Ergebnisse auf den einzelnen Skalen und der Gesamtscore in einem so hohen Maße zutreffend sind, wie es bei einer direkten Durchführung des Interviews nicht zu erreichen gewesen wäre (s. Kap. 2.6) – die Patientin hätte zahlreiche unwahre Antworten gegeben, etwa bezüglich des fremdaggressiven Verhaltens, das sie meistens (ver)leugnete. Bei einem Total Scaled Section Score von mindestens 7 liegt nach dem DIB eine Borderline-Störung vor. Bei der Patientin fand sich ein Wert von 8 (s. Tab. 12), obwohl manche diagnoserelevanten „borderlineverdächtigen" Kriterien des DIB aufgrund des Alters nicht einmal zum Tragen kommen konnten, etwa das sexuelle Verhalten oder der Umgang mit Drogen.

Zusammenfassend liegt eindeutig eine Borderline-Störung vor, wobei neben der hysterischen jene psychotische Symptomatik dominierte, die zu der retrospektiv falschen Diagnose einer chronischen paranoid-halluzinatorischen Psy-

Tab. 12 Ergebnisse des „Diagnostischen Interviews für das Borderlinesyndrom"

	Section Score	Scaled Section Score
Soziale Anpassung	3	1
Impulsive Handlungsmuster	3	1
Affektivität	8	2
Psychose	6	2
Interpersonale Beziehungen	6	2
Total Score	26	8

chose aus dem schizophrenen Formenkreis geführt hat (s. hierzu auch Dulz 1995).

Es ist anzunehmen, daß die Krankheit bei der Patientin einen anderen und günstigeren Verlauf genommen hätte, wenn bereits in sehr viel früheren Jahren Versuche einer zunächst stationären und danach ambulanten Psychotherapie unternommen worden wären. Da aber auch eine Psychotherapie in höherem Lebensalter sinnvoll sein kann und eine durchgreifende pharmakologische Behandlung bei Borderline-Störungen nicht bekannt ist (s. Kap. 3.3), hätte eine spätere langfristig-stationäre Behandlung auch gegen den Willen der Betroffenen eine Verbesserung bringen können, wobei diese seitens des Amtsgerichts trotz entsprechender Anträge nicht verfügt wurde.

Wegen der vordergründig vorherrschenden psychotischen Symptomatik war eine korrekte Diagnosestellung zunächst nicht möglich, allerdings wurde diese später auch von der psychiatrischen Sachverständigen des Gerichts trotz der nunmehr bekannten Verdachtsdiagnose einer Borderline-Störung nicht einmal erwogen. Im Gegenteil: Diese stellte ohne jede differentialdiagnostische Erwägung pauschal fest, daß eine Psychotherapie bei einer schizophrenen Erkrankung grundsätzlich nicht indiziert sei.

Es war von Anbeginn an klar, daß es sich um den letzten Versuch einer Therapie handelte, der wesentlich auch daran scheiterte, daß Personen und Institutionen in das Agierfeld der Patientin einbezogen wurden, denen die Bedeutung von Abwehrmechanismen – insbesondere von Spaltung und Entwertung – nicht bekannt bzw. nahezubringen war. Innerhalb des Teams war zwar aufgrund ständiger Kommunikation und Absprache eine Spaltung nicht initiierbar. Neben der enormen zeitlichen Beanspruchung der einzelnen Teammitglieder und der durch die intensive und von der Übertragung/Gegenübertragung trotz Supervision massiv belastenden Therapie auch noch dem Druck von außerhalb standzuhalten, war jedoch schließlich nicht mehr möglich. Somit steht dem gewaltigen personellen Einsatz das letztlich unbefriedigende Ergebnis gegenüber, daß nunmehr die Patientin im Heim versorgt wird.

Es ist zudem anzunehmen, daß offizielle Organe wie die zuständige Krankenkasse der Diagnose einer Borderline-Störung (bei zuvor jahrelang angenommener Schizophrenie) nicht zugestimmt hätten, zumal dort überzeugende Belege – wegen der fehlenden Literatur über Borderline-Störungen im Alter – wohl nicht beizubringen gewesen wären.

Hierdurch wird deutlich, wie groß der Nachholbedarf auf diesem Gebiet – wie erwähnt ist keine entsprechende deutschsprachige Publikation bekannt – ist, denn eine Borderline-Störung ist nach einhelliger Lehrmeinung nur durch eine Psychotherapie behandelbar, die im gegebenen Fall die Krankenkasse nicht und schon gar nicht in dem – angesichts des langjährig chronifizierten Systems – nötigen langfristigen und umfassenden Rahmen zu übernehmen bereit war.

Patienten wie Frau A. sind letztlich nur behandelbar, wenn Psychiater und alle beteiligten Institutionen künftig Kenntnisse über Diagnose, Verlauf und Therapie von Borderline-Störungen im Alter erlangen. Solange dieses Gebiet weiterhin verleugnet wird, bleibt Patienten wie Frau A. das Schicksal einer insuffizienten Heimunterbringung nicht erspart, auch wenn durch eine – allerdings stets intensive und aufwendige – multiprofessionelle Therapie zumindest eine gewisse Stabilisierung erreichbar wäre.

Es muß postuliert werden, daß gerade jene weiterhin als schizophren eingestuften alten Menschen mit hoher Tendenz zum Spalten und zum Hervorrufen aggressiver Gegenübertragungsgefühle eine Borderline-Struktur besitzen, wobei das Fehlen einer rechtzeitigen angemessenen Therapie – aufgrund der irreführenden Diagnose einer Psychose – zu einer Fixierung der ursprünglich vielleicht nur gelegentlich aufgetretenen psychotischen Symptomatik führen kann (Borderline-Störung auf psychotischem Niveau).

Aufgrund der Tendenz zu delinquentem Verhalten (s. Kap. 2.1.11) wird ein nennenswerter Teil der Borderline-Patienten eine „Knast-Karriere“ gemacht haben und immer noch oder immer wieder inhaftiert (gewesen) sein bzw. sich in forensisch-psychiatrischer Behandlung befinden oder befunden haben – vermutlich zumeist unter der Diagnose Persönlichkeitsstörung bzw. Psychopathie (Borderline-Störung auf narzißtischem Niveau).

Da bei Nichtbehandlung einer Borderline-Störung kaum davon auszugehen ist, daß ein Abusus von Alkohol bzw. Drogen mit fortschreitendem Alter automatisch immer nachläßt, wird sich unter den chronischen Alkoholikern ein erheblicher Anteil an Borderline-Patienten finden lassen – und damit auch unter den Obdachlosen, den „Berbern“, den „Pennern“ sowie anderen Personen mit einer dissozialen Entwicklung (Borderline-Störung auf narzißtischem Niveau).

Zu vermuten ist weiterhin, daß manche der alten Menschen mit immer neuen psychosomatischen Erkrankungen, deren Hauptbeschäftigung – nicht selten zum Ärger niedergelassener Kollegen – Arztbesuche sind, eine Borderline-Störung haben (Borderline-Störung auf psychosomatischem Niveau).

Bei der hohen Suizidrate (s. Kap. 2.1.12) ist ferner anzunehmen, daß mindestens jeder zehnte „Borderliner“ ein höheres Alter gar nicht erreicht, sondern sich im Laufe der Jahre suizidiert.

Bei jungen Menschen mit einer Borderline-Störung ist immer wieder zu beobachten, daß durch äußere Einflüsse – etwa eine Partnerschaft oder auch durch jedes andere Ereignis mit der Folge einer Stabilisierung der narzißtischen Homöostase – eine Entaktualisierung selbst einer dramatischen Borderline-Symptomatik erreicht werden kann. Wenn es einem Menschen mit einer Borderline-Störung gelingt, über weite Strecken des Lebens auch im Alter auf narzißtischer Ebene eine „extrinsische Stabilisierung“ zu erfahren, so könnte er eine akute Borderline-Symptomatik vermissen lassen und ohne psychiatrisch-deskriptive Auffälligkeiten leben. Die Frage der Lebenszufriedenheit wäre damit noch nicht beantwortet, aber auch hier ist denkbar, daß ein Teil der äußerlich stabilisierten „Borderliner“ durch externale narzißtische Zufuhr ein ausreichendes Maß an innerer Zufriedenheit erreichen kann. Falls dieses jedoch nicht oder nicht mehr ausreichend der Fall ist, so könnte – auch dies eine Spekulation – ein Teil jener älteren Menschen mit querulatorischem Verhalten, mit permanenter Beschäftigung von Gerichten („Wenn Ihre Katze noch einmal meinen Garten betritt, verklage ich Sie wieder und wieder!“) und Polizei („Hier parkt einer falsch, können Sie mal kommen?“) letztlich an einer Borderline-Störung leiden.

Dieses sollen nur Denkanstöße sein, ohne jeden wissenschaftlichen Beleg. Es wäre zu wünschen, daß entsprechende epidemiologische und klinische Untersuchungen durchgeführt werden, um die erstaunlich selten gestellte Frage endlich beantworten zu können: Wo und wie sind Borderline-Patienten im Alter?

5 Grenzen und Chancen rechtlicher Maßnahmen

An dieser Stelle sollen kurz die Möglichkeiten und Grenzen rechtlicher Maßnahmen nach den Landespsychiatrie-Gesetzen (PsychKG) und dem Betreuungsgesetz (BGB) beleuchtet, aber auch einige Aspekte zur Begutachtung in Strafverfahren (StGB) angerissen werden.

5.1 Landespsychiatrie-Gesetze (PsychKG)

Die Landespsychiatrie-Gesetze besitzen nur in dem jeweiligen Bundesland Gültigkeit und unterscheiden sich jeweils eher geringfügig hinsichtlich einzelner Kriterien. Allen gemeinsam ist jedoch, daß eine Unterbringung gemäß PsychKG nur möglich ist, wenn eine akute, konkrete Gefahr unmittelbar bevorsteht und anders als durch eine Zwangsunterbringung in einer psychiatrischen Klinik nicht abzuwenden ist.

Im Rahmen fremd- oder autoaggressiver Impulsdurchbrüche gerade auch von Borderline-Störungen kann die Situation einer unmittelbar bevorstehenden Gefahr durchaus gegeben sein und eine Unterbringung in einer geschlossen geführten psychiatrischen Einrichtung erforderlich sein.

Allerdings verhält sich bei Borderline-Patienten die Situation fast immer anders als etwa bei Schizophrenen, bei denen sich eine Gefahr der Auto- und/oder Fremdaggression zumeist im Rahmen der dann nicht nur Minuten oder wenige Stunden andauernden psychotischen Symptomatik entwickelt. Bei Borderline-Patienten hingegen entsteht eine akute Eigen- oder Fremdgefährdung zumeist durch eine Kränkungssituation. Hierbei kann das kränkende Moment sehr im Verborgenen liegen und weder dem Therapeuten noch dem Patienten selbst deutlich sein. So vermag das Verhalten eines Dritten in dem Patienten eine Erinnerung an frühere Erlebnisse und die damit verbundenen Gefühle wachzurufen, wodurch dann unter Umständen eine Übertragungssituation entsteht, als deren Folge ein – von außen gesehen – erheblich überzogenes Verhalten zu beobachten ist.

Wenn eine solche Situation außerhalb des therapeutischen Settings entsteht, hat der beispielsweise auf die Polizeiwache gerufene Psychiater keine andere Möglichkeit, als den Patienten gegen seinen Willen gemäß PsychKG in eine Klinik einzuweisen, wenn es sich nicht nur um einen kurzen und dann bei Eintreffen des Psychiaters auf der Polizeirevierwache zumeist entaktualisierten Erregungszustand handelt und wenn der Patient einer freiwilligen Behandlung nicht zustimmt. Wenn allerdings bereits eine Entaktualisierung festzustellen ist, ist es meistens nicht mehr nötig und wäre es oft genug rechtswidrig, eine Einweisung vorzunehmen.

Auch der Hinweis von Polizeibeamten, der Patient sei auf dieselbe Weise schon mehrfach aufgefallen und es sei doch damit zu rechnen, daß ein erneuter Ausnahmezustand eintritt, greift im Sinne des Gesetzes nicht, denn derartige Ausnahmezustände können theoretisch jederzeit – und zwar unter Umständen lebenslang – entstehen. Wenn aufgrund einer nur hypothetischen Gefahr eine Einweisung erfolgen könnte, müßten manche Borderline-Patienten lebenslang gemäß PsychKG in einer Klinik geschlossen untergebracht werden. Falls es sich zwar um eine potentielle, aber keine unmittelbar bevorstehende Gefahr handelt, ist eine Unterbringung gem. PsychKG nicht statthaft. Auch wäre eine „prophylaktische" Unterbringung aus psychiatrischer Sicht wenig sinnvoll, da die zumeist bestehende Aversion gegen psychiatrisch-psychotherapeutische Maßnahmen aller Art noch geschürt und eine möglicherweise später zu erreichende Therapiebereitschaft sinken würde.

Im Rahmen einer stationären Behandlung – eines der obersten Prinzipien ist die Vermeidung eines Beziehungsabbruches, der ja bei Verlegung von einer offenen auf eine geschlossene Station entstünde – versuchen wir selbstverständlich, den Patienten auch in akuten Situationen stets verbal zu erreichen, was dann meistens zu einer raschen Entaktualisierung des Erregungszustandes führt, wodurch eine Verlegung überflüssig wird.

In jenen seltenen Fällen, in denen die Erregung mit Fremdgefährdung nicht abklingt (beispielsweise im Rahmen einer dissoziativen Reaktion mit verbaler Unerreichbarkeit des Patienten), zögern wir freilich nicht mit einer Beantragung der Unterbringung auf einer geschlossenen Station und dem unverzüglichen Verbringen des Patienten dorthin. Denn ein noch höheres Rechtsgut als das einer sachgerechten Therapie ist die Gesundheit anderer Personen. In solchen Fällen ist in der Regel bereits am folgenden Tag eine Entaktualisierung eingetreten, und wir verlegen den Patienten wieder auf die ursprünglich behandelnde Station, auch mit dem Ziel der sachlichen Klärung des Vorgefallenen unter Einbeziehung beteiligter dritter Personen – ob diese nun zu den Patienten oder zum Team gehören.

Auch eine akute Suizidalität zwingt im direkten Anschluß an eine Unterbringung gemäß PsychKG gelegentlich zur Verlegung auf eine geschlossene Station, wobei ebenfalls diese akute Situation fast immer am folgenden Tag insoweit einer entspannteren gewichen ist, daß der Patient alsbald zurückverlegt werden kann. Genau diese rasche Rückverlegung und das Halten des Kontaktes durch das Personal der eigentlichen Therapiestation – auch während des Verbleibs auf der geschlossenen Station – ist therapeutisch ausgesprochen effektiv, da der Patient so gerade in suizidalen Krisen die Erfahrung machen soll und kann, nicht einfach nur abgeschoben zu werden, wenn und weil es ihm schlecht geht, sondern daß es möglich ist, auch in Problemsituationen gehalten zu werden – entgegen den bisherigen Erfahrungen innerhalb der Familie oder eines Heimes.

Stets ist zu prüfen, ob es sich um eine reale Gefährdung handelt oder um reines Agieren des Patienten mit dem Ziel, auszutesten, ob er auch in schwierigen Situationen, in Situationen als „trotziges Kind“, wirklich gehalten wird, oder aber weiterhin immer dann von den Bezugspersonen verlassen wird, wenn er „schwierig“ wird. Hier handelt es sich um eine unbewußte Inszenierung, nicht um eine böswillige Prüfung des Personals. Und es ist wichtig, in diesen Momenten die dem Agieren zugrundeliegende Dynamik zu erkennen und anzusprechen, um einen solchen Moment therapeutisch zu nutzen und nicht gewissermaßen dem Unbewußten des Patienten aufzusitzen und mitzuagieren. Dieses könnte therapeutische Fortschritte zunichte machen und eine weitere Behandlung erschweren.

Besonders problematisch wird es, wenn das Personal der Station mitagiert oder gar seinerseits unbewußt ein Kränkungserlebnis inszeniert, um eine Situation herzustellen, in der ein vom Personal im Innersten abgelehnter Patient „endlich“ per Abschiebung mittels des PsychKG von der Station verschwinden „muß“.

Bei keinem anderen Krankheitsbild sind also rechtliche Maßnahmen von so großer psychodynamischer Bedeutung wie bei Borderline-Störungen und kann das Gesetz so leicht für die Entfernung eines problematischen Patienten mißbraucht werden. Daher ist eine psychodynamische Analyse der Situation jedem Vollzug einer Zwangsunterbringung vorzuschalten.

5.2 Betreuungsrecht

Das Betreuungsrecht ist Bestandteil des bundesweit gültigen Bürgerlichen Gesetzbuches (BGB). Im Gegensatz zum PsychKG ist hier eine Maßnahme – auch die einer geschlossenen Unterbringung – nicht allein zur Abwendung der ganz akuten Gefahr gedacht, sondern zuvorderst zum allgemeinen Wohl des Patienten. Die Gründe für eine Zwangsunterbringung gem. BGB können vielfältiger Natur sein, unter anderem durchaus auch eine chronische Gefährdung im Sinne einer Selbst- und/oder Fremdaggression. Zumeist handelt es sich dann um eine langdauernde Suizidalität, die zu einer Unterbringung gem. BGB führt, und wir zögern nicht, in einer solchen Situation eine derartige Unterbringung beim Gericht zu erwirken.

Eine geschlossene Unterbringung gemäß BGB kann ferner verfügt werden, wenn ein Borderline-Patient durch seine Störung so in der Lebensführung beeinträchtigt ist, daß ein schwerer (psychosozialer) Schaden vermeintlich nur durch eine Therapie – selbst gegen den Willen des Kranken – abgewendet werden kann. Eine Unterbringung aus diesen eher im Diffusen bleibenden Gründen, die manchmal (durch wessen Intention auch immer) auf den Versuch eines „aus dem Verkehr ziehen" zurückzuführen sind, erscheint selten sinnvoll. Denn eine Psychotherapie – und letztlich muß es sich um eine solche handeln, wenn eine nicht nur kurzdauernde Stabilisierung erreicht werden soll – läßt sich nicht oder allenfalls in Ausnahmefällen erzwingen.

Ein solcher Ausnahmefall lag bei der 21jährigen Frau A. vor, die fünf Jahre das Bett in der Wohnung ihrer Großmutter nicht verlassen hatte. Nur nachts ging sie gelegentlich aus der Wohnung, sofern sie sich unbeobachtet fühlte. Wir deuteten dies als gigantischen Machtkampf, den bei vordergründiger Betrachtung Frau A. nur gewinnen konnte – allerdings um den Preis der Aufgabe eines jeden sozial integrierten Lebens, eines „psychischen Selbstmordes". Die gesamte Familie fühlte sich zu recht tyrannisiert und bekam auf diese Weise heimgezahlt, was Frau A. von Vater und Mutter einst angetan worden war, wie wir fremdanamnestisch erfuhren. Das Gericht ordnete eine Unterbringung gem. BGB an, da es keine Chance sah, daß auf eine andere und weniger einschneidende Weise mit der längst überfälligen Therapie begonnen werden könnte. Da sich der Machtkampf erwartungsgemäß auf der Station fortsetzte, konnte nur eine längerfristige Unterbringung die Chance für eine Behandlung mit sich bringen. Eine lediglich wenige Wochen andauernde Unterbringung wäre aus therapeutischer Sicht nur zum Schaden von Frau A. und in dieser Zeit nicht der mindeste Behandlungserfolg zu erwarten gewesen.

In diesen Ausnahmefällen sollte jedoch bedacht werden, daß auch eine geeignete Station, also eine Station mit speziellem Angebot und vor allem mit einem gegenüber Borderline-Patienten verständnisvollen und empathischen Team, verfügbar sein sollte. Eine Unterbringung auf einer Station primär für Psychotiker führt selten dazu, daß eine echte Therapiebereitschaft zu erarbeiten ist, sondern fördert nur die Widerstände des Patienten gegen die Psychiatrie im allgemeinen und Psychotherapie im besonderen.

Manchmal ist es hingegen sinnvoll, eine gesetzliche Betreuung eines Patienten für bestimmte und konkret zu benennende Aufgabenkreise einzurichten. Trotz erster Proteste und Widerstände erleben die Patienten es dann meistens doch als entlastend, wenn ein Betreuer sich z.B. um die desolate Finanzsituation oder um den Erhalt einer gekündigten Wohnung kümmert. Dieses kann zu einer Entlastung der therapeutischen Beziehung zum Arzt bzw. Psychologen führen, da für den Patienten die alltäglichen Probleme weniger drängend werden und er deshalb mehr Kraft und Zeit auf die psychotherapeutischen Prozesse im engeren Sinne verwenden kann oder weil ihm ein „Agierfeld" genommen ist.

Eine Betreuung mit dem Aufgabenkreis Behandlung allein zum Zwecke der Initiierung einer Psychotherapie ist hingegen nur höchst selten erfolgversprechend. Wie gesagt: Psychotherapie läßt sich nicht mit Hilfe der Justiz erzwingen. Selbst wenn ein Patient mit einer Behandlungsauflage regelmäßig zu den Sitzungen erscheinen sollte, so ist doch fraglich, ob er sich unter dem Druck der Betreuung auf eine therapeutische Beziehung wirklich einzulassen vermag.

Nicht minder problematisch ist eine Betreuung mit dem Aufgabenkreis „Aufenthaltsbestimmung". Zwar befürworten wir eine solche Betreuung gelegentlich bei jenen Patienten, die immer und immer wieder mit auto- und fremdaggressiven Impulsen aus der Klinik entweichen (wollen), um im Fall des Falles mit Hilfe des Betreuers rasch Maßnahmen zum Schutz des jeweiligen Patienten oder anderer Personen einleiten zu können. In der Regel aber fühlt sich ein Borderline-Patient durch eine solche formale Beschneidung der persönlichen Entscheidungsfreiheit so sehr in seiner Autonomie eingeschränkt, daß die Betreuung nach dem Motto „jetzt erst recht nicht" kontraproduktiv wirkt. Folglich entstünde ein über Verweigerung ausgetragener Machtkampf, dem sich ein erfahrener Therapeut nur unter großer Mühe entziehen könnte und den ein weniger erfahrener Behandler verlöre.

5.3 Strafrecht

Bei Notwendigkeit einer rechtlichen Würdigung, ob die Verurteilung eines Patienten wegen strafrechtlich relevanter Delikte möglich ist, wird seitens der Gerichte immer wieder bei dem zuständigen Therapeuten angefragt, ob dieser ein Gutachten über den Patienten/Täter erstatten könne. Aus therapeutischen Gründen sollte dieses – von wenigen Ausnahmesituationen abgesehen – grundsätzlich abgelehnt werden, da der Therapeut aufgrund der komplexen Übertragungs- und Gegenübertragungssituation kaum je zu einer so grundlegenden Neutralität in der Lage ist, wie es vom Gutachter erwartet werden muß.

Außerdem würde sich der Therapeut als Gutachter zum Verbündeten entweder der „guten" Seite oder der „bösen" Seite des Patienten machen müssen, also über die Justiz aktiv zugunsten des Erhalts der Spaltung eingreifen – dieses behindert ein Fortkommen in der Therapie und macht diese unter Umständen sogar völlig unmöglich. Egal wie das Gutachten ausfällt: Die Übertragung würde durch die Begutachtung nachhaltig und zum Schaden der Therapie beeinflußt werden; sie führte entweder zu vermehrter Idealisierung oder massiver Abwertung des Gutachters sprich Therapeuten.

Frau B. war bei uns behandelt worden, jedoch wiederholt und auch nach mehrfachen „gelben Karten" häufig verspätet oder erst am folgenden Tag auf die Station zurückgekehrt – beispielsweise war sie weggeblieben, nachdem sie einen Mann „aufgerissen" hatte, um mit ihm die Nacht zu verbringen, wodurch sie eine Reduzierung innerer Spannung und Leere zu erreichen suchte. Schließlich fand ein Gespräch statt, in dem wir ihr mitteilten, daß unter den bisherigen Umständen eine Therapie nicht sinnvoll sei. Wir sähen zwar ihr Bemühen, aber es sei offensichtlich noch nicht der richtige Zeitpunkt für die Durchführung einer konsequenten Therapie. Solange sie nicht in der Lage sei, ihre Leere und Spannung mit uns zu bearbeiten, statt sich allein mittels Sexualität über diese Phasen hinwegzuhelfen, sei eine Therapie im eigentlichen Sinne zum Scheitern verurteilt. Es folgte die Entlassung mit den – ehrlich gemeinten – Worten, Frau B. könne, wenn sie erneut einen Anlauf nehmen wolle, den nächsten dann freien Platz bekommen. Frau B. reagierte panisch, konnte unsere Ansicht jedoch soweit annehmen, daß sie in der Folgezeit regelmäßig zu Besuchen auf der Station erschien. In dieser Zeit bekamen wir von einem Gericht die Akte eines Verfahren auf den Tisch, für das wir ein Gutachten über Frau B. fertigen sollten. Sie war zwar nicht mehr unsere Patientin und formal wäre eine Befangenheit kaum zu begründen gewesen. Wir gingen jedoch davon aus, daß sie in absehbarer Zeit erneut bei uns aufgenommen werde und dann einer Therapie jede Basis entzogen wäre. Auch hätte die Begutachtung durch einen Therapeuten die (wenigen) in der Therapie von Frau B. zugelassenen Erfahrungen zunichte gemacht und ihre generelle Bereitschaft zu einer Psychotherapie – wo und bei wem auch immer – reduziert oder gar aufgehoben. Deshalb baten wir das Gericht, den Gutachtenauftrag an einen unbeteiligten Kollegen weiterleiten zu dürfen. Dieses hatten wir zuvor mit Frau B. präzise besprochen und sie äußerte sich ebenso wie das Gericht zustimmend. So konnte die Basis für die weiterhin dringend notwendige stationäre Psychotherapie erhalten und vermieden werden, daß Frau B. erneut die Erfahrung machen mußte, daß ein Entgegenbringen von Vertrauen doch immer zu einer Enttäuschung führt.

Gutachter in Strafverfahren gegen Borderline-Patienten müssen die Psychopathologie beschreiben und psychodynamische Zusammenhänge erkennen und erklären. Die Frage an den Sachverständigen wird außer in den seltenen Situationen einer psychotischen Symptomatik oder eines dissoziativen Zustandes des Delinquenten kaum je sein, ob er in der Lage war, das Unrecht seiner Tat (im Sinne der §§ 20 und 21 StGB) einzusehen, denn hierzu ist ein Borderline-Patient fast immer fähig. Entscheidend ist vielmehr die Frage, ob der zu begutachtende Patient zur Tatzeit in der Lage war, nach dieser Einsicht zu handeln – das zweite Kriterium für eine aufgehobene oder eingeschränkte Schuldfähigkeit im Sinne der §§ 20 und 21 StGB. Hier ist sorgfältig unter besonderer Berücksichtigung der Psychodynamik zu prüfen, ob eine Situation zu der Tat geführt hat, die es dem Probanden nicht mehr ermöglichte, der in der Regel vorhandenen Einsicht zu folgen – etwa im Rahmen einer Kränkungssituation mit der Folge einer Körperverletzung. Oder auch aufgrund eines intrapsychischen Mechanismus, der von dem Patienten nicht willentlich beeinflußbar ist, ihn zu selbstschädigendem delinquenten Verhalten zwingt und damit einer „automatischen" masochistischen Psychodynamik folgt.

Herr A. berichtete, daß er eigentlich immer irgendwie auf der Flucht vor dem sich Wohlfühlen gewesen sei. Ein derartiges Wohlbefinden habe er sich nie zugestehen können, das zudem mit dem Aufkommen schrecklicher und unbestimmter Ängste verbunden gewesen sei; er habe dann gedacht, daß es ihm nicht zustehe, und daraufhin die angenehme Situation zerstört. Irgendwie hätte er nie die Mitte gefunden, nie eine Balance herstellen können, habe er immer zwischen den Extremen geschwankt. Dabei sei ihm immer klar gewesen, was er getan habe, und er habe stets gewußt, wenn er „Scheiße gebaut" habe. Das sei ja das Schlimme. Ihm sei vorab bewußt gewesen, was er anrichten und welche Folgen das haben werde. Aber es sei gewesen, als habe sich ein Kippschalter umgelegt, von dem er selbst nie erfahren habe, wo der zu finden sei. In solchen Momenten habe er sich unausweichlich so gefühlt, daß er irgend etwas zerstören mußte: „Ich habe immer genau gewußt, was ich getan habe. Ich habe mein Glück freiwillig mit Füßen getreten." Nun wolle Herr A. gerne den Kippschalter finden, der den Mechanismus auslöse. So habe er noch nie über sich gesprochen, selbst seine Frau habe ihn gar nicht wirklich gekannt: „Ich habe eine Todesangst, jemanden in mich hineingucken zu lassen." Im Moment quäle ihn jedoch am meisten die Sorge, daß er seinem Sohn das antun könne, was sein Vater ihm angetan habe. Dies sei der hauptsächliche Grund für den Versuch, den Kippschalter-Mechanismus nunmehr zu ergründen. Erst danach, so hoffe er, müsse er nicht weiter sehenden Auges zerstörerisch agieren.

Fälschlicherweise wird zu oft nach dem Motto verfahren „Psychopathen sind nicht krank, sondern gehören in den Knast": Erstens handelt es sich nicht um Psychopathen und zweitens kann ein aggressiver Impulsdurchbruch ein Symptom einer Störung eines Menschen sein, der außerhalb eines solchen Durchbruches völlig ungestört wirkt. Erst die Untersuchung der Beziehungen, der Übertragungen und der psychischen Struktur (unter besonderer Würdigung der Abwehrmechanismen) des Täters können Aufschluß geben, ob es sich um einen Kriminellen oder einen Kranken handelt. Juristisch handelt es sich bei Borderline-Störungen um – so der Terminus im Gesetz – eine „andere seelische Abartigkeit", die durchaus die Anwendung der §§ 20,21 StGB zuläßt. Allerdings: Wenn ein Patient etwa Personal angreift oder in nennenswertem Rahmen Sachbeschädigung begeht, zögern wir nicht mit einer Strafanzeige. Hier sind neben therapeutischen Zielen die Fürsorgepflicht gegenüber dem Personal und der Schutz anderer Patienten zu berücksichtigen und höher anzusetzen als die Aufrechterhaltung einer einzelnen therapeutischen Beziehung um jeden Preis. Dieser Preis könnte nämlich der Verlust mehrerer anderer therapeutischer Beziehungen sein, wenn diese anderen Patienten sich auf der Station nun nicht mehr gegen Gewalt von außen geschützt fühlen können. Jeder einzelne Patient hat das Recht, vor Angriffen durch andere Personen geschützt zu werden. Auch ist es eine therapeutische Notwendigkeit, in derart eindeutigen Situationen dem aggressiven Patienten eindeutige Grenzen zu setzen.

Entgegen dieser rationalen Einsicht stehen oft positive Gegenübertragungsgefühle gegenüber dem aggressiven Patienten. Gerade derartige Konflikte im Therapeuten spiegeln das innere Erleben des Patienten wieder und sind schon deshalb nicht vermeidbar. Diese Widersprüche wahrzunehmen und auszuhalten, ohne Empathie und technische Neutralität zu verlieren, gehört zu den wesentlichen Voraussetzungen für einen konstruktiven Umgang mit Borderline-Patienten.

6 Verzeichnis der verwendeten Fachausdrücke

Abstinenz: Mit Hilfe der therapeutischen Abstinenz wird vermieden, daß dem Patienten seine (neurotischen) Wünsche und (vordergründigen) Bedürfnisse durch den Therapeuten erfüllt werden, wodurch die Symptome verdeckt und ihre Bearbeitung erschwert würden. Der Therapeut behält also seine eigentliche Rolle bei und läßt sich nicht eine andere von dem Patienten aufdrängen: Der Therapeut bleibt neutral. Zur Abstinenz gehört es, keine konkreten Ratschläge zu erteilen, so sehr der Patient dies auch wünscht. Durch die Einhaltung der Abstinenz wird es in der Psychoanalyse möglich, daß der Therapeut die Rolle übernimmt, die der Patient ihm unbewußt zuweist: Die Abstinenz wird dadurch zu einer Voraussetzung für die Übertragung.

Abwehr: Unbewußter seelischer Prozeß, der die Psyche (genauer: das Ich) vor Gefahren schützen soll. Die Art der Abwehr ist bei jeder Person individuell gestaltet. Zur Verfügung stehen dafür die Abwehrmechanismen (s. unten). Die Abwehr steht im Dienst der Linderung unerträglicher Affekte (z.B. Angst und Depression).

Abwehrmechanismus: Überbegriff für unbewußte Prozesse, die nicht-willentlich eingesetzt werden, um ängstigende oder unangenehme Affekte, Vorstellungen und Triebregungen aus dem Bewußtsein fernzuhalten oder zu eliminieren. Zu den Abwehrmechanismen zählen u.a. Sublimierung, Verdrängung, Verleugnung, Identifizierung, Projektion, Rationalisierung, Spaltung, Idealisierung. Abwehrmechanismen sind normale seelische Vorgänge, die unbewußt von jedem Menschen angewendet werden. Erst wenn durch einen Abwehrvorgang nicht mehr die Vermeidung psychischer oder psychosomatischer Symptome gelingt, sind sie psychotherapeutisch zu bearbeiten.

Affekt: Ausdruck für jede Art von Gefühlen und Emotionen.

Agieren: Ein Mensch agiert, wenn er unbewußt Phantasien in Handlungen umsetzt und hierdurch unreflektiert die Beziehung zu Personen in der Umgebung prägt und oft auch belastet, da ihm eine „reife" Beziehung nicht möglich ist. Agieren ist also kein bewußtes Inszenieren. Durch die symbolische und eben nicht verbale Art des Ausdrückens von Wünschen oder Ängsten ist ein adäquates Reagieren für das Gegenüber schwierig.

Ambitendenz: Die parallele Existenz sich widersprechender Bestrebungen oder Antriebe. Ambivalenz des Wollens.

Ambivalenz: Die parallele Existenz sich widersprechender Wünsche oder Gefühle (z.B. Haß – Liebe).

Anhedonie: Die Unfähigkeit, freudevolle Gefühle zu empfinden oder wahrzunehmen. Das Fehlen von purem Vergnügen und Genießen in lustvollen Situationen.

Anorexia nervosa: Nach Hoffmann und Hochapfel (1995) sind drei wichtige psychodynamische Faktoren zu nennen: die Abwehr der weiblichen Identität, die Abwehr des Essens als Kampf gegen den Wunsch nach Verschmelzung mit der Mutterfigur oder als Möglichkeit der Trennung von der Mutterfigur sowie der Kampf um Autonomie.

Archaisch: Archaisches Denken ist das „primitive" Denken von Kindern, bei dem mit Selbstverständlichkeit objektiv Unvereinbares miteinander in Verbindung gebracht wird. Psychisch Gestörte können unter bestimmten Umständen in dieses Denken zurückfallen. Siehe auch „primärprozeßhaftes Denken".

Compliance: Jenes Verhalten des Patienten, das von der Befolgung ärztlicher Verordnungen und Ratschläge bestimmt ist. Bei Fehlen einer Compliance nimmt der Patient z.B. die verordneten Medikamente nicht ein oder verweigert er angeratene Untersuchungen. Besonders bei Borderline-Patienten sollte jedoch „ohne Compliance" nicht mit „unfolgsam" oder gar „schlecht" gleichgesetzt werden, da z.B. das Verweigern einer Medikamenteneinnahme meistens Ausdruck der Störung und also ein Symptom ist. Ein Symptom kann aber weder gut noch schlecht sein, sondern es ist vorhanden oder eben nicht; ein Therapeut sollte ein Symptom nicht moralisch werten.

Dekompensation: Das Versagen einer Kompensation, also das Wiederauftreten eines Symptoms oder Symptomenkomplexes, wenn bis dato stabilisierende Faktoren entfallen sind.

Delinquenz: Vergehen, Straffälligkeit. Der Begriff bezeichnet das Vorhandensein der strafrechtlichen Relevanz eines Verhaltens (wie Diebstahl, Mord etc.), ohne jedoch etwas über den Beweggrund zum Begehen dieser Straftat auszusagen. Selbst das Strafrecht (StGB) unterscheidet bezüglich des Motives eines delinquenten Verhaltens (Mundraub, Diebstahl, Notwehr, Körperverletzung mit Todesfolge, fahrlässige Tötung, Totschlag, Mord) sowie bezüglich der innerpsychischen Situation des Delinquenten (schuldfähig vs. nicht schuldfähig). Umso mehr sollten aus psychiatrisch-psychotherapeutischer Sicht die inter- wie intrapersonalen Hintergründe eines formal gesehen delinquenten Verhaltens betrachtet werden. Beispielsweise ist bei Borderline-Patienten zu differenzieren zwischen fremdaggressiver (sadistischer) Delinquenz mit dem u.U. unbewußten Ziel, primär andere zu schädigen, sowie autoaggressiver (masochistischer) Delinquenz mit der Intention, sich im Grunde selbst zu schädigen – etwa, wenn eine Tat unbewußt auf eine Weise begangen wird, daß die Ergreifung des Täters zwingend erfolgen muß und letztlich masochistische Strebungen des Delinquenten (etwa die Bestrafung im allgemeinen oder die Inhaftierung einschließlich des daraus resultierenden Behandeltwerdens im Gefängnis im besonderen) befriedigt werden.

Deviation: Abweichung, hier insbesondere Abweichung von der Norm bezüglich des sexuellen Verhaltens.

Dysphorie: Der Euphorie entgegengesetzte Stimmungslage, die von Angst, Depression, Unruhe und Reizbarkeit/Gereiztheit geprägt ist. Gegensatz: Euphorie.

Empathie: Die Fähigkeit, sich in einen anderen Menschen – in dessen Fühlen, Denken und Erleben – einzufühlen, ihn also einfühlend zu verstehen.

Es: Bezeichnung für den „innerseelischen Raum" unbewußter Wünsche und Triebe sowie für damit verbundene, aber meist verdrängte Phantasien. Das Es beinhaltet auch frühkindliche Konflikte, die wegen ihrer Bedrohlichkeit aus dem Bewußtsein „entfernt" wurden, um seelisches „Überleben" zu ermöglichen.

Freie Assoziation: Bei der freien Assoziation im Rahmen einer Psychotherapie teilt der Patient dem Therapeuten spontan und ungefiltert mit, was ihm gerade „zufällig" zu einem Begriff oder Thema einfällt.

Gegenübertragung: Nicht nur der Patient entwickelt eine Übertragung auf den Therapeuten, sondern dieser auch auf den Patienten – dieses ist dann die Gegenübertragung. Die Gegenübertragung bezeichnet also die gesamte emotionale Reaktion des Therapeuten auf den Patienten und dessen Übertragung. Bei dem professionellen Umgang mit psychiatrischen Patienten (insbesondere, aber nicht nur im Rahmen einer Psychotherapie) muß der Therapeut, der Psychiater, aber auch das Pflegepersonal immer wieder die eigene Gegenübertragung hinsichtlich des Patienten überprüfen, damit dieser beispielsweise nicht jene Aggressionen „abbekommt", die eigentlich zu der Beziehung des Therapeuten zu einer anderen Person (dem Vater, dem eigenen Kind, dem Partner, dem Vorgesetzten, einem anderen Patienten) gehören. In der klassischen Terminologie bezeichnet die Gegenübertragung ausschließlich die unbewußten („neurotischen") Probleme des Therapeuten, die durch den Patienten im Rahmen der Therapie aktiviert werden und gewissermaßen unbemerkt die Therapie beeinflussen: Zum Nachteil des Patienten, da therapeutische Interventionen nun aufgrund unbewußter Probleme des Therapeuten durchgeführt werden und somit mehr mit dem Therapeuten als mit dem Patienten zu tun haben. Zur Vermeidung solcher Gegenübertragungsreaktionen sollte der Therapeut seine eigenen Probleme, Widerstände und Komplexe kennen - aus diesem Grund ist ein wichtiger Teil der Ausbildung in psychoanalytischer bzw. tiefenpsychologisch fundierter Psychotherapie die Lehranalyse, in der der angehende Therapeut eben diese Seiten bei sich kennenlernt und dieses Wissen über sich selbst in der Therapie von Patienten zu deren Wohl berücksichtigt. Heute hat der Begriff der Gegenübertragung eine wichtige Erweiterung erfahren - siehe hierzu Kapitel 2.3.

Genetische Deutung: Deutung der Angaben eines Patienten hinsichtlich der möglichen lebensgeschichtlichen Ursache eines Symptoms oder Verhaltens (Genese = Entstehung, Ursprung).

Genetische Rekonstruktion: Die Herstellung der Verbindung von Übertragung, äußerer Realität, Vergangenheit und Abwehr mit der angenommenen unbewußten Vergangenheit des Patienten. Die Formulierung einer genetischen Rekonstruktion eines Therapeuten seinem Patienten gegenüber kann so lauten (Kernberg, Selzer et al. 1993; S. 25): „Das Peitschen von Prostituierten und das harte Umgehen mit mir haben ähnliche Funktionen: Sie verhalten sich wie Ihr Vater in einer Macho-Art, statt Ihren Wünschen nachzugeben, von mir umsorgt und sexuell penetriert zu werden. Darin wiederholt sich Ihr Kindheitswunsch, Ihre Mutter bei Ihrem Vater zu ersetzen, indem Sie sich ihm sexuell unterwerfen."

Hysterie: Neurose, bei der sowohl körperliche Symptome (Konversionssymptome) wie Lähmung oder Blindheit auftreten können wie auch Bewußtseinsstörungen und dissoziative Phänomene. In Beziehungen (nicht nur zum Partner) fällt theatralisches Verhalten mit einer Dramatisierungstendenz auf. Auf äußere Reize wird überschießend reagiert, wobei die eigenen Bedürfnisse besonders deutlich im Zentrum des Erlebens, Fühlens und Handelns stehen. Daneben fallen rasche Stimmungswechsel auf. Eine Sexualisierung von auch alltäglichen Aktivitäten dient jedoch weniger der Initiierung tatsächlicher sexueller Liebe, sondern dem Ziel, von anderen bewundert und geschätzt zu werden. Einerseits besteht der Wunsch nach infantiler Abhängigkeit vom Partner, andererseits wird die Initiative nicht abgegeben, sondern konsequent ausgelebt. Jeder Anschein von Schwäche wird vermieden - ausgenommen bei körperlichen Symptomen und Bewußtseinsstörungen („Ohnmacht").

Identifizierung: Abwehrmechanismus, bei dessen Vorhandensein eine Person Ziele, Verhaltensweisen oder auch Affekte einer anderen Person übernimmt. Bei Identifizierung mit einer als bedrohlich erlebten Person wird so der Versuch unternommen, die Bedrohlichkeit dieser Person zu verringern. (s. Kap. 2.2.3)

Ich: Als Ich wird eine innere Instanz bezeichnet, die sich aufgrund der psychosozialen Erfahrungen entwickelt und vereinfacht als Instanz der Realitätswahrnehmung und Realitätsanpassung bezeichnet werden kann. Die Existenz eines reifen Ichs ist notwendig, damit eine Person sich als von anderen Personen verschieden und unabhängig empfinden kann. Das Ich „vermittelt“ zwischen Es und Über-Ich.

Ich-dyston: Eine Symptomatik, die von dem Patienten als nicht stimmig, als nicht zu ihm gehörig empfunden wird, wird als Ich-dyston empfunden. Zum Beispiel sind Halluzinationen dann Ich-dyston, wenn dem Patienten bewußt ist, daß diese normalerweise nicht bei ihm vorhanden sind und eine Wahrnehmungsstörung vorliegt.

Ich-Ideal: Durch die psychosoziale Entwicklung entstandenes inneres Bild bezüglich dessen, was anstrebenswert ist. Summe der Ansprüche und Erwartungen bezüglich der eigenen Person. Wenn das Ich-Ideal sich in realistischem Rahmen bewegt, wirkt es sich förderlich aus. Bei überhöhtem Ich-Ideal entsteht beispielsweise eine so große Lähmung, daß keinerlei Leistung mehr erbracht werden kann, denn wenn die Person eine Aufgabe dem Ich-Ideal entsprechend durchzuführen versuchte, müßte sie feststellen, daß sie den eigenen Ansprüchen nicht annähernd gerecht werden kann.

Ich-Leistung: Summe der Leistungen, zu denen das Ich in der Lage ist, beispielsweise die Fähigkeit, sich gegen andere Personen abzugrenzen und sich so schützen zu können.

Ich-Schwäche: Eine Schwäche in der Ich-Struktur, so daß ein reifes Ich nicht vorhanden ist. Ich-Schwächen entwickeln sich in den ersten Lebensphasen eines Menschen. Sie sind besonders eklatant bei Psychotikern, aber auch bei „Borderlinern“ deutlich vorhanden.

Ich-Struktur: Die Art, wie das Ich ausgebildet und entwickelt ist, also ungefähr dem „Charakter“ einer Person entsprechend. In der psychoanalytischen Literatur wird meist die depressive, schizoide, zwanghafte und hysterische Grundstruktur unterschieden.

Ich-synton: Eine Symptomatik, die von dem Patienten als stimmig, als zu ihm gehörig empfunden wird, wird als Ich-synton empfunden. So sind akustische Halluzinationen dann Ich-synton, wenn der Patient zweifelsfrei davon überzeugt ist, daß die Stimmen oder Geräusche wirklich vorhanden und also nicht Ausdruck einer Wahrnehmungsstörung sind.

Imago: Ein unbewußtes, permanent vorhandenes inneres Bild von Personen (s. unter Objekt), das den Umgang mit diesen – und anderen – Personen beeinflußt. Die entscheidenden und auch spätere Beziehungen beeinflussenden inneren Bilder betreffen die ersten Bezugspersonen, also in der Regel Vater und Mutter (Vaterimago, Mutterimago).

Individuation: Die Entwicklung einer eigenständigen, einer individuellen Identität, also die Ablösung von der Mutter, mit der zunächst nach der Geburt eine sog. Symbiose (s. dort) besteht.

Internalisierung: Verinnerlichung, beispielsweise von Werten. So kann eine Person die Wertvorstellungen des Vaters internalisiert haben.

Intrinsisch: Von innen heraus, das heißt durch in der Sache liegende Anreize bedingt.

Introjekt: Jene Anschauungen, Werte und Bestrebungen einer anderen Person, die unbewußt aufgenommen und in das eigene Ich einbezogen werden, werden als Introjekte bezeichnet.

Introjektion: Die Übernahme des Bildes oder Affektes einer anderen Person in das eigene Ich.

Inzidenz: Statistische Größe für die Häufigkeit des Neuauftretens einer bestimmten Krankheit innerhalb eines bestimmten Zeitraumes im Verhältnis zu der Zahl der exponierten Personen (Inzidenzrate).

Kastration: Mit Kastration z.B. des Sohnes sind Handlungen und Einflüsse des Vaters gemeint, die sich so zerstörerisch auf den Sohn auswirken, daß dieser sich später nicht als „echter Mann“ empfinden kann. Aber auch eine Frau ist durchaus in der Lage, sich kastrierend zu verhalten. Es handelt sich um eine symbolische Bedeutung des Wortes, also um eine psychische Entmannung, keinesfalls um eine konkrete, physische Handlung.

Komorbidität: Das parallele Vorhandensein verschiedener, auch getrennt auftretender Störungen, beispielsweise die gleichzeitige Existenz einer Suchterkrankung und einer Borderline-Störung.

Konversionssymptom: Ein Symptom mit hohem Symbolgehalt, bei dem unbewußte Konflikte körperlich ausgedrückt werden. Extreme Beispiele sind die psychogene Blindheit oder Lähmung. Jedes Körperorgan kann einbezogen werden. Sprichwörter deuten darauf hin („Ich kann das Elend nicht mehr sehen“, „Das schlägt mir auf den Magen“, „Da kommt die Galle hoch“, „Dünnschiß haben“, „Das ist wirklich herzzerreißend“).

Libido: Die Kraft der positiven und den anderen Menschen bejahenden Triebe, unter anderem des Sexualtriebes. Siehe auch Sublimierung.

Masochismus: Sexuelle (aber auch affektive) Abweichung, bei der Lust empfunden wird, wenn Erniedrigung und Schmerzzufügung erfahren werden. Häufig wird der Begriff auch im übertragenen Sinne, also nicht auf das Sexualleben bezogen angewendet: Unbewußte Schuldgefühle führen dazu, daß die Person sich immer wieder so verhält, daß ihr Schaden erwächst, daß die Person immer wieder in eine Opferposition gerät.

Narzißtische Persönlichkeit (Narzißmus): Eine seelische Störung mit Größenphantasien, einer ausgesprochen egozentrischen Einstellung, einem Mangel an Einfühlungsvermögen und Interesse für die Mitmenschen, dem Gieren nach Bewunderung und Anerkennung sowie einer extremen Kränkbarkeit und Empfindlichkeit gegen Zurücksetzungen. Auch die Entstehung einer Sucht hat mit einer narzißtischen Störung zu tun. Oft festzustellen sind zudem ein Mangel an Lebensfreude und eine depressive Stimmungslage.

Non-Responder: Ein Patient wird dann als Responder bezeichnet, wenn eine Wirkung auf die angewendete medikamentöse Behandlung festzustellen ist. Patienten, die nicht auf ein Medikament oder Medikamente ansprechen, sind hingegen Non-Responder.

Objekt: Nach psychoanalytischer Terminologie ist für eine Person (genauer: ein Selbst oder ein Ich) jeder Mensch (oder ein Tier oder ein Gegenstand) ein Objekt, zu dem diese Person eine wie auch immer geartete Beziehung aufgebaut hat. Ein Objekt muß nicht unbedingt ein reales anderes Wesen, sondern kann auch etwas nur in der Phantasie Vorhandenes sein. Entscheidend ist, daß von dem Anderen ein inneres Beziehungsabbild (das Objekt im eigentlichen Sinne) entstanden ist.

Objektbeziehungstheorie: Die psychoanalytische Theorie von der Beziehung zwischen einer Person (Subjekt) und anderen Personen (Objekten).

Objektkonstanz: Die Fähigkeit, zu einer anderen Person (Objekt) eine Beziehung zu entwickeln und diese Beziehung stabil zu verinnerlichen. Ohne Objektkonstanz ist die Entwicklung von Vertrauen zu anderen Menschen nicht möglich, etwa wenn die Eltern nicht als verläßliche Personen erlebt werden konnten. Menschen ohne die Fähigkeit zur Objektkonstanz können sich beispielsweise nicht vorstellen, daß ein Partner nach einer Reise zuverlässig zurückkehrt und durch eine Abwesenheit die Beziehung nicht zerstört wird.

Objektrepräsentanz: Das innere Bild einer anderen Person (eines Objektes).

Pan-Neurose: Eine Neurose, die unterschiedliche neurotische Symptome aufweisen kann. Eine Pan-Neurose kann gleichzeitig Zeichen beispielsweise einer hysterischen Neurose, einer Zwangsneurose, einer Angstneurose sowie vegetative Symptome zeigen.

Phobie: Angst, die nicht diffus ist, sondern sich auf konkrete Situationen (enger Raum, Fahrstuhl) oder Lebewesen (Spinnen, Schlangen) bezieht. Dabei entsteht die phobische Angst nicht aufgrund einer realen Gefahr, sondern als Folge einer unbewußten und in Verbindung mit dem angstauslösenden Faktor stehenden Symbolik. Die als von außen verursacht wahrgenommene Angst ist also Folge einer inneren Angst aufgrund unbewußter Konflikte.

Präödipal: Die sogenannte ödipale Phase beginnt etwa im dritten Lebensjahr. Präödipal heißt, vor dieser Phase liegend.

Prävalenz: Häufigkeit einer Krankheit zu einem bestimmten Zeitpunkt. Die Prävalenzrate bezeichnet die Häufigkeit der Erkrankung im Verhältnis zu der Zahl der untersuchten Personen.

Primärprozeßhaftes Denken: Das Denken, wie es einem Menschen in der ersten Lebensphase möglich ist. Diese Denkweise eines sehr jungen Kindes ist durch Zeitlosigkeit und Nichtvorhandensein von Logik charakterisiert: Alles ist unabhängig von allen Gesetzmäßigkeiten denkbar - etwa so wie im Traum.

Projektion: Das unbewußte Verkennen eigener (meistens nicht akzeptierter) Gefühle und Wünsche und deren „Unterbringen" in anderen Personen. Beispielsweise werden der eigene Haß und eigene „Fehler" (z.B. bei Faschisten) anderen Personen unterstellt, die dann aufgrund dieser „Fehler" abgelehnt oder sogar bekämpft werden. Die Projektion wird von allen Menschen als Abwehrmechanismus unbewußt benutzt.

Psychodynamik: Das Zusammenspiel aller psychischen Vorgänge, Affekte und Persönlichkeitsanteile einschließlich intra- und interpersonaler Beziehungsmomente.

Regression: Aus innerer Notwendigkeit entstehender und unbewußt stattfindender Rückschritt in der psychischen Entwicklung, zumeist zur Vermeidung oder Reduzierung einer Angst. So kann eine Person im Rahmen einer Regression beispielsweise nur mehr durch orale Handlungen (essen, trinken, lutschen) ein gewisses Maß an Befriedigung erlangen. Umkehr des vorwärtsgerichteten, inneren Reifeprozesses.

Repräsentanz: Das innere Bild, das eine Person von sich bzw. anderen Personen aufzubauen in der Lage ist.

Responder: Siehe unter Non-Responder.

Selbst: Die Gesamtheit der Person, der Inhalt des bewußten und unbewußten „Ich-Gefühls". Das Selbst ist von den wechselnden Inhalten des Bewußtseins unabhängig und stellt einen konstanten Faktor dar, während das Ich unter Umständen ständig wechselnde integrierende Leistungen und Funktionen zu erfüllen hat.

Selbstrepräsentanz: Das innere Bild des Selbst, das innere Bild, das eine Person von sich selbst hat.

Separations- und Individuationsphase: Die Entwicklungsphase des Kindes, in der sich das Kind von der Mutter abzugrenzen beginnt. Der Beginn liegt in der Symbiosephase der totalen Abhängigkeit etwa im 5. Lebensmonat und endet mit der ersten Verselbständigung des Kindes etwa im 36. Lebensmonat. Der Begriff wurde von Mahler geprägt (Mahler, Pine und Bergmann 1975, 1978).

Sublimierung: Die Sublimierung von (auch, aber nicht nur sexuellen und aggressiven) Trieben führt zu einer Umlenkung der Triebkraft auf andere, dann meistens nicht sexuelle bzw. aggressive Ziele. So kann die Sublimierung z.B. eines hohen Aggressionspotentials dazu führen, daß der Beruf eines Geistlichen oder Arztes mit besonderem Engagement ausgeübt wird.

Symbiose: Enge Lebensgemeinschaft, bei der beide Partner ausgeprägten Nutzen erfahren. Die symbiotische Bindung des Säuglings an die Mutter ist normal und sogar überlebensnotwendig. Wenn eine erwachsene Person jedoch ohne eine konkrete andere Person (Elternteil, Partner) psychisch nicht stabil, nicht wirklich lebensfähig ist, ist die Symbiose pathologisch, ist sie ein Relikt aus der frühkindlichen Entwicklung. Wichtig ist, daß nicht nur der vermeintlich Schwache eine problematische Rolle hat, sondern ebenfalls der vermeintlich Starke, denn auch dieser stabilisiert sich über diese seine Rolle. Eine Symbiose ist nur möglich bei gleichzeitigem Mitwirken beider Partner.

Systematisierung: Eine Systematisierung eines Wahns liegt vor, wenn nicht einzelne, miteinander nicht direkt in Verbindung stehende Wahninhalte vorhanden sind, sondern zwischen diesen ein direkter inhaltlicher Zusammenhang existiert.

Tardive Dyskinesie: Im Laufe einer Behandlung mit Neuroleptika unter Umständen auftretende Bewegungsstörung, die in der Regel nicht reversibel ist und sich beispielsweise durch ein auffälliges Grimassieren, das willentlich nicht beeinflußbar ist, äußert. Eine medikamentöse Beseitigung ist - anders als bei anderen neuroleptischen Nebenwirkungen - nicht möglich.

Über-Ich: Begriff für die im Laufe der psychischen Entwicklung (durch das Ich) angenommenen Normen und Werte. „Kontrollinstanz" des Es.

Übertragung: Der Prozeß einer Verlagerung eigener Affekte (genauer: Objektbeziehungsaspekte) auf eine andere Person, beispielsweise auf den Therapeuten. So kann der Patient jene Gefühle und Wünsche, die eigentlich auf den Vater gerichtet sind, dem Therapeuten „zuschieben", eben übertragen.

Unbewußt: Bezeichnung für jene psychischen Vorgänge und jene Ereignisse, die nicht ohne weiteres bewußt abgerufen und erinnert werden können. Das Verdrängte ist also unbewußt, mithin momentan nicht dem Bewußtsein zugänglich. Trotzdem beeinflußt das Unbewußte das Erleben, Handeln, Denken und Fühlen. Unbewußte Inhalte können - in der Therapie z.B. über Traumarbeit - nach und nach dem Bewußten zugänglich gemacht werden.

Vatermord: Aus der Mythologie abgeleiteter Begriff für jenen durchaus natürlichen Prozeß, der durch den gleichzeitigen biologischen Prozeß des Heranwachsens des Sohnes und des Alterns des Vaters dazu führt, daß schließlich der Sohn den Vater in der Rolle des „Familienoberhauptes" ablöst. Ein Vater, der sein Selbstwertgefühl primär über die Rolle als „Chefs" der Familie zu stabilisieren versucht, muß den Moment der Machtumkehr in der Beziehung zu seinem Sohn fürchten und kann durch dessen frühzeitige „Kastration" (s. dort) versuchen, diesen Moment des „Vatermordes", also letzlich des Verlustes seiner Machtposition, zu verhindern.

Verdrängung: Ein Abwehrmechanismus, durch den subjektiv belastende, bedrohliche oder als verwerflich empfundene Vorstellungen und Wünsche dem bewußten Zugang entzogen und in das Unbewußte verlagert werden. Nur durch Verdrängung ist ein seelisches Überleben möglich, denn ein ständiges und gleichzeitiges Bewußtsein aller seelischer Probleme und Belastungen hätte einen „seelischen Kollaps" zur Folge. Eine (unbewußte) Überforderung dieses Mechanismus führt zur Entstehung neurotischer Symptome.

Verleugnung: Das unbewußte Leugnen von Gefühlen oder Realitäten vor dem eigenen Ich oder vor anderen Personen. Die Verleugnung ist nicht identisch mit dem Lügen, da das Lügen - anders als die Verleugnung - ein bewußter und somit willentlich beeinflußbarer Vorgang ist.

Verschmelzung: Mit einer anderen Person psychisch eine Einheit bilden. Verschmelzungsphantasien haben Menschen, die keine ausreichende Selbst-Struktur haben, so daß sie einer anderen Person bedürfen, um psychisch zu „überleben". Das Objekt der Verschmelzung muß in den Augen jener Person mit den Verschmelzungswünschen ständig verfügbar und anwesend sein; sonst entsteht ein Gefühl seelischer Auflösung und Bedrohung, da das Objekt zum Ersetzen der fehlenden eigenen Selbst-Struktur notwendig ist. Eine psychische Stabilität erscheint unbewußt ohne das Objekt (das Selbst-Objekt) nicht erreichbar.

Widerstand: Alle intrapsychischen Prozesse, die sich auch in Äußerlichkeiten äußern können (bei wiederholtem Zuspätkommen: der Bus sei wieder einmal vor der Nase weggefahren) und seitens des Patienten unbewußt (z.B. ein Vergessen wichtiger Affekte und lebensgeschichtlicher Ereignisse) eingesetzt werden, um den Therapeuten und sich selbst an dem Zugang zum Unbewußten zu hindern. Die Aufdeckung der Formen und Inhalte des Widerstands gibt wichtige Hinweise auf die psychische Struktur des Patienten.

Literaturverzeichnis

Ackenheil M. Das biochemische Wirkprofil von Zotepin im Vergleich zu anderen Neuroleptika. Fortschr Neurol Psychiat 1991; 59 (Sonderheft 1): 2-9.

Akhtar S, Byrne JP, Doghramji K. The demographic profile of borderline personality disorder. J Clin Psychiatry 1986; 47: 196-8.

Akiskal HS, Chen SE, Davis GC, Puzantian VR, Kashgarian M, Bolinger JM. Borderline: an adjective in search of a noun. J Clin Psychiatry 1985; 46: 41-8.

American Psychiatric Association. Diagnostic and statistical manual of mental disorders (DSM-III-R). Washington D.C.: American Psychiatric Association 1987.

American Psychiatric Association. DSM-IV draft criteria. Washington D.C.: American Psychiatric Association 1993.

Anhörung im Mainzer Landtag. Thema: „Gewalt gegen Frauen und Mädchen". Die Rheinpfalz vom 16.11.1989.

Appelbaum PS, Roth LH, Lidz C. The therapeutic misconception: informed consent in psychiatric research. Int J Law Psychiatry 1982; 5: 319-29.

Armelius BA, Kullgren G, Renberg E. Borderline diagnosis from hospital records. J Nerv Ment Dis 1985; 173: 32-4.

Bassler M, Hoffmann SO. Die therapeutische Beziehung im Rahmen von stationärer Psychotherapie. Psychother Psychosom med Psychol 1993; 43: 325-32.

Beckmann D, Brähler E, Richter HE. Der Gießen-Test. Bern, Stuttgart, Toronto: Huber 1972.

Benner DG, Joscelyne B. Multiple personality as a borderline disorder. J Nerv Ment Dis 1984; 172: 98-104.

Bleuler E. Die Prognose der Dementia praecox (Schizophreniegruppe). Allg Zeitschr f Psychiatrie u Psychisch-Gerichtliche Medizin 1908; 65: 436-64.

Bleuler E. Lehrbuch der Psychiatrie. Berlin: Julius Springer 1916.

Bleuler E. Lehrbuch der Psychiatrie. Berlin, Heidelberg, New York: Springer 1983.

Bonnet KA, Redford HR. Levodopa in borderline disorders. Arch Gen Psychiatry 1982; 39: 862.

Brady KT. Weight gain associated with psychotropic drugs. South Med J 1989; 82: 611-7.

Breuer J, Freud S. Studien über Hysterie. Frankfurt: Fischer 1893, 1991.

Brinkley JR, Beitman BD, Friedel RO. Low dose neuroleptic regimes in the treatment of borderline patients. Arch Gen Psychiatry 1979; 36: 319-26.

Brown JH, Berkal A, Barakat S, McIlwraith R. Personality diagnosis and illness diagnosis. Can J Psychiatry 1985; 30: 428-33.

Brüder Grimm. Die Kinder- und Hausmärchen der Brüder Grimm. Urfassung. Lindau: Antiqua 1812/1814.

Brüder Grimm. Märchen der Brüder Grimm. München, Zürich: Droemer 1937.

Bryer JB, Nelson BA, Miller JB, Krol PA. Childhood sexual and physical abuse as factors in adult psychiatric illness. Am J Psychiatry 1987; 144: 1426-30.

Byrne CP, Velamoor VR, Cernovsky ZZ, Cortese L, Loszytin S. A comparison of borderline and schizophrenic patients for childhood life events and parent-child relationships. Can J Psychiatry 1990; 35: 590-95.

Carmen EH, Rieker PP, Mills T. Victims of violence and pychiatric Illness. Am J Psychiatry 1984; 141: 378-83.

Castaneda R, Franco H. Sex and ethnic distribution of borderline personality disorder in an inpatient sample. Am J Psychiatry 1985; 142: 1202-3.

Charry D. The borderline personality. Am Fam Physician 1983; 27: 195-202.

Chessik RD. The psychotherapy of borderland patients. Am J Psychotherapy 1966; 20: 600-14.

Chessik RD. Intensive psychotherapy of the borderline patient. New York: Aronson 1977.

Chopra HD, Beatson JA. Psychotic symptoms in borderline personality disorder. Am J Psychiatry 1986; 143: 1605-7.

Clark LP. Some practical remarks upon the use of modified psychoanalysis in the treatment of borderland neuroses und psychoses. Psychoanal Rev 1919; 6: 306-8.

Clary WF, Burstin KJ, Carpenter JS. Multiple personality and borderline personality disorder. Psychiatr Clin North Am 1984; 7: 89-99.

Cole JO, Salomon M, Gunderson J, Sunderland P, Simmonds P. Drug therapy in borderline patients. Compr Psychiatry 1984; 25: 249-54.

Cowdry RW. Psychopharmacology of borderline personality disorder: a review. J Clin Psychiatry 1987; 48: 8 Suppl 15-25.

Cowdry RW, Gardner DL. Pharmacotherapy of borderline personality disorder: alprazolam, carbamazepine, trifluoperazine and tranylcyclopromine. Arch Gen Psychiatry 1988; 45: 111-9.

Deneke FW, Hilgenstock B. Das Narzißmus-Inventar. Bern, Stuttgart, Toronto: Huber 1989.

Deutsch H. Über einen Typus der Pseudoaffektivität („Als ob"). Int Zschr Psychoanal 1934; 20: 323-35.

Diagnostische Kriterien und Differentialdiagnosen des Diagnostischen und statistischen Manuals psychischer Störungen DSM-III-R. Weinheim, Basel: Beltz 1989.

Dieterle DM, Müller-Spahn F, Ackenheil M. Wirksamkeit und Verträglichkeit von Zotepin im Doppelblindvergleich mit Perazin bei schizophrenen Patienten. Fortschr Neurol Psychiat 1991; 59 (Sonderheft 1): 18-22.

Dilling H, Mombour W, Schmidt MH (Hrsg). Internationale Klassifikation psychischer Störungen ICD-10. Bern, Göttingen, Toronto: Huber 1991.

Doss FW. The effect of antipsychotic drugs on body weight: a retrospective review. J Clin Psychiatry 1979; 40: 528-30.

Dulit RA, Fyer MR, Leon AC, Brodsky BS, Frances AJ. Clinical correlates of self-mutilation in borderline personality disorder. Am J Psychiatry 1994; 151: 1305-11.

Dulz B. Der Begriff der „polymorph-perversen Sexualität" bei Borderline-Störungen: Einwände und Alternativvorschlag. Prax Psychother Psychosom 1993; 38: 379-84.

Dulz B. Pharmakotherapie bei Borderlinestörungen. Eine Literaturübersicht. Nervenarzt 1994; 65: 755-61.

Dulz B. Zusammenhang zwischen sexuellem Mißbrauch bzw. körperlicher Mißhandlung und Abwehrmechanismen. Überlegungen bei frühgestörten Patienten. Psychotherapeut 1995; 40: 17-22.

Dulz B, Lanzoni N. Die multiple Persönlichkeit als dissoziative Reaktion bei Borderlinestörungen. Psychotherapeut 1996; 41: 17-24.

Dulz B, Schneider A, Lanzoni N. Entwicklungsphasen einer psychiatrischen Station: Von kustodialer Psychiatrie zur modernen Behandlungseinrichtung. Psycho 1995 (zur Veröffentlichung angenommen).

Ehlert M, Lorke B. Zur Psychodynamik der traumatischen Reaktion. Psyche 1988; 42: 502-32.

Ermann M. Ansatz und Technik der psychoanalytischen Borderline-Behandlung. Prax Psychother Psychosom 1985; 30: 242-53.

Fahrenberg J, Hampel R, Selg H. Das Freiburger Persönlichkeitsinventar FPI. Göttingen, Toronto, Zürich: Hogrefe 1970, 1984.

Faltus FJ. The positive effect of alprazolam in the treatment of three patients with borderline personality disorder. Am J Psychiatry 1984; 141: 802-3.

Fenichel O. Perversionen, Psychosen, Charakterstörungen. Wien: Internationaler Psychoanalytischer Verlag 1931.

Ferenczi S. Sprachverwirrung zwischen den Erwachsenen und dem Kind. In: Schriften zur Psychoanalyse. Band II. Balint M (Hrsg). Frankfurt: Fischer 1933, 1982.

Ferenczi S. Ohne Sympathie keine Heilung. Das klinische Tagebuch von 1932. Frankfurt: Fischer 1988.

Fleischhacker WW, Barnas C, Stuppäck CH, Sperner-Unterweger B, Miller C, Hinterhuber H. Zotepin vs. Haloperidol bei paranoider Schizophrenie: eine Doppelblindstudie. Fortschr Neurol Psychiat 1991; 59 (Sonderheft 1): 10-3.

Fraiberg S. Die magischen Jahre. Reinbek: Rowohlt 1972, 1984.

Freinhar JP, Alvarez WA. Clonazepam: a novel therapeutic adjunct. Int J Psychiatry Med 1985-1986; 15: 321-8.

Freud S. Studien über Hysterie. GW 1. London: Imago 1895, 1952.

Freud S. Allgemeines über den hysterischen Anfall. GW 7. London: Imago 1909, 1941.

Freud S. Beiträge zur Psychologie des Liebeslebens. Leipzig, Wien, Zürich: Internationaler Psychoanalytischer Verlag 1924.

Freud S. Das Unbehagen in der Kultur. Wien: Internationaler Psychoanalytischer Verlag 1930.

Friedman RC, Aronoff MS, Clarkin JF, Corn R. History of suicidal behaviour in depressed borderline inpatients. Am J Psychiatry 1983; 140: 1023-6.

Fromm-Reichmann F. Psychoanalytische und allgemein dynamische Konzepte der Theorie und der Therapie: Unterschiede und Ähnlichkeiten. (1954) In: Psychoanalyse und Psychotherapie. Stuttgart: Klett-Cotta 1978: 132-40.

Fyer MR, Frances AJ, Sullivan T, Hurt SW, Clarkin J. Comorbidity of borderline personality disorder. Arch Gen Psychiatry 1988a; 45: 348-52.

Fyer MR, Frances AJ, Sullivan T, Hurt SW, Clarkin J. Suicide attempts in patients with borderline personality disorder. Am J Psychiatry 1988b; 145: 737-9.

Gaebel W. Tardive Dyskinesien unter Neuroleptika-Behandlung. Dt Ärzteblatt 1993; 90, 14: A1-1041-6.

Gardner DL, Cowdry RW. Alprazolam-induced dyscontrol in borderline personality disorder. Am J Psychiatry 1985a; 142: 98-100.

Gardner DL, Cowdry RW. „Article-induced" dyscontrol. Am J Psychiatry 1985b; 142: 776.

Gardner DL, Cowdry RW. Positive effects of carbamazepine on behavioral dyscontrol in borderline personality disorder. Am J Psychiatry 1986; 143: 519-22.

Goff DC, Brotman AW, Kindlon D, Waites M, Amico E. Self-reports of childhood abuse in chronically psychotic patients. Psychiat Res 1991; 37: 73-80.

Goldberg LR, Schulz SC, Schulz PM, Resnick RJ, Hamer RM, Friedel RO. Borderline and schizotypical personality disorders treated with low-dose thioxanthene vs. placebo. Arch Gen Psychiatry 1986; 43: 680-6.

Goldman SJ, D'Angelo EJ, DeMaso DR, Mezzacappa E. Physical and sexual abuse histories among children with borderline personality disorder. Am J Psychiatry 1992; 149: 1723-6.

Green A. Analytiker, Symbolisierung und Abwesenheit im Rahmen der psychoanalytischen Situation. Über Veränderungen der analytischen Praxis und Erfahrung. Psyche 1975; 29: 503-41.

Groves JE. Current concepts in psychiatry: borderline personality disorder. N Eng J Med 1981; 305: 259-62.

Gunderson JG. Borderline personality disorder. Washington DC: American Psychiatric Press 1984.

Gunderson JG. Diagnostisches Interview für das Borderlinesyndrom. (Deutsche Bearbeitung: H. Pütterich) Weinheim: Beltz 1985.

Gunderson JG. Pharmacotherapy for patients with borderline personality disorder. Arch Gen Psychiat 1986; 43: 698-700.

Gunderson JG, Elliott GR. The interface between borderline personality disorder and affective disorder. Am J Psychiatry 1985; 142: 277-88.

Gunderson JG, Kolb JE. Discriminating features of borderline patients. Am J Psychiatry 1978; 135: 792-6.

Gunderson JG, Phillips KA. A current view of the interface between borderline personality disorder and depression. Am J Psychiatry 1991; 148: 967-75.

Heigl-Evers A, Heigl F, Ott J. Abriß der Psychoanalyse und der analytischen Psychotherapie. In: Lehrbuch der Psychotherapie. Heigl-Evers A, Heigl F, Ott J (Hrsg). Stuttgart, Jena: Gustav Fischer 1993: 1-307.

Heinrich K. Resümee bisheriger Erfahrungen mit Zotepin. Fortschr Neurol Psychiat 1991; 59 (Sonderheft 1): 2-9.

Heins T, Gray A, Tennant M. Persisting hallucinations following childhood sexual abuse. Austr N Z J Psychiat 1990; 24: 561-5.

Held HR v. Impulsiv-dissoziale Borderline-Persönlichkeiten – Psychogenese, Regression, Therapie, Begutachtung. Psychother med Psychol 1987; 37: 389-93.

Herman JL, Perry JC, van der Kolk BA. Childhood trauma in borderline personality disorder. Am J Psychiatry 1989; 146: 490-5.

Herpell G. Nicht von schlechten Eltern. Tempo 1993; 8: 21-6.

Hirsch M. Realer Inzest. Psychodynamik des sexuellen Mißbrauchs in der Familie. Berlin, Heidelberg, New York, London, Paris, Tokyo, Hong Kong, Barcelona, Budapest: Springer 1987, 1994.

Hirsch RD. Psychotherapie im Alter. Psycho 1993; 19: 686-97.

Hoch PH, Polatin P. Pseudoneurotic forms of schizophrenia. Psychiat Q 1949; 23: 248-76.

Hoffmann SO. Stationäre Psychotherapie bei Patienten mit Borderline-Syndromen. In: Psychotherapie in der Psychiatrie. Helmchen H, Linden M, Rüger U (Hrsg). Berlin, Heidelberg, New York: Springer 1982: 256-60.

Hoffmann SO, Hochapfel G. Neurosenlehre, Psychotherapeutische und Psychosomatische Medizin. 5. Aufl. CompactLehrbuch. Stuttgart, New York: Schattauer 1995.

Hughes CH. Borderland psychiatric records – pro-dromal symptoms of psychical impairment. Alienist and Neurologist 1884; 5: 85-91.

Janet P. L'automatisme psychologique. Paris: Alcan 1889.

Jerome L. Pharmacotherapy of the borderline patient. Can J Psychiatry 1990; 35: 572.

Johnson C, Tobin D, Enright A. Prevalence and clinical characteristics of borderline patients in an eating-disordered population. J Clin Psychiatry 1989; 50: 9-15.

Karterud S, Vaglum S, Friis S, Irion T, Johns S, Vaglum P. Day hospital therapeutic community treatment for patients with personality disorders – an empirical evaluation of the containment function. J Nerv Ment Dis 1992; 180: 238-43.

Kernberg OF. Borderline personality organisation. J Am Psychoanal Assoc 1967; 15: 641-85.

Kernberg OF. Prognostic considerations regarding borderline personality organisation. J Am Psychoanal Assoc 1971; 19: 595-635.

Kernberg OF. The structural diagnosis of borderline personality organisation. In: Borderline personality disorders. Hartocollis P (Hrsg). New York: International University Press 1977: 87-121.

Kernberg OF. Borderline-Störungen und pathologischer Narzißmus. Frankfurt: Suhrkamp 1978, 1990.

Kernberg OF. Objektbeziehungen und Praxis der Psychoanalyse. Stuttgart: Klett-Cotta 1981, 1992.

Kernberg OF. Schwere Persönlichkeitsstörungen. Stuttgart: Klett-Cotta 1988, 1991.

Kernberg OF. Innere Welt und äußere Realität. München, Wien: Internationale Psychoanalyse 1988.

Kernberg OF. Projektion und projektive Identifikation. Entwicklungspsychologische und klinische Aspekte. Forum Psychoanal 1989; 5: 267-83.

Kernberg OF. Liebe im analytischen Setting. Psyche 1994, 48: 808-26.

Kernberg OF, Goldstein EG, Carr AC, Hunt HF, Bauer SF, Blumenthal R. Diagnosing borderline personality. A pilot study using multiple diagnostic methods. J Nerv Ment Dis 1981, 169: 225-31.

Kernberg OF, Selzer MA, Koenigsberg HW, Carr AC, Appelbaum AH. Psychodynamische Therapie bei Borderline-Patienten. Bern, Göttingen, Toronto, Seattle: Huber 1993.

Kind J. Suizidal. Die Psychoökonomie einer Suche. Göttingen: Vandenhoeck & Ruprecht 1992.

Klieser E, Lehmann E, Tegeler J. Doppelblindvergleich von 3x75 mg Zotepin und 3x4 mg Haloperidol bei akut schizophrenen Patienten. Fortschr Neurol Psychiat 1991; 59 (Sonderheft 1): 14-7.

Kohut H. Narzißmus. Frankfurt: Suhrkamp 1971, 1976.

Kraepelin E. Psychiatrie – Ein kurzes Lehrbuch für Studirende und Ärzte. 4. Aufl. Leipzig: Abel 1893.

Kraepelin E. Psychiatrie – Ein Lehrbuch für Studierende und Ärzte. IV. Band, III. Teil. 8. Aufl. Leipzig: Barth 1915.

Kreisman JJ, Straus H. Ich hasse dich – verlaß' mich nicht. Die schwarzweiße Welt der Borderline-Persönlichkeit. München: Kösel 1992.

Kroessler D. Personality disorder in the elderly. Hosp Community Psychiatry 1990; 41: 1325-9.

Kunze H, Kaltenbach L (Hrsg). Psychiatrie-Personalverordnung. Berlin, Dresden, Erfurt, Hannover, Kiel, Köln, Magdeburg, Mainz, München, Schwerin, Stuttgart: Kohlhammer 1992.

Kutcher SP, Blackwood DHR. Pharmacotherapy of the borderline patient: a critical review and clinical guidelines. Can J Psychiatry 1989; 34: 347-53.

Laux G. Pharmakokinetik und Nebenwirkungen von Neuroleptika unter Berücksichtigung der Benzamide. Krankenhauspsychiatrie 1992; 3: 23-7.

Lazarus LW. Self psychology and psychotherapy with the elderly: Theory and practice. J Geriatric Psychiatry 1980; 13: 69-88.

Leone NF. Response of borderline patients to loxapine and chlorpromazine. J Clin Psychiatry 1982; 43: 148-50.

Liebowitz MR. Borderline personality disorder and depression. Am J Psychiatry 1992; 149: 581.

Liebowitz MR, Hollander E, Schneier F, Campeas R, Welkowitz L, Hatterer J, Fallon B. Reversible and irreversible monoamine oxidase inhibitors in other psychiatric disorders. Acta Psychiatr Scand Suppl 1990; 360: 29-34.

Liebowitz MR, Quitkin FM, Stewart JW, McGrath PJ, Harrison WM, Markowitz JS, Rabkin JG, Tricamo E, Goetz DM, Klein DF. Antidepressant specificity in atypical depression. Arch Gen Psychiatry 1988; 45: 129-37.

Lobos-Wild R. Delinquenz als Ausdruck des Narzißmus- und Borderline-Leidens. Psyche 1993; 47: 82-101.

Lohmer M. Stationäre Psychotherapie bei Borderlinepatienten. Berlin, Heidelberg, New York, London, Paris, Tokyo: Springer 1988.

Ludolph PS, Westen D, Misle B, Jackson A, Wixom J, Wiss FC. The borderline diagnosis in adolescents: symptoms and developmental history. Am J Psychiatry 1990; 147: 470-6.

Lürßen E. Das Suchtproblem in neuerer psychoanalytischer Sicht. In: Psychologie des 20. Jahrhunderts. Eicke D (Hrsg). Weinheim: Beltz 1982: 101-30.

Mahler MS. Symbiose und Individuation. Psyche 1975a; 29:609-25.

Mahler MS. Die Bedeutung des Loslösungs- und Individuationsprozesses für die Beurteilung von Borderline-Phänomenen. Psyche 1975b; 29: 1078-94.

Mahler MS, Pine F, Bergmann A. Die psychische Geburt des Menschen. Frankfurt: Fischer 1975, 1978.

Masterson JF. Treatment of the borderline adolescent. New York: Wiley 1972.

McGlashan TH. The borderline syndrome. I. Testing three diagnostic systems. Arch Gen Psychiatry 1983, 40: 1311-8.

McGlashan TH. The Chestnut Lodge follow-up study. III. Long-term outcome of borderline personalities. Arch Gen Psychiatry 1986; 43: 20-30.

Moore TV. The parataxes: a study and analysis of certain borderline mental states. Psychoanal Rev 1921; 8: 252-83.

Mors O. Increasing incidence of borderline states in Denmark from 1970-1985. Acta Psychiatr Scand 1988;77: 575-83.

Müller-Spahn F, Dieterle D, Ackenheil M. Klinische Wirksamkeit von Zotepin in der Behandlung schizophrener Minussymptomatik. Ergebnisse einer offenen und einer doppelblind-kontrollierten Studie. Fortschr Neurol Psychiat 1991; 59 (Sonderheft 1): 30-5.

Nace EP, Saxon JJ, Shore N. A comparison of borderline and nonborderline alcoholic patients. Arch Gen Psychiatry 1983; 40: 54-6.

Nigg JT, Silk KR, Westen D, Lohr NE, Gold LJ, Goodrich S, Ogata S. Object representations in the early memories of sexually abused borderline patients. Am J Psychiatry 1991; 148: 864-9.

Nowack N. Alkoholismus und Borderline-Störung. Hamburg: Kovâc 1992.

Ogata SN, Silk KR, Goodrich S, Lohr NE, Westen D, Hill EM. Childhood sexual and physical abuse in adult patients with borderline personality disorder. Am J Psychiatry 1990; 147: 1008-13.

Ogden TH. Die projektive Identifizierung. Forum Psychoanal 1988; 4: 1-21.

Paris J, Brown R, Nowlis D. Long-term follow-up of borderline patients in a general hospital. Compr Psychiatry 1987; 28: 530-5.

Paris J, Nowlis D, Brown R. Predictors of suicide in borderline personality disorder. Can J Psychiatry 1989; 34: 8-9.

Parsons B, Quitkin FM, McGrath PJ, Stewart JW, Tricamo E, Ocepec-Welikson K, Harrison W, Rabkin JG, Wager SG, Nunes E. Phenelzine, imipramine, and placebo in borderline patients meeting criteria for atypical depression. Psychopharmacol Bull 1989; 25: 524-34.

Plakun EM, Burkhardt PE, Muller JP. 14-year follow-up of borderline and schizotypal personality disorder. Compr Psychiatry 1985; 26: 448-55.

Planche R. Utilisation au long cours du Dogmatil 200 mg. A propos de treize observations. (Long-term use of Dogmatil 200 mg. A review of 13 cases). Semaine Hopitaux Paris 1984; 60: 944-8.

Pope HG, Jonas JM, Hudson JI, Cohen BM, Gunderson JG. The validity of DSM-III borderline personality disorder. Arch Gen Psychiatry 1983; 40: 23-30.

Pschyrembel. Klinisches Wörterbuch. Berlin, New York: de Gruyter 1894, 1990.

Pütterich H. Manual. In: Gunderson JG – Diagnostisches Interview für das Borderlinesyndrom. Weinheim. Beltz 1985.

Putnam FW, Guroff JJ, Silberman EK, Barban L, Post RM. The clinical phenomenology of multiple personality disorder: review of 100 recent cases. J Clin Psychiatry 1986; 47: 285-93.

Radebold H. Zur Indikationsstellung der Psychotherapie bei über 50-60jährigen. In: Indikationen zur Psychotherapie. Schneider W (Hrsg). Weinheim, Basel: Beltz 1990a: 115-32.

Radebold H. Alterspsychotherapie in der Bundesrepublik Deutschland – Bestandsaufnahme und Perspektive. In: Psychotherapie im Alter. Hirsch RD (Hrsg). Bern, Göttingen, Toronto: Huber 1990b: 33-42.

Redlich FC, Freedman DX. Theorie und Praxis der Psychiatrie. Frankfurt: Suhrkamp 1970.

Reich J, Nduaguba M, Yates W. Age and sex distribution of DSM-III personality cluster traits in a community population. Compr Psychiatry 1988; 29: 298-303.

Reich W. Der triebhafte Charakter. Leipzig, Wien, Zürich: Internationaler Psychoanalytischer Verlag 1925.

Rohde-Dachser C. Das Borderline-Syndrom. Bern, Stuttgart, Toronto: Huber 1979, 1989.

Rohde-Dachser C. Expedition in den dunklen Kontinent. Berlin, Heidelberg, New York, London, Paris, Tokyo, Hong Kong, Barcelona, Budapest: Springer 1991.

Rosowsky E, Gurian B. Impact of borderline personality disorder in late life on systems of care. Hosp Community Psychiatry 1992; 43: 386-9.

Ross CA, Miller SD, Reagor P, Bjornson L, Fraser GA, Anderson G. Structured interview data on 102 cases of multiple personality disorder from four centers. Am J Psychiatry 1990; 147: 596-601.

Rosse IC. Clinical evidences of borderland insanity. J Nerv Ment Dis 1890; 78: 669-83.

Rossiter EA, Agras WS, Telch CF, Schneider JA. Cluster B personality disorder characteristics predict outcome in the treatment of bulimia nervosa. Int J Eating Disorders 1993; 13: 349-57.

Sachsse U. Selbstverletzendes Verhalten. Psychodynamik – Psychotherapie. Göttingen, Zürich: Vandenhoeck & Ruprecht 1994.

Sadavoy J, Dorian B. Treatment of the elderly characterologically disturbed patient in the chronic care institution. J Geriatr Psychiatry 1983; 16: 223-40.

Samuels JF, Nestadt G, Romanoski AJ, Folstein MF, McHugh PR. DSM-III personality disorders in the community. Am J Psychiatry 1994; 151: 1055-62.

Schaper A. Tatort Familie. Stern Nr. 1994; 48: 18-28.

Scharfetter C. Schizophrene Menschen. München, Wien, Baltimore: Urban & Schwarzenberg 1983.

Schatzberg AF, Cole JO. Benzodiazepines in the treatment of depressive, borderline personality, and schizophrenic disorders. Br J Clin Pharmacol 1981; 11 Suppl 1: 17S-22S.

Schepank H. Die Versorgung psychogen Kranker aus epidemiologischer Sicht. Psychotherapeut 1994; 39: 220-9.

Schilder P. Seele und Leben. Berlin: Julius Springer 1923.

Schmideberg M. The treatment of psychopaths and borderline patients. Am J Psychotherapy 1947; 1: 45-70.

Schneider A, Dulz B. Krisen bei Inzestopfern und die Probleme ihrer Bewältigung. In:. Inzest und sexueller Mißbrauch – Beratung und Therapie. Ramin G (Hrsg). Paderborn: Junfermann 1993: 235-58.

Schumacher W. Dissoziale Persönlichkeitsstrukturen in psychodynamischer Sicht. In: Psychoanalytische Therapie der Borderline-Störungen. Janssen PL (Hrsg). Berlin, Heidelberg, New York, London, Paris, Tokyo, Hong Kong, Barcelona: Springer 1990: 38-45.

Schwabel HJ. Träume in der Behandlung „früher" Störungen. Eine Fallstudie. Forum Psychoanal 1989; 5: 284-99.

Schwarcz G, Halaris A. Identifying and managing borderline personality patients. Am Fam Physician 1984; 29: 203-8.

Serban G, Siegel S. Response of borderline and schizotypal patients to small dose of thioxanthene and haloperidol. Am J Psychiatry 1984; 141: 1455-8.

Shearer SL, Peters CP, Quaytman MS, Ogden RL. Frequency and correlates of childhood sexual and physical abuse histories in adult female borderline inpatients. Am J Psychiatry 1990; 147: 214-6.

Shengold L. Child abuse and deprivation: Soul murder. J Am Psychoanal Assoc 1979; 27: 533-59.

Siegel DJ, Small GW. Borderline personality disorder in the elderly: A case study. Can J Psychiatry 1986; 31: 859-60.

Skodol AE, Oldham JM, Hyler SE, Kellman HD, Doidge N, Davies M. Comorbidity of DSM-III-R eating disorders and personality disorders. Int J Eating Disorders 1993; 14: 403-16.

Snyder S, Pitts WM, Gustin Q. Absence of borderline personality disorder in later years. Am J Psychiatry 1983; 140: 271-2.

Soloff PH. Pharmacotherapy of borderline disorders. Compr Psychiatry 1981; 22: 535-43.

Soloff PH. Neuroleptic treatment in the borderline patient: advantages and techniques. J Clin Psychiatry 1987; 48: 8 Suppl: 26-31.

Soloff PH, Cornelius G, George A, Nathan S, Perel JM, Ulrich RF. Efficacy of phenelzine and haloperidol in borderline personality disorder. Arch Gen Psychiatry 1993; 50: 377-85.

Soloff PH, George A, Swami Nathan R, Schulz PM, Ulrich RF, Perel JM. Progress in pharmacotherapy of borderline disorders. Arch Gen Psychiatry 1986a; 43: 691-7.

Soloff PH, George A, Swami Nathan R, Schulz PM, Perel JM. Paradoxical effects of amitriptyline on borderline patients. Am J Psychiatry 1986b; 143: 1603-5.

Soloff PH, Lis JA, Kelly T, Cornelius J, Ulrich R. Risk factors for suicidal behaviors in borderline personality disorder. Am J Psychiatry 1994; 151: 1316-23.

Spitzer RL, Endicott J. Justification for separating schizotypal and borderline personality disorders. Schizophrenia Bull 1979; 5: 95-100.

Stauss K. Neue Konzepte zum Borderline-Syndrom. Paderborn: Junfermann 1993.

Stein G. Drug treatment of the personality disorders. Br J Psychiatry 1992; 161: 167-84.

Stern A. Psychoanalytic investigation of and therapy in the border line group of neuroses. Psychoanal Q 1938; 7: 467-89.

Stevenson RL. Strange case of Dr Jekyll and Mr Hyde. London: Longmans 1886.

Stone MH, Stone DK, Hurt SW. Natural history of borderline patients treated by intensive hospitalization. Psychiatr Clin North Am 1987; 10: 185-206.

Swartz M, Blazer D, George L, George L, Winfield I. Estimating the prevalence of borderline personality disorder in the community. J Pers Dis 1990; 4: 257-72.

Sweeney DR. Treatment of outpatients with borderline personality disorder. J Clin Psychiatry 1987; 48 Suppl: 32-7.

Swett C Jr, Surrey J, Cohen C. Sexual and physical abuse histories and psychiatric symptoms among male psychiatric outpatients. Am J Psychiatry 1990; 147: 632-6.

Tornatore FL, Sramek JJ, Okeya BL, Pi EH. Unerwünschte Wirkungen von Psychopharmaka. Stuttgart, New York: Thieme 1991.

Tuschl R. Persönliche Mitteilung vom 11.08.94. Klinge Pharma, München.

Vilkin MI. Comparative chemotherapeutic trial in treatment of chronic borderline patients. Am J Psychiatry 1964; 120: 1004.

Volkan VD, Ast G. Eine Borderline Therapie. Göttingen: Vandenhoeck & Ruprecht 1992.

Waller G. Sexual abuse and eating disorders. Borderline personality disorder as a mediating factor? Br J Psychiatry 1993a; 162: 771-5.

Waller G. Association of sexual abuse and borderline personality disorder in eating disordered women. Int J Eating Disorder 1993b; 13: 259-63.

Wernicke C. Grundriss der Psychiatrie in klinischen Vorlesungen. 2. Aufl. Leipzig: Thieme 1906.

Westermann KW. Rundschreiben über „Fälle von aplastischer Anämie". 03.11.1993. Wedel: Astra Chemicals 1993.

Wetzel H, v Bardeleben U, Holsboer F, Benkert O. Zotepin versus Perazin bei Patienten mit paranoider Schizophrenie: eine doppelblind-kontrollierte Wirksamkeitsprüfung. Fortschr Neurol Psychiat 1991, 59 (Sonderheft 1): 22-9.

Widinger TA, Weissman MM. Epidemiology of borderline personality disorder. Hosp Community Psychiatry 1991; 42: 1015-21.

Wilander J, Holm AC. Experiences of long-term treatment with remoxipride: efficacy und tolerability. Acta Psychiatr Scand 1990; 82 (Suppl. 358): 158-63.

Winnicott DW. Reifungsprozesse und fördernde Umwelt. Frankfurt: Fischer 1965, 1984.

Winnicott DW. Familie und individuelle Entwicklung. Frankfurt: Fischer 1978, 1992.

Winnicott DW. Aggression. Versagen der Umwelt und antisoziale Tendenz. Stuttgart: Klett-Cotta 1988, 1992.

Wirtz U. Seelenmord. Zürich: Kreuz 1991.

Zanarini MC, Gunderson JG, Marino MF, Schwarzt EO, Frankenburg FR. Childhood experiences of borderline patients. Compr Psychiatry 1989; 30: 18-25.

Zimmerman M, Coryell W. DSM-III personality disorder diagnoses in a nonpatient sample: demographic correlates and comorbidity. Arch Gen Psychiatry 1989; 46: 682-9.

Ziolko HU. Halluzinationen und Neurose. Psyche 1970; 24: 40-56.

Faksimile des Originalartikels von C.H.Hughes

mit der Erstbeschreibung des „borderland"-Syndroms

Abdruck aus: Alienist and Neurologist 1884; 5: 85-91.

Borderland Psychiatric Records--Prodromal Symptoms of Psychical Impairment.

By C. H. Hughes, M. D., St. Louis.

Lecturer on Nervous Disease, St. Louis Medical College.

"PAZZIA DEL DUBBIO."—In 1878, F. C., aged twenty years, began to complain of palpitation of the heart. Soon, thereafter, he took a notion that it hurt him to look at things, saying that the mental action, excited by what he saw, hurt him, and that whenever he closed his eyes a web formed over them, so that he had to open them again for fear the web would become permanent; consequently, he would alternately open and close his eyes all day, and at night, too, when awake. He constantly kept rubbing his head also, from before, backward, with one hand, while with the other he continually kept a handkerchief before his eyes, rubbing and wiping them. He insisted that he was not insane. Ophthalmoscopic examination revealed nothing abnormal within, and careful scrutiny of the eye without, discovered no foreign substance or disease of the eye externally.

His general appearance was fleshy; bowels were somewhat sluggish; his general movements were slow, and he did not sleep enough without hypnotics. His appetite was good; he disclaimed masturbation, and was more chilly than he ought to have been for the season and weather. He was a country boy and had been rather studious. No hereditary insane taint was confessed by relatives, but the father was markedly neurotic; his mother died of phthisis. He has since given more satisfactory evidence of his insanity to the writer's mind, but he remained in the above condition about eighteen months at least.

Epileptoid Psychoses.

A. B., aged twenty-nine, is a merchant, tall of stature, broad chested, robust and of temperate habits as regards alcohol or tobacco indulgence. He is unmarried. His countenance is florid; pulse, full; bowels, regular; appetite variable and he sleeps poorly.

He feels an uneasiness in company, which is not natural to him; imagines his words come back to him. The eustachian via-urae were shown to be pervious on inflation. He has twice of late, in the darkness, seen subjective flashes of light in which everything about him appeared dazzlingly brilliant.

His mother was a very nervous woman. The case came under our observation two years ago. He remained in *statu quo* for some time, but under the use of bromides and the wearing of colored glasses, the disordered subjective sensation disappeared.

Urinary analysis revealed nothing significant in either of these cases. Neither of these patients are under medical treatment at present.

M. E. T., of Jefferson County, about seven years ago received a left parieto-temporal fracture from a violent blow with a cane, in consequence of which he was obliged to take his bed and remain in it for ten or eleven days. He says he was never comatose or unconscious from the blow. A habitually rapid pulse, constant headache and muscæ volitantes followed. When he came under my observation, he also complained of frequently seeing a green spot before his eye, which gradually widened until he could see nothing else; he would then get dizzy and have to lay down. This subjective perception used to appear every day or so, "like the ague." He has had chills since and always has this same visual hallucination when the chill comes on. After the phenomenon passes off, he is nauseated and constipated. Tendinous knee reflexion could not be elicited after repeated trials.

The symptoms in this case are all on the left side. He has there increase of temperature, impairment of taste, numbness, impaired vision and exaggerated tendency to hæmorrhage on slight injury to the left side, as from the scratch of a razor or the prick of a pin.

About four days after being struck he felt a roaring in his head, which persisted for several weeks. About two weeks after the injury he became suddenly incapable of motion, and was simultaneously overcome with intense pain in his head. He remained in pain and incapable of motion for two days. There was also severe pain in the left shoulder. He could get about on crutches in about two weeks after this injury, and in two weeks later, all these motor and painful symptoms passed away. Up to March, 1867 (date of case-book record), he would feel very hot at times and numb, as though frost-bitten in the left side of head and ear. All symptoms disappeared after a few months of treatment, and were kept abeyant for one year thereafter. The patient has reported no return of symptoms. He received cephalic galvanization and the bromides and arsenic with occasional courses of quinia.

MORBID DELUSIVE AVERSION,—VERDIPHOBIA, *mania contaminationis*, ("TOXIPHOBIA, MYSOPHOBIA, RUPOPHOBIA, PAZZIA DEL DUBBIO.")

In January, 1882, S. A., a slender but somewhat delicate, auburn-haired youth of fourteen years came under observation, suffering with facial choreaic movements and slight left ptosis. He had been tenderly and indulgently, and probably luxuriously reared. His mother and father were nervous and mentally somewhat peculiar, from a psychiologist's standpoint, though not sufficiently singular to attract general attention or comment. The mental capacity of both parents was good—the business capacity and financial success of the father being above the average of his neighbors — his business now being that of a financier, but, after a severe business stress, he had himself been temporarily deranged, according to the statement of his son.

The habits of this youth were very studious, he being apt and advanced at school above his companions at the time this affliction befell him, and his moral sensitiveness was excessive for his years. He became interested in religious matters, and began to question the unsinfulness of some of his actions, which are not regarded as viola-tive of the decalogue, or usually considered improper. In short, his mind at this time, had become overwrought from over-study—too little sleep possibly—together with neglect of physical recreation.

At the season of the year when the potato vines were infested with the potato bug, the youth accompanied some of the hands into the field, and saw them put "Paris green" on the vines to kill the bugs. At this time, also, a toy pistol was fired off close to his ear by a companion, producing a profound shock, and some cerebral disturbance. A short time after this incident, when potatoes were brought on the table, he took a morbid aversion to them, fearing they were poisoned and would not eat them. This aversion soon extended to those who had handled them, and to the clothing of those who had handled either the potatoes from the field or the Paris green. He importuned his parents not to eat the "poisioned" potatoes and avoided contact with them. Straightway he began the customary self-ablution process, so peculiar to these patients, which he performed every time, shortly after rising from the table, and after touch-ing a member of the family. From a fear of potatoes, this delusive morbid aversion, passed to a fear of every thing that was green. The green wall-paper, table covers, book covers and carpets, were all regarded as poisonous, and his time was spent in avoiding these colors and in washing away imaginary contamination. He would wash his hands after handling any thing, that any of his family had touched, even letters and papers received through the mail. Paris green or arsenic were pigments in all green colors, he thought, and it could not be reasoned out of him. It was volatile, too, for he had read the reports of the Massachusetts State Health Board, on that subject, and they proved it in regard to green wall-paper, because they showed that people were poisoned by sleeping in rooms which were papered with green wall-paper.

This boy was not melancholic. He enjoyed himself at play, and with the sights of the city, whenever nothing occurred to excite his morbid dread of green.

Under the dominion of this delusive, morbid aversion, this young man was in constant misery, wherever there was any thing green, except the green fields or plants. Our efforts at treating him were unsuccessful, because, unfortunately, the wall-paper, carpets and some of the table covers of our house had green shades in them. On other subjects, this boy's reasoning was rational enough, and he was bright and observant; but his conviction became intensified, his suits of clothing from home having to be cast aside and his trunks sold. He found something to keep alive the morbid feeling in the colors encountered by him, wherever we placed him in the city. Under such circumstances we continued our efforts to treat him but a short time. At the end of two months of fruitless endeavor, we advised that he should be consigned to the care of Dr. Ira Russell, of Winchendon, Mass., hoping that at such a distance from home and the knowledge of our profitless experience, would enable the doctor to do him more good than we had done. Dr. Russell had seen him at our house, however, which was an embarrassing circumstance, and may have interferred with his perfect recovery there. We have lately seen this youth, and the delusion, though in less demonstrative form according to the statements of father, still persists. The boy would not approach the writer for fear of contamination, and the writer considered it untherapeutical to insist on taking the boy's hand. These are the cases where "hands off" is the soundest therapeutics.

This record must terminate here for the present, as we have not time to add to it. The subject shall again engage our attention and be amplified from our casebook, in which are many cases illustrative of limited and circumscribed mental implication, some of which have gone on to what would be generally recognized as insanity, and some of which have been cured. We use the term "borderland," in deference to Mr. Ball, who not long ago entertained us with a charming lecture on the subject, and to common medical opinion, since Forb Winslow gave the profession his excellent treatise Nevertheless, the last case may be certainly classed among the limited or partial insanities. The perverted reasoning of no lunatic was ever more obstinate or unchangeable. This case is probably the beginning of the end of complete cerebral break-down.

The last case can hardly be classed among the "insanities of doubting," for it was a positive conviction. Nor do we think the term is a sufficiently comprehensive appellation, for the majority of these cases are not doubtful, but positive. On none of the most realistic ideas of their minds are these patients more firmly convinced, than they are in regard to the reality of their delusive misconceptions. From our study of the last case, that boy would have fought to the death in resisting imaginary contamination, if he thought he could not have washed it away, and his distress was so great at times, that he earnestly threatened to take his life to escape his misery. The first and last related cases are instructive as serving to demonstrate how a single morbid idea, as well as a delusion rationally reached, may dominate mind.

They have analogies in other forms of mental aberration which alienists might profitably recall, in reasoning upon the morbid possibilities of the mind.

The second and third cases we have placed among the epileptoid psychoses only conjecturally, and for want of a better place for them. The initial epileptoid movement in the second case probably beginning in the corpora quadrigemina, and in the third case starting at the color center, if there be such a center in the brain, and the writer thinks there is good reason to believe there is.

Cases like F. C. and S. A. would be categoried by our Italian and French conferèrs, possibly as belonging to the insanity of doubting and touch, but they appear to be characterized not so much by morbid doubt as by morbid conviction. The first is an unique case—a real *insanity of touch.* The second also is an insane conviction, a true mania on the subject of being poisoned, and many of these *phobias,* though limited to a single subject, should be regarded as true *maniæ contaminationes.* So that we conclude, that some of these cases are really only morbid fears of the possibility of contamination or defilement—(mysophobias), while others are confirmed delusive convictions—fixed morbid aversions to things and persons that might defile by contact; true, but limited insanities concerning the touch of certain objects or persons.

Sachverzeichnis

Personenregister

Das Standard- und Referenzwerk

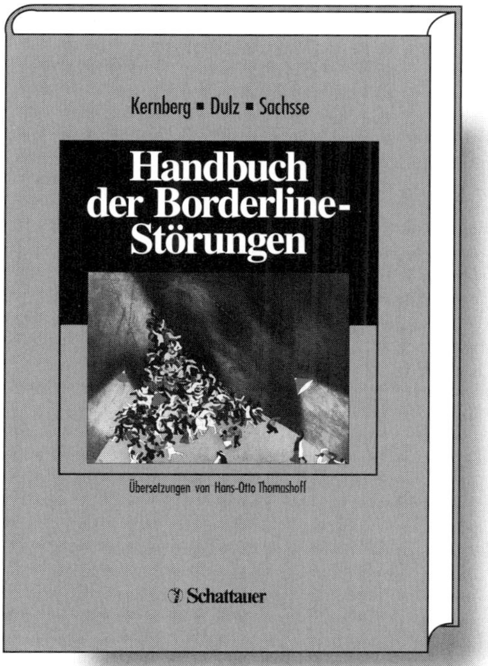

Kernberg/Dulz/Sachsse (Hrsg.)
Handbuch der Borderline-Störungen

Übersetzungen von Hans-Otto Thomashoff

2000. 976 Seiten, 16 Abbildungen, 52 Tabellen, geb.
DEM 298,–/ATS 2175,–/CHF 265,–
ISBN 3-7945-1850-0

Mit **DSM-IV-Merkmalskatalog** der Borderline-Persönlichkeitsstörung (301.83) und **ICD-10-Kriterien** der Borderline-Persönlichkeitsstörung (F60.31)

Die Herausgeber:
Otto F. Kernberg Prof. Dr. med.,
Psychiater und Psychoanalytiker in New York, Präsident der International Psychoanalytical Association
Birger Dulz Dr. med.,
Oberarzt der Psychiatrischen Abteilung, Klinikum Nord/Ochsenzoll, Hamburg
Ulrich Sachsse Prof. Dr. med.,
Psychoanalytiker und Psychiater, Göttingen

Das Handbuch der Borderline-Störungen eröffnet erstmalig einen umfassenden Überblick über das gesamte Spektrum und den aktuellen Stand der Borderline-Forschung. 58 Beiträge auf herausragendem fachlichem Niveau und mit hoher klinischer Relevanz spiegeln die kompetente gegenwärtige Auseinandersetzung mit folgenden Themenbereichen wider:

- **Grundlagen der Borderline-Störung** (u.a. Ätiologie, Rolle der Realtraumatisierungen, genetische und neurobiologische Faktoren, Prävalenz, Diagnostik)
- **Symptomatologie der Borderline-Störung** (u.a. zentrale Rolle der Angst, Dissoziationen, Suizidalität, Drogen, selbstverletzendes Verhalten, psychotische Symptome)
- **Therapie der Borderline-Störung** (u.a. unterschiedliche Therapieansätze, stationäre Borderline-Therapie, Pharmakotherapie, Prognose und Langzeitverlauf)
- **Bedeutung von Familie und Gesellschaft** (u.a. frühkindliche Entwicklung, Familie, Paarbeziehungen, soziologische Faktoren)

Unter der Federführung von **Otto F. Kernberg**, Pionier im Bereich der Persönlichkeitsstörungen, sowie **Birger Dulz** und **Ulrich Sachsse**, beide Autoren erfolgreicher psychiatrischer Fachbücher, befasst sich eine Elite prominenter internationaler Autoren mit den brennenden Fragen zur Borderline-Thematik und trägt damit der zunehmenden Aktualität und Brisanz dieses biopsychosozialen Phänomens Rechnung.

Das Standard- und Referenzwerk für alle Psychiater und Psychotherapeuten, Nervenärzte, klinische Psychologen, psychologische Psychotherapeuten.

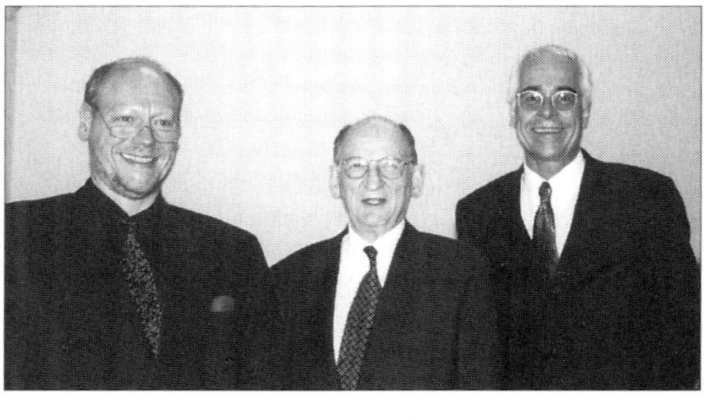

Ulrich Sachsse   Otto F. Kernberg   Birger Dulz

Irrtum und Preisänderungen vorbehalten